Fortschritte der Sozialpädiatrie · Band 4

Fortschritte der Sozialpädiatrie · Band 4

Herausgegeben von

Theodor Hellbrügge, München

Urban & Schwarzenberg · München-Wien-Baltimore 1978

Münchener Funktionelle Entwicklungsdiagnostik

Erstes Lebensjahr

Theodor Hellbrügge
Fritz Lajosi
Dora Menara
Reglindis Schamberger
Thomas Rautenstrauch

unter Mitarbeit von

Ingrid Beinroth
Hildegard Bönisch-Warner
Marga Bär †

20 Abbildungen
18 Tabellen

Urban & Schwarzenberg · München-Wien-Baltimore 1978

Anschriften der Verfasser:

Prof. Dr. med. *Theodor Hellbrügge*, Direktor des Kinderzentrums München und Vorstand des Instituts für Soziale Pädiatrie und Jugendmedizin der Universität München, Lindwurmstr. 131, 8000 München 2

Dr. med. *Fritz Lajosi*, Oberarzt und Leiter der Abteilung für Entwicklungsforschung des Instituts für Soziale Pädiatrie und Jugendmedizin der Universität München, Lindwurmstr. 131, 8000 München 2

Dr. phil. *Dora Menara*, Dipl.-Psychologin, ehem. Leiterin der Psychologischen Abteilung der Ambulanz des Kinderzentrums München

Dr. phil. *Reglindis Schamberger*, Dipl.-Psychologin, Leiterin der Psychologischen Abteilung der Ambulanz des Kinderzentrums München, Lindwurmstr. 131, 8000 München 2

Dr. med. *Thomas Rautenstrauch*, Kinderarzt, ehem. Mitarbeiter im Kinderzentrum München

Dr. med. *Ingrid Beinroth*, Kinderärztin, ehem. Mitarbeiterin in der Abteilung für Entwicklungsforschung des Instituts für Soziale Pädiatrie und Jugendmedizin der Universität München

Dr. med. *Hildegard Bönisch-Warner*, Orthopädin, ehem. Mitarbeiterin in der Abteilung für Entwicklungsforschung des Instituts für Soziale Pädiatrie und Jugendmedizin der Universität München

Dr. med. *Marga Bär* †, Kinderärztin, ehem. Mitarbeiterin in der Abteilung für Entwicklungsforschung des Instituts für Soziale Pädiatrie und Jugendmedizin der Universität München

CIP-Kurztitelaufnahme der Deutschen Bibliothek

Münchener funktionelle Entwicklungsdiagnostik : 1. Lebensjahr / Theodor Hellbrügge . . . unter Mitarb. von Ingrid Beinroth . . . - 1. Aufl. - München, Wien, Baltimore : Urban und Schwarzenberg, 1978.
  (Fortschritte der Sozialpädiatrie ; Bd. 4)
  ISBN 3-541-08641-6
NE: Hellbrügge, Theodor [Mitarb.]

82 81 80

65 43 21

Vorwort

Der vorliegende Band 4 der Fortschritte der Sozialpädiatrie beschreibt das System der „Münchener Funktionellen Entwicklungsdiagnostik", welches die Frühdiagnostik der acht wichtigsten psychomotorischen Funktionen im Säuglingsalter ermöglicht.

Diese Diagnostik beruht darauf, daß die Entwicklung dieser Funktionsbereiche durch Verhaltensweisen gekennzeichnet wurde, die in bestimmten Lebensmonaten von gesunden Kindern beherrscht werden. Es handelt sich demnach nicht um eine morphologische oder physiologische, sondern um eine ethologische Entwicklungsdiagnostik. In ihrer Systematik stellt die „Münchener Funktionelle Entwicklungsdiagnostik" deswegen auch für die moderne Kinderheilkunde ein neuartiges diagnostisches Prinzip dar.

Der vorliegende Band beschreibt die Grundlagen dieser Diagnostik als ein System der Früherkennung psychomotorischer Störungen, bei dem erstmalig konsequent auch die präverbale Entwicklung und die Sozialentwicklung des Säuglings mit einbezogen sind. Ein zentrales Anliegen der Sozialpädiatrie und damit der modernen Kinderheilkunde und der Kinderpsychologie liegt in der Frühdiagnostik angeborener oder früherworbener Störungen und Schäden. Die kindliche Entwicklung bietet in der frühen Kindheit nämlich eine bislang noch kaum erkannte und deswegen nicht genügend genutzte Chance der Habilitation, d. h. der Besserung, wenn nicht gar Heilung. Dies gilt insbesondere für die sogenannten sensitiven Perioden in der Entwicklung verschiedener Funktionsbereiche.

Auf der anderen Seite kann die Vernachlässigung entscheidender Umweltfaktoren in der Entwicklung einzelner Funktionen zu lebenslangen negativen Folgen führen. Dies gilt – wie wir heute sicher wissen – vor allem für die frühe Sprachentwicklung und die Sozialentwicklung.

Aus diesem Grunde ist die Frühdiagnostik von Entwicklungsrückständen auch bei denjenigen Kindern notwendig, die als „soziale Risikokinder" bezeichnet werden müssen. Es sind dies die Kinder in Heimen, Tageskrippen und in unvollständigen Familien, letztlich alle Kinder, deren Pflege im personalen Wechsel geschieht. Die Entwicklungsstörungen dieser Kinder lassen sich nicht mit den bisher üblichen Methoden der morphologischen und physiologischen Pädiatrie messen. Sie sind nur über ethologische Kriterien erkennbar.

So dient die „Münchener Funktionelle Entwicklungsdiagnostik" nicht nur als Grundlage für die Behandlung von Säuglingen, sondern kann auch zur Prophylaxe von Entwicklungsstörungen bei sozialen Risikokindern angewandt werden. Ihre Systematik dient nicht dazu, etwa einen Entwicklungsquotienten im Säuglingsalter zu bestimmen, sondern läßt Rückstände in jedem der gemessenen Funktionsbereiche erkennen. Auf dieser Basis hat dann die entsprechende Therapie einzusetzen.

Ich möchte wünschen, daß diese frühe Hilfe über die kinderärztliche und kinderpsychologische Praxis weiterhin jene Verbreitung findet, die sie bereits in den vergangenen Jahren gefunden hat. Dieser Band der Fortschritte der Sozialpädiatrie soll dem Fachmann hierzu das nötige Rüstzeug geben.

Gleichzeitig schließt sich mit diesem Band ein komplettes System der Früherkennung angeborener oder früherworbener Entwicklungsstörungen bzw. der Frühdiagnostik mehrfach behinderter Säuglinge.

Der hiermit dem Fachmann zur Verfügung gestellten sozialpädiatrischen Entwicklungsdiagnostik steht zur Seite eine Frühdiagnostik für Eltern und Laien, wie sie durch die Filmserie „Die ersten 365 Tage im Leben eines Kindes" mit 17 Filmen und dem Bildband „Die ersten 365 Tage im Leben eines Kindes" geschaffen wurde. Letzterer wird sowohl in Großformat, als auch in Taschenbuchform als Elterndiagnostik seit langem auch international benutzt.

Ich möchte wünschen, daß durch diese ethologische Frühdiagnostik vielen behinderten Kindern rechtzeitig erfolgreich geholfen werden kann.

Prof. Dr. Theodor Hellbrügge

Inhalt

I. Entwicklungsdiagnostik in der Kinderheilkunde

Die Vorgänge der kindlichen Entwicklung haben die Kinderheilkunde seit ihren Anfängen intensiv beschäftigt. Schon in den ältesten wissenschaftlichen Werken wie etwa im „Handbuch zur Erkenntnis und Heilung der Kinderkrankheiten" von *Adolf Henke* aus dem Jahre 1821 wird ausdrücklich auf die Wichtigkeit der Entwicklung bei der Behandlung der Kinderkrankheiten hingewiesen:

„Die dem Kindesalter eigentümlichen Entwicklungsvorgänge bringen bedeutende Veränderungen im ganzen Organismus, und in dem Verhalten der verschiedenen Systeme zueinander, hervor. Die Wichtigkeit dieser Entwicklungen, ihr Eingreifen in den ganzen Lebensprozeß des kindlichen Organismus ist wenigstens in früherer Zeit nicht gehörig erkannt, oder doch von den ausübenden Ärzten nicht richtig gewürdigt und beachtet worden. Auch mag es jetzt noch oft genug geschehen, daß man die so wichtigen Evolutionsvorgänge bei der Behandlung der Kinderkrankheiten übersieht, oder unrichtig beurteilt."

Die Probleme der kindlichen Entwicklung wurden dann in besonderer Weise bearbeitet, als die Kinderheilkunde ihre Eigenständigkeit als medizinische Disziplin erreichte. Vor allem in der deutschsprachigen Kinderheilkunde, und hier durch die Schule von *Theodor Escherich* in Wien und seines Schülers und Schwagers *Meinhard von Pfaundler* in München, wurde dann die Entwicklung des Kindes zur Grundlage der Kinderheilkunde überhaupt.

Von Pfaundler hat in seinem Eingangskapitel zu dem gemeinsam mit *Schlossmann* herausgegebenen großen Handbuch der Kinderheilkunde „Biologisches und allgemein Pathologisches über die frühen Entwicklungsstufen" die gesamte Physiologie und Pathologie des Kindesalters aus den Gesetzmäßigkeiten der kindlichen Entwicklung heraus zu verstehen gegeben und so die Eigenständigkeit der Kinderheilkunde als „Entwicklungsmedizin" begründet.

Zum Entwicklungsbegriff der Kinderheilkunde

„Sprachlich sowie begrifflich gilt das Wachstum als dasjenige, wodurch sich das Kind, das Unerwachsene, hauptsächlich vom Erwachsenen unterscheidet. Das Wesen dieses Vorganges wird daher von Bedeutung sein für die physiologischen Grundlagen des den Kinderarzt interessierenden Abschnittes der Ontogenese und seiner Vorstufen."

Als Wachstum ist dabei jener Vorgang des organischen Lebens zu bezeichnen, der mit der Zunahme von Körpermaßen einhergeht. Dies kann sowohl durch Zellvermehrung als auch durch Zellvergrößerung geschehen. Letztlich ist Wachstum aber bedingt durch das Überwiegen des Eiweißanbaus über den Eiweißabbau.

Daß indessen Entwicklung mehr sein muß als nur Wachstum, ist jedem verständlich, der die Ontogenese aller höher entwickelten Lebewesen verfolgt. Mit dem Wachstum muß vielmehr eine fortschreitende Differenzierung aller Zellen, Gewebe, Organe und Organsysteme verbunden sein, denn – wie *von Pfaundler* erläutert hat – „fordert die Massenvermehrung im Zellstaate zur Erhaltung seiner Leistungsfähigkeit im ganzen und in seinen Gliedern eine stets zunehmende Organisation. Man stelle sich einen bis zur Masse von 60 kg heranwachsenden Klumpen aus embryonalen Zellen vor. Wie sollte dieser als Ganzes Nahrung aufsuchen, sich solche einverleiben, die Ausscheidungen bewerkstelligen, den Zusammenhang der Teile erhalten, Sauerstoff seiner zentralen Leibesmasse zuführen, sich aller größeren Schäden erwehren usw.? So wird die Notwendigkeit organisatorischer Gliederung und Ausgestaltung klar."

Aus diesen Vorstellungen wird verständlich, daß die Entwicklung im Prinzip aus zwei grundlegenden, biologischen Vorgängen besteht: Wachstum und Differenzierung. Wobei Wachstum Differenzierung fordert und erzeugt, Differenzierung aber das Wachstum hemmt, so daß mit dem Ende der Differenzierung, gleich in welchen Bereichen des Körpers, das Wachstum beendet wird.

Diese kinderärztlichen Vorstellungen über die Grundvorgänge der Entwicklung geben uns auch die Hinweise für den Versuch, einen diagnostischen Einblick in diese komplexen Vorgänge zu erhalten. Entwicklungsdiagnostik muß entsprechend Wachstum und Differenzierung auf verschiedene Weise und in verschiedenen Bereichen zu messen versuchen.

Wachstum und Wachstumsgeschwindigkeit

Die Frage, ob die Entwicklung eines Kindes normal ist oder nicht, wurde von der Kinderheilkunde in erster Linie durch die Bestimmung des Wachstums zu klären versucht. Als Ausgangspunkt für alle Körpermaßstudien darf wohl jene klassische Längsschnittuntersuchung angesehen werden, die zwischen 1759 und 1777 von Graf *Philibert Gueneau de Montbeillard* nach Messungen an seinem Sohn gezeichnet und von *Buffon*, einem Freunde *Montbeillards*, in

einem Beiheft seiner Histoire Naturelle veröffentlicht wurde (*Scammon*, 1927
– zitiert nach *Tanner*). „Diese älteste Längsschnittuntersuchung veranschau-
licht die wesentlichen Wachstumsmerkmale so ausgezeichnet, daß sie bis
heute kaum durch eine bessere zu ersetzen wäre." Diese Feststellung von
Tanner wird unterstrichen durch eine Analyse dieser Wachstumskurve, in der
er u. a. auch das Problem der Wachstumsgeschwindigkeit für die Diagnostik
erläutert.

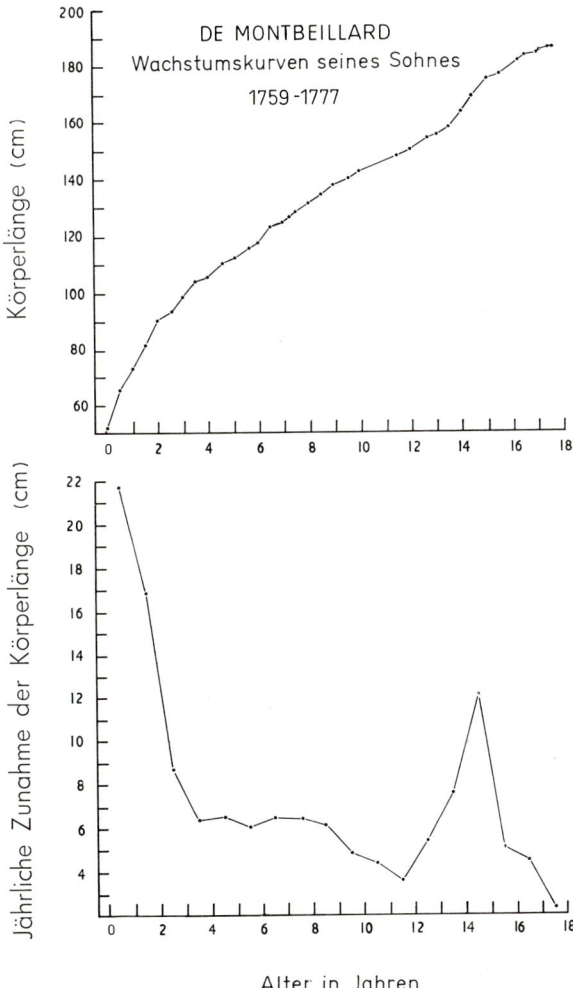

Abb. 1. Wachstumskurve des Sohnes des Grafen de *Montbeillard* von der Geburt bis zum
Alter von 18 Jahren (1759–1777).
Oben: Die in jedem Alter erreichte Körperlänge. Unten: Kurve der Wachstumsgeschwindigkeit, jährliche Zunahme der Körperlänge. (Nach *Scammon,* 1927, Amer. J. phys. Anthrop.,
aus: *Tanner J. M.* „Wachstum und Reifung des Menschen", Thieme, Stuttgart 1962).

Lenz hat darauf hingewiesen, daß man „das Wachstum als einen Bewegungsvorgang auffassen und Längen- und Gewichtsmaße als Distanzen zum Nullpunkt verstehen kann. Bei einer Bewegung interessiert vor allem die Geschwindigkeit, d. h. der Distanzzuwachs in der Zeiteinheit. Um Mißverständnisse zu vermeiden, sollte man sich klarmachen, daß wir die Geschwindigkeit und nicht die Distanz meinen, wenn wir von Wachstum sprechen."

Die größte Wachstumsgeschwindigkeit ist im intrauterinen Leben festzustellen. In den ersten drei Jahren nimmt sie kontinuierlich ab, während des Kleinkindes- und Schulalters bleibt sie auf dem gleichen Niveau. Während der Pubertät nimmt die Wachstumsgeschwindigkeit noch einmal zu. Mit dem Eintreten der Geschlechtsreife hört das Wachstum schließlich auf. Diese Verhältnisse des Wachstums und der Wachstumsgeschwindigkeit lassen sich aus der klassischen Wachstumskurve des Grafen *De Montbeillard* in Abb. 1 ohne Schwierigkeiten ablesen. Im oberen Teil erkennt man die Zunahme des Wachstums an der unterschiedlichen Steilheit der Wachstumskurve. Die Wachstumsgeschwindigkeit ist an der jährlichen Zunahme der Körperlänge im unteren Teil unschwer abzulesen.

Die Veränderung einer Geschwindigkeit in der Zeit heißt Beschleunigung. *Lenz* hat die Daten der klassischen Wachstumskurve des Grafen *De Montbeillard* in einer Tabelle nebeneinandergestellt, in der das Alter, die Körper-

Tabelle 1. *Körperlänge des Sohnes von de Montbaillard (nach Buffon: Histoire naturelle), aus Lenz „Wachstum und körperliche Entwicklung", Hb. Kinderheilk., Bd. I/1. Springer, Berlin-Heidelberg-New York 1971.*

Alter (Jahre)	Körperhöhe (cm)	Geschwindigkeit (cm/Jahr)	Beschleunigung (cm/i.Vergl. z. Vorjahr)
0	51,4	>51,4	−
1	73,1	21,7	< −29,7
2	90,0	16,9	− 4,8
3	98,8	8,8	− 8,1
4	105,2	6,4	− 2,4
5	111,7	6,5	+ 0,1
6	117,8	6,1	− 0,4
7	124,3	6,5	+ 0,4
8	130,8	6,5	± 0,0
9	137,0	6,2	− 0,3
10	141,9	5,1	− 0,9
11	146,4	4,5	− 0,6
12	149,9	3,5	− 1,0
13	155,3	5,4	+ 1,9
14	162,9	7,6	+ 2,2
15	175,0	12,1	+ 4,5
16	180,0	5,0	− 7,1
17	184,6	4,6	− 0,4

höhe, die Wachstumsgeschwindigkeit und die Beschleunigung pro Jahr enthalten sind. Die Verlangsamung der Wachstumsgeschwindigkeit drückt sich in dem negativen Vorzeichen der Beschleunigung aus (Tabelle 1).

Zur Diagnostik des Wachstums

Zur Diagnostik des Körperwachstums wird in der Regel die Körperlänge und das Körpergewicht herangezogen. Dabei werden die bei einem bestimmten Kind gemessenen Werte verglichen mit Wachstumskurven, die entweder in Querschnittsuntersuchungen oder in Längsschnittuntersuchungen gewonnen wurden.

Bei Querschnittsuntersuchungen mißt man eine große Anzahl gesunder Kinder verschiedenen Alters und verbindet die Durchschnittswerte der einzelnen Altersstufen zu einer entsprechenden Wachstumskurve. Bei Längsschnittuntersuchungen werden gleiche Kinder über Jahre hindurch wiederholt gemessen und die dabei gewonnen Durchschnittswerte miteinander verbunden.

Zur Diagnostik, ob das Wachstum eines Kindes normal ist oder nicht, müssen die individuellen Unterschiede der Wachstumstendenz eines jeden Kindes beachtet werden. In der Regel begnügt man sich damit festzustellen, ob das Wachstum von der „Normalverteilung" abweicht. Hierzu werden nicht nur die Mittelwerte, sondern auch die Standardabweichungen herangezogen, die entweder in Perzentilen oder in Probit (1 Probiteinheit entspricht einer mittleren quadratischen Abweichung) gemessen werden.

Ein Kind, dessen Körperlänge und Körpergewicht in der Gaussschen Normalverteilung innerhalb des Zwei-Sigma-Bereichs (das sind 97,7% der in einem bestimmten Alter gemessenen Werte) liegt, gilt in der Regel als normal. Bei Abweichungen des Längenwachstums nach unten sprechen wir von Minderwuchs, bei Abweichungen nach oben von Hochwuchs, bei Abweichungen des Gewichtswachstums außerhalb des Zwei-Sigma-Bereichs von Untergewicht bzw. Übergewicht.

Zur Problematik der Normalität

Aber bei der Diagnostik des Wachstums muß man sich darüber im klaren sein, daß der statistische Begriff der Normalität, wie er beispielsweise durch die Gaussche Verteilungskurve geprägt wird, und der medizinische Begriff der Normalität nicht identisch sind.

Diese Unterschiede hat *Lenz* mit Recht besonders hervorgehoben. „Das Wort ‚Normalverteilung' hat zu der irrigen Vorstellung geführt, man könne allein aus dem Vergleich mit einer Normalverteilung erkennen, ob ein Kind im medizinischen Sinne ‚normal' sei oder nicht. Man hat bestimmte Perzentilwerte willkürlich als ‚Normgrenzen' definiert und dabei gewöhnlich das Doppelte oder das Dreifache der Standardabweichung im Sinn.

Normalität im medizinischen Sinne ist etwas grundsätzlich anderes als Normalität im statistischen Sinne. Tatsächlich kann man allein aus der Kenntnis der Normalverteilung kein Urteil ableiten, mit welcher Wahrscheinlichkeit ein bestimmter Wert im medizinischen Sinne normal ist oder nicht. Ein solches Urteil setzt vielmehr voraus, daß man die Merkmalsverteilung sowohl in der normalen Bevölkerung als auch bei abnormen Individuen in der Gesamtbevölkerung kennt."

Es erscheint wichtig, auf die im Hinblick auf die Darstellung der Entwicklungsdiagnostik schon bei so einfachen Werten wie der Diagnostik der Längen- und der Gewichtsentwicklung hinzuweisen. Es ist durchaus möglich, daß ein Kind, gemessen an der Normalverteilung, außerhalb der entsprechenden Sigmabereiche, also statistisch gesehen, abnorm minderwüchsig ist. Trotzdem kann dieses Kind, medizinisch gesehen, „normal" groß sein, weil es einer kleinwüchsigen Familie entstammt. Häufiger noch erscheinen Kinder, deren genetisches Potential zu Hochwuchs tendiert, statistisch gesehen als Riesen, ihr Wachstum indessen ist völlig normal.

Streng genommen hat jedes Kind seine individuelle Wachstumskurve. Das Ideal der Entwicklungsdiagnostik, welche feststellt, ob das Kind normal wächst oder nicht, läge also darin, aus individuellen Parametern eine Wachstumskurve zu konstruieren und im Verlauf der Entwicklung festzustellen, ob das Kind entsprechend seiner individuellen Wachstumskurve Abweichungen zeigt.

Ein solcher Versuch, individuelle Parameter zu bestimmen, aus denen individuelle Wachstumskurven erstellt werden können, wird derzeitig im Kinderzentrum München gemacht (*Schneider*).

II. Somatische Entwicklungsdiagnostik

Längen- und Gewichtsalter

Zur Beurteilung der körperlichen Entwicklung werden bevorzugt – weil leicht meßbar – die Daten von Körperlänge und Körpergewicht herangezogen und mit dem Alter des Kindes in Verbindung gebracht. So entstehen diagnostische Begriffe wie „Längenalter" und „Gewichtsalter", die erkennbar werden lassen, daß sich die Entwicklungsdiagnostik auf die Entwicklungsgeschwindigkeit bezieht. International gebräuchlich sind z. B. die Tabellen von *Stuart* und *Stevenson*, welche auch weitere Daten der somatischen Entwicklung wie Kopf-, Brust-, Bauchumfang und Hüftweite einbeziehen. Die Tabelle von *Lenz* gibt die Normalwerte des Wachstumsalters von 0–18 Monaten wieder. Die Daten umfassen also jenen Altersbereich, der mit der Münchener Funktionellen Entwicklungsdiagnostik im 1. Lebensjahr identisch ist.

In der Münchener Kinderheilkunde wird das körperliche Wachstum seit den „Körpermaßstudien an Kindern" von *Pfaundler* im Jahre 1916 mit Hilfe von Somatogrammen gemessen. Hierbei wird das chronologische Alter mit den zugehörenden Altersdaten von Körperlänge und Körpergewicht in einer Linie nebeneinandergestellt. *Vogt* hat hierbei den Zwei-Sigma-Bereich eingeführt. Die neuesten Daten stammen von *Kunze* und *Murken* aus den Jahren 1973 bis 1974. In Tabelle 3 sind diese Somatogramme von Knaben und Mädchen für die ersten beiden Lebensjahre nebeneinandergestellt.

Proportionsalter

Im Verlauf der kindlichen Entwicklung wachsen die verschiedenen Körperteile nicht gleich schnell. Aus diesem Grunde ergeben sich die bekannten Proportionsverschiebungen von Kopf, Rumpf und Extremitäten, wie sie als Gestaltwandel in fast allen Lehrbüchern dargestellt sind (Abb. 2).

Die Diagnostik des „Proportionsalters" ist vielfach Gegenstand von Untersuchungen gewesen, weil sie ein besseres Maß für die Entwicklung ergibt als z. B. das Längenalter. Zu berücksichtigen sind hierbei Kopfumfang, Brust- und Bauchumfang, Spannweite (bei waagrecht ausgestreckten Armen von der Spitze des einen Mittelfingers bis zur anderen) und Sitzhöhe (aus den Maßen von Kopf, Hals und Rumpf).

Tabelle 2. Normalmaße des Wachstumsalters nach H. C. Stuart und S. S. Stevenson aus Lenz „Wachstum und körperliche Entwicklung", Hb. Kinderheilk., Bd. I/1 Springer, Berlin-Heidelberg-New York 1971.

Knaben

94 % der Werte aller Normalindividuen / 80 % aller Werte / 50 % aller Werte (Mittelwert = P_{50})

	P_3	P_{10}	P_{25}	P_{50}	P_{75}	P_{90}	P_{97}
Geburt							
Gewicht	2,63	2,86	3,13	3,4	3,76	4,13	4,58
Körperlänge	46,3	48,1	49,3	50,6	52,0	53,3	54,6
Hüftbreite	7,1	7,4	7,7	8,1	8,4	8,7	9,0
Kopfumfang	33,0	33,5	34,4	35,3	36,2	37,0	37,5
Brustumfang	29,8	30,6	31,8	33,2	34,4	35,7	36,8
3 Monate							
Gewicht	4,81	5,03	5,35	5,72	6,17	6,58	7,44
Körperlänge	56,8	57,8	59,3	60,4	61,8	62,8	63,7
Hüftbreite	9,8	10,0	10,2	10,6	11,2	11,5	12,1
Kopfumfang	38,7	39,2	40,0	40,9	41,5	42,1	43,2
Brustumfang	37,6	38,3	39,3	40,6	41,6	42,9	44,1
Bauchumfang	33,6	35,5	36,8	38,5	39,8	41,4	43,5
6 Monate							
Gewicht	6,35	6,71	7,08	7,58	8,16	8,71	9,43
Körperlänge	63,0	63,9	65,2	66,4	67,8	69,3	70,4
Sitzhöhe	41,4	42,3	43,4	44,8	46,2	47,4	48,4
Hüftbreite	10,5	10,8	11,2	11,6	12,0	12,4	13,1
Kopfumfang	42,1	42,5	43,3	43,9	44,8	45,4	45,9
Brustumfang	40,1	41,6	42,5	43,7	45,0	46,3	47,2
Bauchumfang	36,1	38,4	39,8	41,4	43,2	45,0	46,0

Mädchen

94 % der Werte aller Normalindividuen / 80 % aller Werte / 50 % aller Werte (Mittelwert = P_{50})

	P_3	P_{10}	P_{25}	P_{50}	P_{75}	P_{90}	P_{97}
Geburt							
Gewicht	2,63	2,81	3,13	3,36	3,67	3,9	4,26
Körperlänge	47,1	47,8	49,0	50,2	51,0	51,9	53,6
Hüftbreite	7,0	7,2	7,4	7,7	8,2	8,5	8,9
Kopfumfang	32,5	33,4	33,9	34,7	35,4	36,0	36,6
Brustumfang	30,0	30,8	31,8	32,9	34,0	35,0	36,0
3 Monate							
Gewicht	4,45	4,85	5,17	5,62	5,99	6,35	6,76
Körperlänge	55,8	56,9	57,9	59,5	60,7	61,7	63,1
Hüftbreite	9,4	9,6	9,9	10,4	10,9	11,4	12,2
Kopfumfang	37,9	38,5	39,2	40,0	40,8	41,7	42,3
Brustumfang	36,5	37,6	38,8	39,8	40,9	42,0	43,0
Bauchumfang	32,3	34,4	36,8	38,4	40,4	41,7	42,7
6 Monate							
Gewicht	5,76	6,4	6,8	7,26	7,94	8,44	9,07
Körperlänge	61,1	62,5	63,7	65,2	66,6	67,8	68,8
Sitzhöhe	40,0	41,0	42,1	43,3	44,5	45,6	46,8
Hüftbreite	10,3	10,5	10,8	11,3	11,8	12,4	13,2
Kopfumfang	40,9	41,4	42,0	42,8	43,6	44,5	45,4
Brustumfang	39,4	40,6	41,8	43,0	44,2	45,4	46,6
Bauchumfang	36,2	37,9	39,5	41,4	43,5	45,0	46,2

9 Monate														
Gewicht	10,98	10,16	9,43	8,71	8,03	7,53	6,85	11,07	10,39	9,75	9,07	8,48	8,07	7,53
Körperlänge	74,1	72,9	71,7	70,1	68,4	67,0	65,4	75,9	74,2	72,9	71,2	69,8	68,6	67,7
Hüftbreite	13,8	13,1	12,5	12,0	11,5	11,3	11,0	13,7	13,1	12,7	12,3	11,9	11,5	11,0
Kopfumfang	47,2	46,3	45,4	44,6	43,8	43,2	42,6	47,8	47,1	46,5	46,0	45,1	44,5	43,8
Brustumfang	49,2	47,9	46,6	45,4	44,0	42,7	41,7	49,9	48,9	47,5	46,0	44,8	43,7	42,0
Bauchumfang	49,2	47,7	45,7	43,4	41,3	39,9	38,0	48,4	47,6	45,6	43,4	41,7	40,1	38,1
12 Monate														
Gewicht	12,29	11,25	10,43	9,75	8,98	8,35	7,62	12,38	11,52	10,8	10,07	9,48	8,89	8,39
Körperlänge	78,8	77,1	75,9	74,2	72,3	70,6	68,9	80,3	78,1	76,9	75,2	73,7	72,4	71,3
Sitzhöhe	50,9	49,8	48,7	47,5	46,3	45,2	44,2	52,4	51,2	50,1	48,7	47,4	46,1	45,1
Hüftbreite	14,4	13,6	13,0	12,4	12,0	11,7	11,4	14,2	13,7	13,2	12,8	12,4	11,9	11,4
Kopfumfang	48,4	47,7	46,7	45,8	45,0	44,3	43,6	48,9	48,4	47,8	47,3	46,5	45,5	44,9
Brustumfang	50,9	49,5	48,2	47,0	45,6	44,2	43,1	51,9	50,7	49,3	47,6	46,3	45,1	43,5
Bauchumfang	51,1	49,2	46,9	44,5	42,4	40,9	38,7	50,0	48,9	47,0	44,6	42,9	41,1	39,3
15 Monate														
Gewicht	13,15	12,07	11,16	10,43	9,66	8,98	8,21	13,33	12,34	11,52	10,75	10,16	9,53	8,98
Körperlänge	82,8	80,8	79,4	77,6	75,6	73,7	71,9	84,2	81,5	80,3	78,5	77,0	75,6	74,4
Hüftbreite	14,8	14,1	13,5	12,9	12,4	12,1	11,6	14,7	14,2	13,7	13,3	12,8	12,4	11,8
Kopfumfang	49,1	48,4	47,4	46,5	45,6	44,9	44,3	49,8	49,2	48,5	48,0	47,1	46,3	45,6
Brustumfang	51,9	50,5	49,2	47,9	46,5	45,1	44,1	52,8	51,7	50,1	48,6	47,3	46,1	44,7
Bauchumfang	51,8	49,8	47,3	45,0	43,0	41,5	39,3	50,5	49,3	47,4	45,1	43,5	41,7	40,0
18 Monate														
Gewicht	14,02	12,84	11,88	11,11	10,3	9,62	8,8	14,29	13,15	12,2	11,43	10,8	10,12	9,57
Körperlänge	86,7	84,5	82,9	80,9	79,0	76,8	74,9	88,2	85,0	83,7	81,8	80,3	78,8	77,5
Sitzhöhe	53,9	52,7	51,6	50,4	49,2	48,1	47,1	55,4	54,1	52,9	51,6	50,3	49,2	48,3
Hüftbreite	15,2	14,5	13,9	13,3	12,8	12,4	11,8	15,2	14,9	14,2	13,7	13,2	12,8	12,1
Kopfumfang	49,8	49,0	48,0	47,1	46,2	45,5	44,9	50,6	49,9	49,2	48,7	47,7	47,0	46,2
Brustumfang	52,9	51,4	50,2	48,8	47,3	46,0	45,0	53,7	52,6	50,9	49,5	48,2	47,0	45,9
Bauchumfang	52,5	50,3	47,6	45,5	43,6	42,1	39,8	50,9	49,6	47,8	45,5	44,0	42,2	40,6

Tabelle 3. Somatogramme von Knaben und Mädchen für die ersten beiden Lebensjahre nach Daten von Kunze und Murken, „Kinderarzt", 5, 1077 (1974).

Knaben   Mädchen

Jahre	cm	$\pm 2\sigma$	kg	$\mp 2\sigma$	Jahre	cm	$\pm 2\sigma$	kg	$\pm 2\sigma$
$2^1/_2$	94 93		13,9 13,7		$2^1/_2$	92 91		13,3 13,0	
2	92 91 90 89 88	7	13,6 13,4 13,3 13,1 12,9	2,5	2	90 89 88 87 86	7	12,8 12,6 12,4 12,2 12,1	2,5
23 Mt. 22 21 20 19 18	87 86 85 84 83 82	7	12,7 12,4 12,1 11,9 11,7 11,6	2,5	23 Mt. 22 21 20 18	85 84 83 82 81	7	11,9 11,7 11,5 11,3 11,2	2,5
17 16 15 14 13 12	81 80 79 78 77 76	6	11,4 11,2 11,0 10,8 10,6 10,4	2,5	17 16 15 14 13 12	80 79 78 77 76 75	6	10,9 10,7 10,4 10,2 10,0 9,8	2,5
11 10 9 8 7 6	75 74 73 72 70 68	5	10,2 9,7 9,2 8,6 8,0 7,6	1,5	11 10 9 8 7 6	74 73 72 70 68 66	5	9,6 9,3 8,9 8,5 8,0 7,4	1,5
5 4 3 2 1 0	66 63 60 57 54 52	4	7,2 6,6 5,8 5,0 4,1 3,5	0,8	5 4 3 2 1 0	64 62 60 57 54 51	4	6,7 6,0 5,4 4,8 4,1 3,4	0,8

    In der Praxis werden zur Bestimmung des Proportionsalters in der Regel Längenalter, Ober- und Unterlänge herangezogen. Während das Längenalter sich aus der Körperlänge in einem bestimmten Alter ergibt, entspricht die Oberlänge, das ist die Differenz zwischen Scheitel und Symphysenoberkante, etwa der „Sitzhöhe", welche Kopf, Hals und Rumpf einschließt. Die Unter-

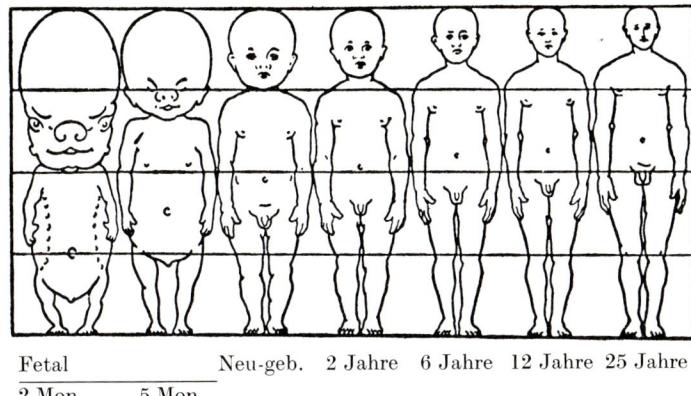

Fetal   Neu-geb.   2 Jahre   6 Jahre   12 Jahre   25 Jahre

2 Mon.   5 Mon.

Abb. 2. Relative Proportionen von Kopf, Stamm u. Extremitäten in verschiedenen Lebensaltern (nach *W. J. Robbins*, 1928. Aus *W. Lenz* „Wachstum und körperliche Entwicklung.“ *H. Opitz, F. Schmid*, Hrsg.: Handb. Kinderheilk. Bd. I/1, Springer, Berlin-Heidelberg-New York 1971).

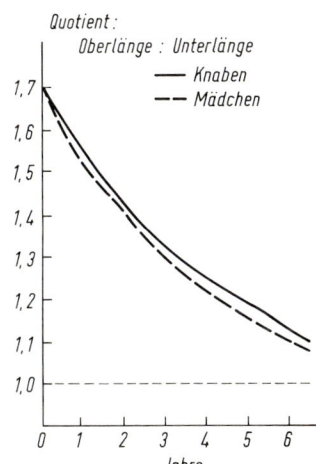

Abb. 3. Das Verhältnis von Oberlänge zu Unterlänge. Die Verschiebung der Körperproportion ist abhängig vom Lebensalter.
Aus *O. Butenandt* „Zur Diagnostik des Proportionsalters“. In: ‚der kinderarzt‘ 5, 500 (1974).

länge umfaßt weitgehend die Länge der Beine, im Stehen gemessen bis zur Höhe der Symphysenoberkante.

Man bestimmt für das Proportionsalter den Quotienten von Oberlänge zur Unterlänge durch Division der Oberlänge durch Unterlänge. Der gewonnene Quotient ist in Abb. 3 (nach *Butenandt*) abzugreifen. Er wird linear in Beziehung gebracht mit der Quotientenkurve. Der Schnittpunkt, nach unten verlängert, gibt das mittlere Proportionsalter in Jahren an. Zur praktischen Durchführung sind nur für die ersten 5 Lebensjahre die entsprechenden Daten in der Abbildung nebeneinandergestellt.

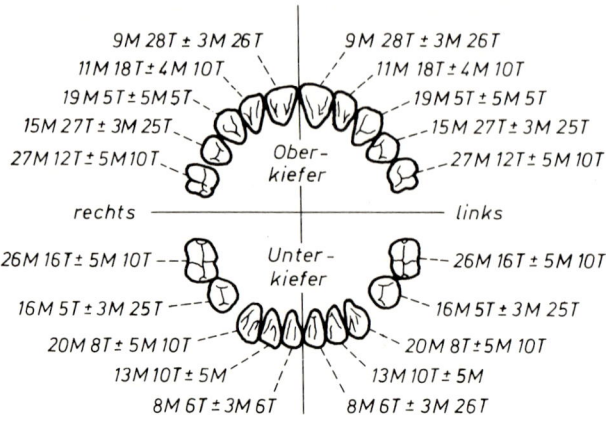

Abb. 4. Untersuchungen zur Bestimmung der Zahndurchbruchzeiten der ersten Dentition mit Mittel- und Streuwerten, nach *Schnegg*.

Zahnalter

Eine relativ genaue Diagnostik der körperlichen Entwicklung erlauben die unterschiedlichen Zeiten des Zahndurchbruchs. Neuere Daten bezüglich der ersten Dentition zur Bestimmung des Zahnalters, auch im Verhältnis zum Längenalter, wurden von *Rieger* und *Schnegg* an über 500 Säuglingen und Kleinkindern vom 4.–38. Lebensmonat am Institut für Soziale Pädiatrie und Jugendmedizin der Universität München erhoben. In Abb. 4 sind die Normwerte der Durchbruchszeiten der ersten Dentition mit Mittelwert und Streubereichen für die verschiedenen Milchzähne in Monaten und Tagen angegeben.

Skelettalter

Den besten Einblick in die körperliche Entwicklung erlaubt das Skelettalter. Schon mit Beginn der Röntgenära (*von Ranke:* Ossifikation der Hand unter Röntgendurchleuchtung) wurde erkannt, daß die Verknöcherung der Epiphyse und der Knochenkerne von der Fetalzeit bis zur Pubertät nach bestimmten Gesetzmäßigkeiten erfolgt.

Als Skelettalter bezeichnet man das Lebensalter, in dem beim Durchschnitt der Bevölkerung verknöcherte, röntgenologisch nachweisbare Kerne in gleicher Zahl, gleicher Größe und gleichem Differenzierungsgrad vorhanden sind wie beim untersuchten Kind. Zum Vergleich werden Atlanten herangezogen, welche die Ossifikation, insbesondere die des Handskeletts, in verschiedenen

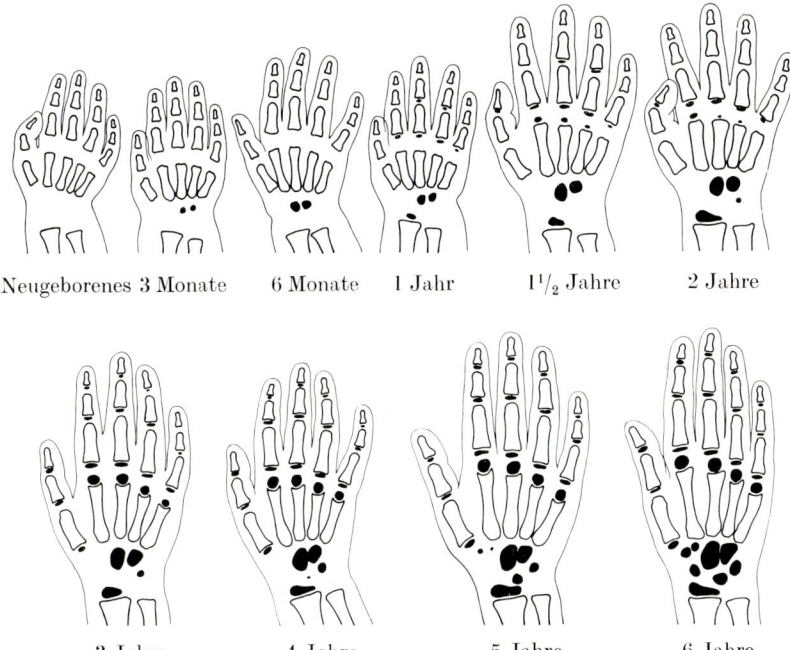

Neugeborenes 3 Monate   6 Monate   1 Jahr   1¹/₂ Jahre   2 Jahre

3 Jahre   4 Jahre   5 Jahre   6 Jahre

Abb. 5. Schema der Handskelettentwicklung in den ersten sechs Lebensjahren.
Aus *F. Schmid* und *H. Moll:* Atlas der normalen und pathologischen Handskelettentwicklung.
Springer, Berlin-Göttingen-Heidelberg 1960.

Altersstufen darstellen. Die gebräuchlichen Atlanten aus den USA sind von *Greulich* und *Pyle*, aus der Bundesrepublik von *Schmid* und *Moll*. Ein Hinweis auf die Handskelettentwicklung in den ersten Jahren ergibt sich aus dem Schema der Handskelettentwicklung von *Schmid* und *Moll* (Abb. 5).

Das Skelettalter während des 1. Lebensjahres, also der Altersspanne für die „Münchener Funktionelle Entwicklungsdiagnostik", wird am besten an der unteren Extremität gemessen. Hierzu bedient man sich am zweckmäßigsten der Werte, wie sie in Tabelle 4 (aus *Lenz*, 1971) zusammengestellt sind.

Tabelle 4. Prozentsatz normaler Kinder mit verkalkten Knochenkernen in den ersten 3 Lebensjahren, aus Lenz: „Wachstum und körperliche Entwicklung", Hb. Kinderheilk., Bd. I/1 Springer, Berlin-Heidelberg-New York 1971.

Knochenkern	Alter in Monaten									
	Geb.	1	3	6	9	12	18	24	30	36
Knaben										
Distale Femurepiphyse	98	100								
Proximale Tibiaepiphyse	84	98	100							
Kopf des Humerus	36	72	98	100						
Distale Tibiaepiphyse	3	36	93	100						
Kopf des Femur	2	22	86	97	100					
Capitulum		31	72	86	97	97	98	100		
Tub. maius hum.			24	47	69	86	95	98	98	
Distale Fibulaepiphyse			3	31	55	90	98	100		
Mädchen										
Distale Femurepiphyse	98	100								
Proximale Tibiaepiphyse	88	100								
Kopf des Humerus	38	77	100							
Distale Tibiaepiphyse	2	10	46	100						
Kopf des Femur	3	10	46	97	100					
Capitulum		3	54	90	98	100				
Tub. maius hum.			12	52	90	95	100			
Distale Fibulaepiphyse			16	62	92	98	100			

Wachstumsalter nach der Schädelentwicklung und weitere Möglichkeiten der somatischen Entwicklungsdiagnostik

Weitere Möglichkeiten der somatischen Entwicklungsdiagnostik brauchen hier nur angedeutet zu werden. Im Zusammenhang mit der Entwicklungsdiagnostik des Säuglingsalters beansprucht das Schädelwachstumsalter ein maßgebliches Interesse. Entsprechende Werte sind in Tabelle 2 ‚Normalmaße des Wachstumsalters' nach *Stuart* und *Stevenson* enthalten.

Zum besseren Überblick werden in der Regel Diagramme verwendet. Eines der zur Zeit in der Kinderheilkunde am häufigsten verwendeten Diagramme findet sich in dem „Untersuchungsheft für Kinder" als ‚frontookzipitaler Kopfumfang' angegeben (Abb. 6). Auf der Ordinate wird der Kopfumfang in cm eingezeichnet, auf der Abszisse das Lebensalter in Monaten. Der Streubereich bei Mädchen und Jungen ist entsprechend markiert. Weitere Kriterien der Entwicklungsdiagnostik, wie Menarchealter, Pubeszenzalter etc. betreffen nicht die Entwicklung des Säuglings, sondern die Pubertätsentwicklung.

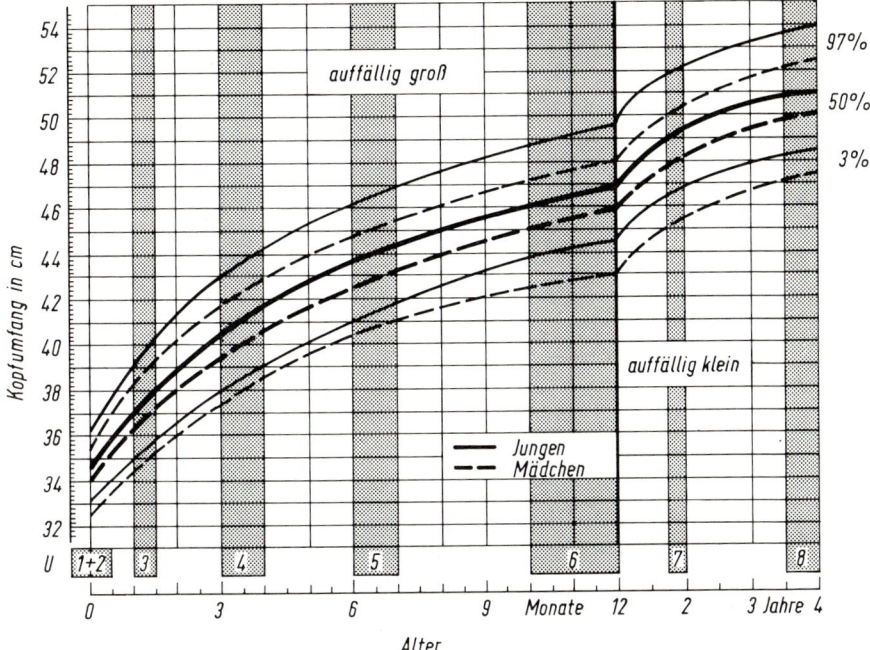

Abb. 6. Die Abbildung entstammt dem „Untersuchungsheft für Kinder", wie es für die Untersuchungen zur Krankheitsfrüherkennung im Rahmen der gesetzlichen Krankenversicherung in der Bundesrepublik vorgeschrieben ist. Diese Hefte können kostenlos bei den Krankenkassen angefordert werden.

Bedeutung der somatischen Entwicklungsdiagnostik

Klinische Bedeutung

Die somatische Entwicklungsdiagnostik wird in der Klinik in erster Linie herangezogen bei Störungen von Wachstum und Entwicklung. So lassen sich ein Minderwuchs und ein Hochwuchs, gleich welcher Ursache, am Längenalter feststellen. Das Gewichtsalter wird bei Fettleibigkeit und Magersucht herangezogen.

Da das Gewicht aber auch entscheidend vom Knochenbau und der Muskulatur mitbestimmt wird, benötigt die Feststellung eines Über- oder Untergewichts zusätzliche diagnostische Maßnahmen wie z. B. die Hautfaltenmessungen mit dem Caliper. Neuere Daten aus der Bundesrepublik hierzu stammen von *Droese, Stolley* und *Zeh* sowie von *Kunze*.

Das Proportionsalter wird herangezogen zur Differentialdiagnostik des familiären Minderwuchses, der Chondrodystrophie, des hypophysären Zwergwuchses, der Hypothyreose etc.

Die Bestimmung des Skelettalters trägt maßgeblich dazu bei, Entwicklungsaberrationen auf genetischer, endokriner und exogener Basis zu diagnostizieren. Beschleunigungen gegenüber der Norm finden sich vorzugsweise bei hormonellen Störungen, z. B. den Pubertas-praecox-Formen, Verzögerungen bei endokriner Insuffizienz, außerdem bei chronischen Krankheiten, Vitaminmangel, Dystrophie etc.

Entwicklungsprognose

Die Vorgänge der kindlichen Entwicklung laufen mit einer solchen Gesetzmäßigkeit ab, daß es schon frühzeitig möglich ist, aus morphologischen Meßdaten eine Entwicklungsprognose bezüglich der körperlichen Entwicklung zu stellen. Nach *Tanner* läßt sich bereits vom 3. Lebensjahr an die endgültige Körpergröße voraussehen.

Bayley und *Pinneau* (1952) veröffentlichten Tabellen, aus denen die Vorhersage der endgültigen Körperlänge abgelesen werden kann. Hierzu werden die Werte des Längenalters und des Skelettalters in jüngeren Jahren herangezogen, wobei die Tabellen unterscheiden zwischen *akzelerierten* Kindern, deren Skelettreife im Verhältnis zum chronologischen Alter um ein Jahr fortgeschritten ist, *retardierten* Kindern, die in ihrem Skelettalter um ein Jahr zurück sind und *normalen* Kindern, deren Skelettreife innerhalb der Grenzen des Jahres ihres Lebensalters liegen.

Solche Wachstumsprognosen werden in bestimmten Ländern bereits systematisch eingesetzt, z. B. bei Kindern, die für den Hochleistungssport oder für bestimmte Berufe sich schon frühzeitig einem intensiven Training unterwerfen wollen. Das königlich-britische Ballett beispielsweise – worauf *Tanner* hinweist – hat schon vor 30 Jahren strenge Vorschriften über die Körperlänge ihrer erwachsenen Ballerinen erlassen. Da die Kinder schon im frühen Alter in die Ballettschule aufgenommen werden, kann ihnen die vorzeitige Bestimmung der Körperendlänge (über Skelett- und Längenalter) vielfältige Enttäuschungen nach jahrelangem Üben ersparen.

Akzeleration

Die somatische Entwicklungsdiagnostik hat uns auch interessante gruppenmedizinische Erkenntnisse gebracht. Aus dem Vergleich der somatischen Entwicklung verschiedener Bevölkerungsgruppen und ihrer sozialen Strukturen läßt sich erkennen, welchen Einfluß ökologische Faktoren auf Wachstum und Entwicklung haben.

Der Vergleich des Wachstums gleichaltriger Kinder zu verschiedenen Zeiten hat einen Einblick in die sogenannte Akzeleration ermöglicht. Wir wissen heute sicher, daß die Kinder in den ersten 4 Lebensjahren infolge besserer Lebensbedingungen, vor allem Rachitisprophylaxe und Ernährung, nicht nur schneller wachsen, sondern im Durchschnitt noch etwa um 10 cm größer sind als ihre Altersgenossen um die Jahrhundertwende. Die Größenzunahme und die Entwicklungsbeschleunigung bleibt bis zum Ende der Entwicklung konstant, so daß Knaben und Mädchen durchschnittlich um ein Jahr eher in die Pubertät treten und durchschnittlich etwa 10 cm größer sind als die Jugendlichen zu Beginn des Jahrhunderts (Näheres s. hierzu *Vogt, Tanner, Lenz* und *Kellner, Freund*).

III. Physiologische Entwicklungsdiagnostik in der Kinderheilkunde

Neben der somatischen Entwicklungsdiagnostik lassen sich auch die Veränderungen physiologischer Funktionen im Verlauf der kindlichen Entwicklung zur Entwicklungsdiagnostik heranziehen. Diese Möglichkeit ist bisher wenig genutzt worden, weil physiologische Funktionen naturgemäß erheblichen inter- und intraindividuellen Schwankungen unterliegen.

Zirkadianperiodik

Die entwicklungsbedingten Veränderungen der Körperfunktion treten auffällig zutage, wenn man die zirkadianen Besonderheiten der verschiedenen Funktionen in den einzelnen kindlichen Entwicklungsstufen näher untersucht.

Die tageszeitlichen Veränderungen physiologischer Funktionen und ihre Unterschiede in den verschiedenen kindlichen Entwicklungsstufen sind aber schon lange bekannt. Sie wurden z. B. bezüglich der Körpertemperatur untersucht von *Jundell* (1904) und *Gofferjé* (1908), bezüglich der Pulsfrequenz von *Gruetzmann* (1831), von *Hungerland* und *Zens* (1952), zuletzt von *Lange* (1957), eine Übersicht von *Rutenfranz* und *Ehrengut-Lange* (1966) beschrieben. Die zirkadianen Veränderungen des Schlaf-Wach-Verhaltens und ihre Unterschiede in den einzelnen kindlichen Entwicklungsstufen wurden insbesondere von *Kleitman* (1963), *Kleitman* und *Engelmann* (1953) sowie von *Hellbrügge, Lange* und *Rutenfranz* (1959) zusammenfassend veröffentlicht.

Die Entwicklung der Zirkadianperiodik ist dadurch gekennzeichnet, daß eine endogene, selbsterregte Periodik mit einer Periodendauer von rund 24 Stunden im Verlauf der kindlichen Entwicklung durch Synchronisatoren (*Halberg*) allmählich auf die 24-Stunden-Periodik der Erddrehung eingestellt wird. Der Zirkadianperiodik liegen dabei kürzer dauernde Periodizitäten wie die Ultradianperiodik mit Periodendauer um zwei oder um vier Stunden zugrunde. Dies geschieht bei den einzelnen physiologischen Funktionen nicht gleichzeitig, sondern unabhängig voneinander verschiedenzeitlich im Laufe der Entwicklung.

Die Kenntnisse der Entwicklung der Zirkadianperiodik ermöglichen deshalb nicht nur einen Einblick in die Reifungsprozesse physiologischer Funktionen, sondern geben auch Hinweise auf Zusammenhänge dieser Entwicklung mit Umwelteinflüssen.

Da die Entwicklung der Zirkadianperiodik das gesamte physiologische Geschehen betrifft, ist ihr Studium von großer Bedeutung für die Physiologie der Pflege des jungen Säuglings, z. B. beim Schlaf-Wach-Verhalten, Nahrungsbegehren etc. Die Erkenntnisse der Zirkadianperiodik weisen daraufhin, daß z. B. das Prinzip des self-demand-feeding (*Gesell* und *Amatruda*, 1945), d. h. des Stillens nach Verlangen, der Physiologie des jungen Säuglings entspricht.

Für eine Entwicklungsdiagnostik, welche die ultradianen und die zirkadianen Elemente der physiologischen Funktionen zur Grundlage nimmt, reichen unsere derzeitigen Kenntnisse über die Zirkadianperiodik noch nicht aus. Es besteht aber kein Zweifel, daß mit der Verbesserung der Computertechnik über die Aufnahme von Biosignalen hier eine große Chance besteht, über chronobiologische Veränderungen ausgezeichnete Einblicke in die Entwicklung physiologischer Funktionen zu erhalten.

Neurophysiologische Entwicklung

In der kinderärztlichen Diagnostik beansprucht die neurologische Entwicklung ein bevorzugtes Interesse, denn sie bestimmt maßgeblich die Entwicklung aller psychomotorischen Funktionen. Wohl die beste Zusammenfassung der neurologischen Entwicklung verdanken wir *Albrecht Peiper*, der in seinem Werk „Die Eigenart der kindlichen Hirntätigkeit" nicht nur die spezielle neurologische Entwicklung, sondern auch die hieraus abzuleitenden entwicklungsphysiologischen Besonderheiten der Sinnestätigkeit, der Lage und der Bewegung, des Schlafes, überhaupt vielfältiger Verhaltensweisen beschrieben hat. Das Buch erschien in einer Zeit (1949), in der die Kinderheilkunde allerdings für Probleme der kindlichen Entwicklung und der Entwicklungsdiagnostik nur wenig Zeit hatte, denn sie war mit der Bekämpfung der Säuglingssterblichkeit, der akuten Zivilisationsseuchen und anderen Notstandsproblemen allzusehr beschäftigt.

Aus diesem Grunde hat das Buch von *Peiper* in der Kinderheilkunde auch nicht im geringsten die Resonanz gefunden, die es seinem Inhalt nach für die gesamte Entwicklungsphysiologie und Entwicklungspsychologie des Kindesalters verdient hätte. *Peiper* hat dies auch so gesehen, denn seinem damaligen Oberarzt *Hempel* hat er beim Lesen der Korrektur versichert, daß wahrscheinlich er der Einzige sei, der dieses Buch in Gänze lesen würde.

Obwohl *Peiper* für sein Werk 1955 die offizielle Anerkennung der deutschen Kinderheilkunde durch die Verleihung des „Heubner-Preises" erhielt, hat es aber auch für die kinderärztliche Tätigkeit in Klinik und Praxis nicht jene Bedeutung erlangt, die es z. B. für die Diagnostik der Entwicklung gesunder und kranker Kinder hätte haben müssen. So hat *Peipers* Buch auch keine Konsequenzen für eine spezielle pädiatrische Entwicklungsdiagnostik gehabt, obwohl es eine Fülle entwicklungsdiagnostischer Daten enthält und auch die neurologischen Grundlagen der Entwicklungsdiagnostik darin enthalten sind. Erst in den letzten Jahren wird im Rahmen der Frühdiagnostik psychomotorischer Entwicklungsstörungen und zerebraler Bewegungsstörungen auch *Peipers* Werk in der Literatur zitiert.

Neurophysiologische Entwicklungsdiagnostik durch EEG

Auf die Möglichkeiten einer neurophysiologischen Entwicklungsdiagnostik wird neuerlich auch in kinderärztlichen Lehr- und Handbüchern immer mehr hingewiesen (*Parmelée, Pache, Dumermuth, Schulte, Prechtl, Engel, Lenard* u. a.) Die Veränderungen der elektrischen Spontanaktivität des Gehirns im Verlaufe der kindlichen Entwicklung sind seit langem bekannt. Einen Hinweis hierzu gibt die Abb. 7, in der der Vergleich der Dendritenausreifung mit der Ausprägung des elektrischen Hirnstrombildes in verschiedenen Altersstufen dargestellt ist (*Schadé* und *Meeter*, 1963, aus *Weinmann*, 1969), sowie Abb. 8, welche Ausschnitte aus Hirnstrombildern neurologisch unauffälliger Kinder in verschiedenen Altersstufen bei unterschiedlicher Ableitung zeigt.

Die Möglichkeit einer neurophysiologischen Entwicklungsdiagnostik über das Elektroenzephalogramm wurde in den vergangenen Jahren durch die Methoden der quantitativen EEG-Analyse mit Hilfe der EDV erheblich verbessert. Im letzten Jahrzehnt wurden verschiedene mathematische Algorithmen zur Frequenzanalyse des EEG entwickelt, von denen die direkte Fourier-Analyse oder das Power-Spektrum die gebräuchlichsten Verfahren sind. Durch die genannten Algorithmen wird die EEG-Kurve in periodische Sinus- und Cosinuskomponenten zerlegt. Das daraus resultierende Spektrum enthält Informationen über die Häufigkeit der Ausprägung der im EEG enthaltenen periodischen Abläufe.

Mit Einführung der Fast-Fourier-Transformation durch *Cooley* und *Tukey* ist es möglich geworden, in EDV-Anlagen mehrere Kanäle des EEG simultan in Echtzeit zu analysieren (*Künkel*, 1972).

Neben den genannten Verfahren der direkten Frequenzanalyse gewinnt die Intervall-Amplituden-Analyse ihrer Einfachheit wegen an Bedeutung. Dabei wird das EEG-Signal mit Hilfe des Computers im Zeitbereich vermessen. Es resultieren sogenannte Frequenzhistogramme, anhand derer zu ersehen ist,

Die Entwicklung des Hirnstrombildes

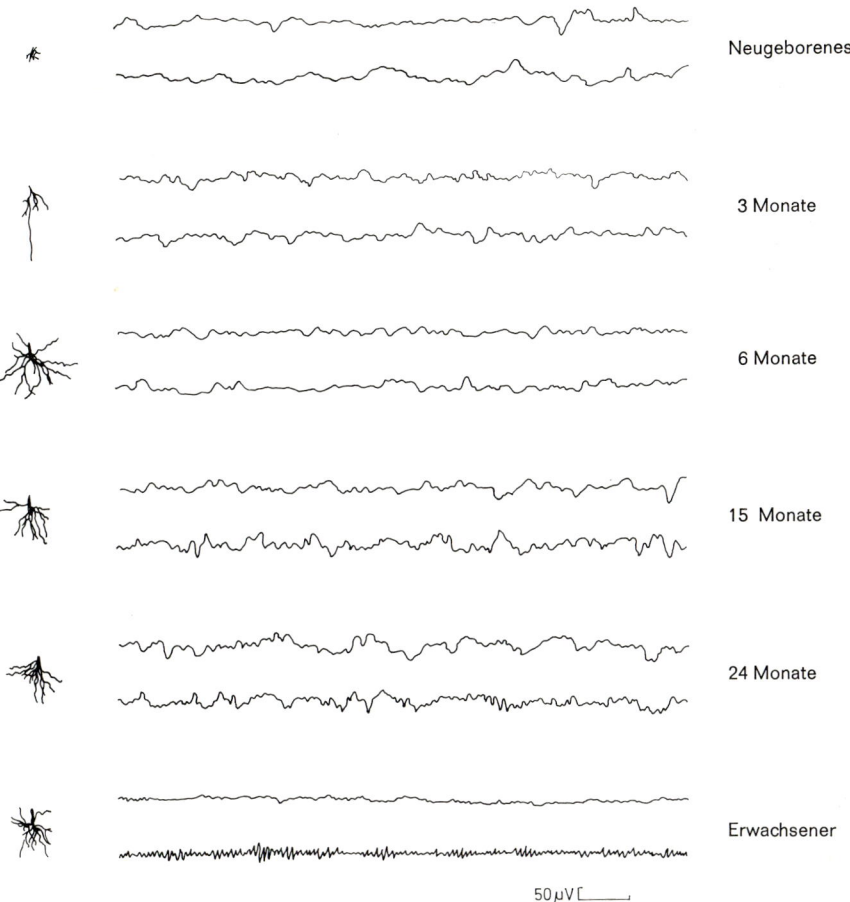

Abb. 7. Vergleich der Dendritenausbildung (nach *Schadé* und *Meeter* 1963) mit der Entwicklung des elektrischen Hirnstrombildes in verschiedenen Altersstufen nach *Weinmann* 1969 (Fortschr. Med. 87, 1290; 1969).

mit welcher Häufigkeit die einzelnen frequenzspezifischen Aktivitäten des EEG in einem Analyseabschnitt vertreten sind (*Schmidt-Schuh, Probst* und *Meier- Koll*).

Abb. 9 zeigt die Veränderungen der auf diese Weise gewonnenen Frequenzhistogramme bei gesunden Kindern in Abhängigkeit von Entwicklung und Alter. Es ist selbstverständlich, daß eine solche neurophysiologische Entwicklungsdiagnostik auch die Grundlage zur Frühdiagnostik neuropathologischer Hirnfunktionen darstellt (Näheres hierzu s. *Meier-Koll*, 1975).

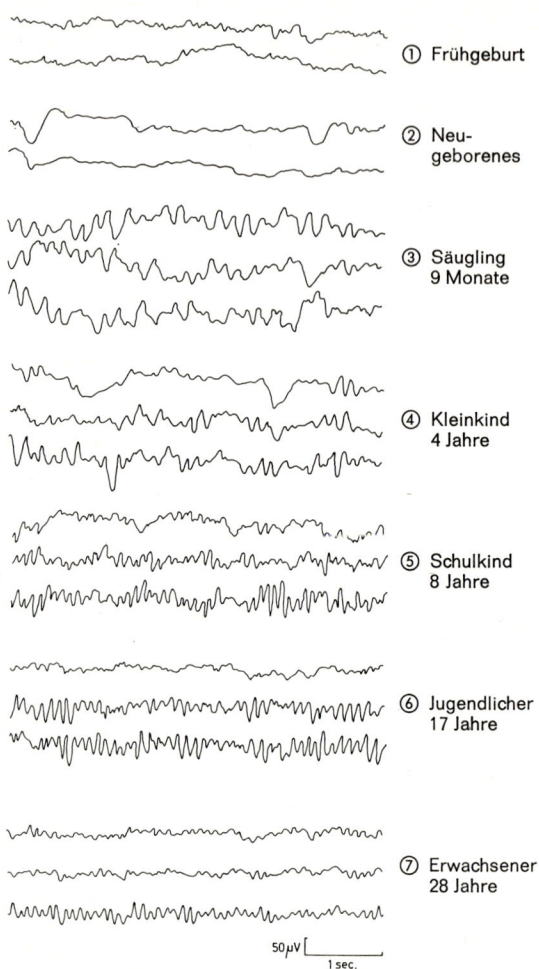

① Frühgeburt

② Neu-
  geborenes

③ Säugling
  9 Monate

④ Kleinkind
  4 Jahre

⑤ Schulkind
  8 Jahre

⑥ Jugendlicher
  17 Jahre

⑦ Erwachsener
  28 Jahre

50 μV [
1 sec.

Abb. 8. Ausschnitte aus Hirnstrombildern neurologisch unauffälliger Kinder bei verschiedener EEG-Ableitung (Kind wach, Augen geschlossen). Nach *Weinmann*, 1969 (Fortschr. Med. 87, 1291; 1969).

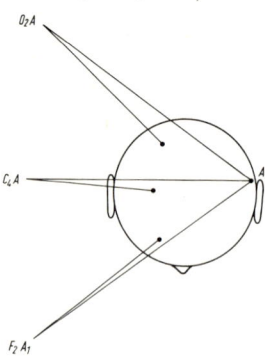

Ableitschema der EEG-Registrierung
über verschiedene Hirnregionen.
(erläuterndes Schema zu den Abb. 9a und b).

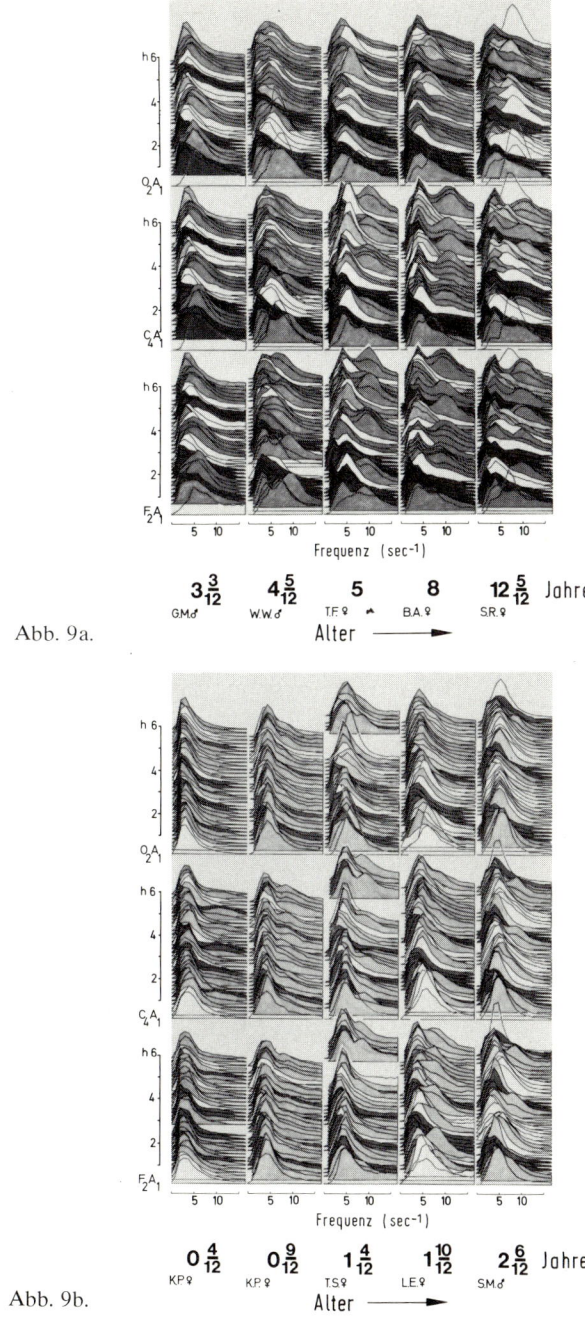

Abb. 9a.

Abb. 9b.

Abb. 9. Altersabhängigkeit der Frequenz-Histogramme des frontalen, zentralen und occipitalen EEG während 6stündiger Schlafableitungen nach *Meier-Koll*, 1975.

Eine andere Möglichkeit der Entwicklungsdiagnostik neurophysiologischer Funktionen ergibt sich z. B. über das Registrieren der altersspezifischen Veränderungen des Elektromyogramms, worauf neuerlich *Schulte* (1971) hingewiesen hat.

Entwicklungsdiagnostik über Reflexe und Reaktionen

In den vergangenen Jahren wurde – nicht zuletzt unter dem Einfluß der Veröffentlichungen von *K. Bobath* und *B. Bobath* sowie *E. Köng*, welche auf die große Chance der Frühbehandlung hinwiesen, – auch in der Bundesrepublik Deutschland vermehrt das Verhalten der primitiven Reflexe und bestimmter Stellreaktionen zur Frühdiagnostik von Kindern mit sogenannten zerebralen Bewegungsstörungen herangezogen. Dabei erlebten ältere kinderärztliche Publikationen z. B. von *Moro* (1918), *Landau* (1923), *Peiper* (1927) sowie physiologische und neurologische Beobachtungen und experimentelle Befunde (*Magnus* und *Rademacher*, 1930; *de Kleijn*, 1912; *Schaltenbrand*, 1925) eine unerwartete Renaissance.

Die Zeichen der Zerebralparese – unabhängig, ob es sich um Spastik, Athetose, Ataxie oder Mischformen handelt –, sind bei der Geburt noch nicht ausgeprägt, sondern entwickeln sich im allgemeinen im Verlaufe der ersten 4 Lebensmonate. Aus dem Persistieren sogenannter primitiver, für das Neugeborenen- und das Säuglingsalter typischer Reflexe und Bewegungsautomatismen ist es möglich, schon früh auf die gestörte Entwicklung der motorischen Funktionen zu schließen.

Aus diesem Grunde wurden von mehreren Autoren (*Dobler*, 1970; *Flehmig*, 1971; *Göb*, 1967; *Milani-Komparetti*, 1963 u. a.) für zahlreiche Reflexe und Reaktionen Tabellen zusammengestellt, von denen als Beispiel die Tabelle 5 von *Flehmig* aufgeführt ist. Sie zeigt – wie auch die anderen Tabellen –, daß verschiedene primitive Reflexe zu bestimmten Lebensmonaten entstehen und wieder verschwinden.

Obwohl diese Tabellen eine große Anzahl entwicklungsneurologischer Daten enthalten, schlugen Versuche, z. B. von *Dobler*, auf dieser Basis eine neurologische Entwicklungsdiagnostik aufzubauen, weitgehend fehl. Die einzelnen primitiven Reflexe und Reaktionen weisen einen so großen Streubereich auf, daß es nicht gelang, hieraus ein entwicklungsneurologisches, für die Diagnostik brauchbares Schema zusammenzustellen.

Tabelle 5. *Auftreten und Verschwinden primitiver Reflexe und Reaktionen im Säuglingsalter nach Flehmig: Hb. Kinderheilk. Bd. I/1, 125–144 „Statisch-motorische Entwicklung des Säuglings und Kleinkindes". Springer, Berlin-Heidelberg-New York 1971.*

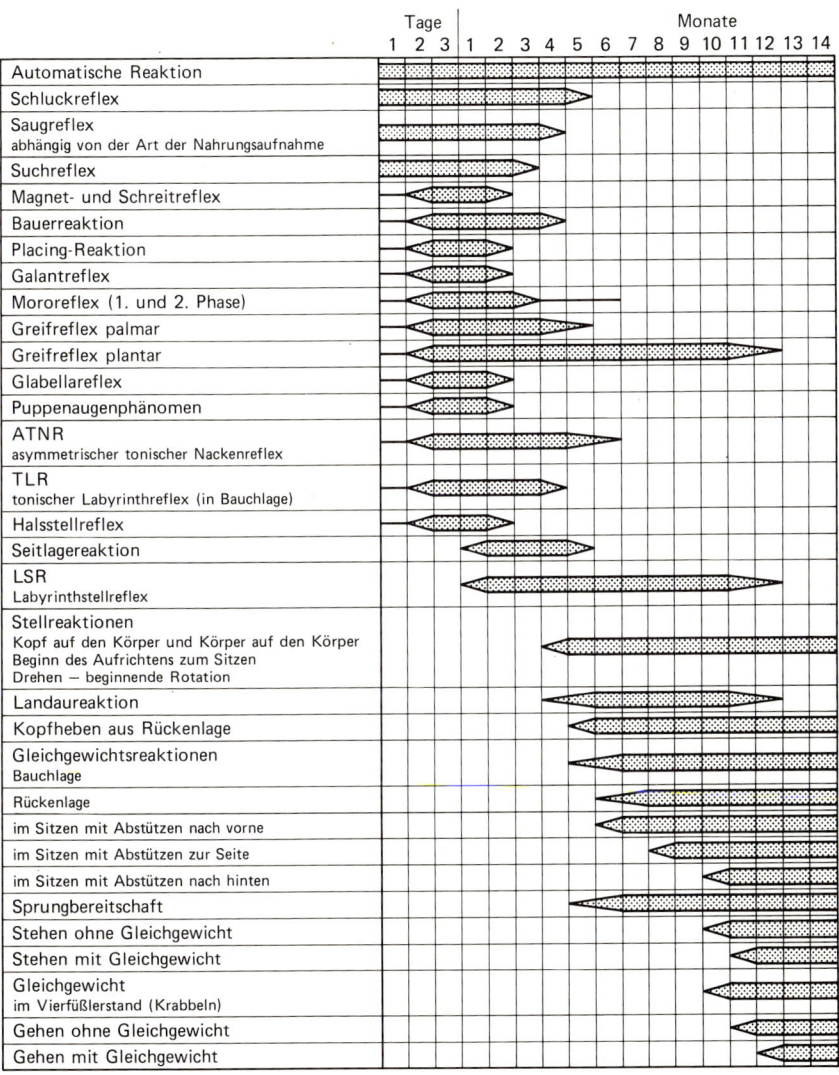

	Tage			Monate													
	1	2	3	1	2	3	4	5	6	7	8	9	10	11	12	13	14
Automatische Reaktion																	
Schluckreflex																	
Saugreflex abhängig von der Art der Nahrungsaufnahme																	
Suchreflex																	
Magnet- und Schreitreflex																	
Bauerreaktion																	
Placing-Reaktion																	
Galantreflex																	
Mororeflex (1. und 2. Phase)																	
Greifreflex palmar																	
Greifreflex plantar																	
Glabellareflex																	
Puppenaugenphänomen																	
ATNR asymmetrischer tonischer Nackenreflex																	
TLR tonischer Labyrinthreflex (in Bauchlage)																	
Halsstellreflex																	
Seitlagereaktion																	
LSR Labyrinthstellreflex																	
Stellreaktionen Kopf auf den Körper und Körper auf den Körper Beginn des Aufrichtens zum Sitzen Drehen — beginnende Rotation																	
Landaureaktion																	
Kopfheben aus Rückenlage																	
Gleichgewichtsreaktionen Bauchlage																	
Rückenlage																	
im Sitzen mit Abstützen nach vorne																	
im Sitzen mit Abstützen zur Seite																	
im Sitzen mit Abstützen nach hinten																	
Sprungbereitschaft																	
Stehen ohne Gleichgewicht																	
Stehen mit Gleichgewicht																	
Gleichgewicht im Vierfüßlerstand (Krabbeln)																	
Gehen ohne Gleichgewicht																	
Gehen mit Gleichgewicht																	

Neurokinesiologische Diagnostik nach Vojta

Vojta gelang es, aus den zahlreichen Lagereaktionen 7 Reaktionen zu einem diagnostischen Konzept zusammenzufassen, das nicht nur für die Frühdiagnostik von zerebralen Bewegungsstörungen geeignet ist, bevor diese als solche ausgeprägt sind, sondern auch eine exakte entwicklungsneurologische Diagnostik erlaubt. Hierzu benutzte er Lagereaktionen, die teils vor längerem in der Literatur beschrieben oder von ihm gefunden wurden. Es handelt sich um folgende Reaktionen:

1. Traktionsreaktion
2. Landau-Reaktion
3. Axillare Hängereaktion
4. Seitkippreaktion nach *Vojta*
5. Horizontale Seithängereaktion nach *Collis*
6. Vertikale Hängereaktion nach *Peiper* und *Isbert*
7. Vertikale Hangereaktion nach *Collis*

Dieses einfache System der kinesiologischen Diagnostik durch Lagereaktionen ermöglicht das Erkennen von Kindern mit zentraler Koordinationsstörung, d. h. einer mangelhaften Verarbeitung multiafferenter Reize im ZNS. Es ist deswegen ein ausgezeichnetes Instrument der Früherkennung zerebraler Bewegungsstörungen, bevor diese ausgeprägt sind, so daß eine erfolgversprechende Frühtherapie einsetzen kann. Die Indikation zu einer solchen ist immer dann gegeben, wenn mehr als 5 Lagereaktionen abnorm ausfallen.

Das Besondere an dieser kinesiologischen Diagnostik liegt darin, daß es sich um eine Provokationsdiagnostik handelt. Jede Provokations- oder Belastungsdiagnostik erlaubt bekanntlich einen weit besseren Einblick in das Vorliegen pathologischer Veränderungen als eine Diagnostik in Ruhe. So wie ein Belastungs-EKG eine bessere Beurteilung von Herzstörungen erlaubt als ein Ruhe-EKG, so ermöglicht die kinesiologische Diagnostik eine bessere Beurteilung abnormer oder pathologischer Abweichungen in der Frühdiagnostik von Störungen des Zentralnervensystems.

Eine weitere Stärke dieser frühen Diagnostik liegt bei korrekter Untersuchungstechnik und genauer Beobachtung der rasch ablaufenden komplexen Reaktionen in der Quantifizierbarkeit des Untersuchungsbefundes. Darüber hinaus ist es möglich, über die Lagereaktionen in der kinesiologischen Diagnostik nach *Vojta* eine ziemlich exakte Entwicklungsdiagnose zu stellen, welche sich in diesem Falle auf die neurologische Entwicklung bezieht. Daraus resultiert als Entwicklungsbegriff das „entwicklungsneurologische Alter" oder das „Lagereaktionsalter".

Das entwicklungsneurologische Alter eines Kindes wird bestimmt anhand einer Tabelle, in der die Veränderungen der verschiedenen Lagereaktionen im

Laufe des ersten Lebensjahres festgehalten sind. Das aus der Tabelle 6 zu ersehende entwicklungsneurologische Alter wird mit dem chronologischen Alter (Gestationsalter[1]) verglichen. Es kann auf diese Weise ein etwaiger Rückstand im entwicklungsneurologischen Alter diagnostiziert werden. (Tabelle 6, s. Ausklapptafel am Ende des Buches).

Einzelheiten über die Diagnostik der „zentralen Koordinationsstörung" bzw. die Diagnostik des „entwicklungsneurologischen Alters" mögen der kleinen Monographie: Neurokinesiologische Diagnostik nach der Konzeption von *Vojta* (Hrsg.: *Th. Hellbrügge*) entnommen werden.

---

1) Gestationsalter = korrigiertes postnatales chronologisches Alter, s. S. 70.

IV. Entwicklungsdiagnostik in der Kinderpsychologie

Während die Kinderheilkunde zu Beginn unseres Jahrhunderts als eigenständige medizinische Disziplin – wenn auch gegen den Widerstand der Fakultäten – entstand, gibt es eine entsprechende Eigenständigkeit der Kinderpsychologie im Rahmen der allgemeinen Psychologie bis jetzt nicht. Entsprechend hat die Entwicklungspsychologie als existenzieller Schwerpunkt jeder Kinderpsychologie bis heute noch nicht jenen Stellenwert, den sie aus der Sicht der Kinderheilkunde haben müßte.

Probleme der Entwicklungsdiagnostik psychischer und psychomotorischer Funktionen werden international meist im Rahmen der sogenannten Child-Development-Forschung wissenschaftlich angegangen. Die Ergebnisse haben aber nur selten einen solchen praktischen Bezug, daß sie z. B. im Rahmen der Frühdiagnostik und Frühtherapie behinderter oder von Behinderung bedrohter Säuglinge und Kleinkinder eingesetzt werden könnten.

Es hängt wesentlich damit zusammen, daß die Psychologie – etwa im Verhältnis zur Medizin – einen weit stärkeren theoretischen Ansatz hat, weshalb z. B. auch die humane Entwicklungspsychologie, d. h. das Studium der psychischen Entwicklung des Menschenkindes, eher als integrierender Bestandteil einer Tier-, Human-, Kultur- und Entwicklungspsychologie und weniger aus dem Aspekt des praktischen Bedürfnisses der klinisch-psychologischen Diagnostik gesehen wird.

Kinderbeobachtungen als Anfänge der Entwicklungsdiagnostik

Die Grundlagen der modernen Entwicklungsdiagnostik liegen ohne Zweifel in jenen Berichten, die von Vätern als Tagebuchaufzeichnungen über ihre eigenen Kinder verfaßt wurden. Hierbei wird vor allem die Bedeutung von *Tiedemann* (1748 – 1803) hervorgehoben, der als erster eine systematische Beobachtungstechnik anwandte und die Entwicklung seines Sohnes Friedrich zwischen 1781 und 1784 durch Darstellung seiner Verhaltensweisen festhielt. Seine „Beobachtungen über die Entwicklung der Seelenfähigkeit bei Kindern" in den „Hessischen Beiträgen zur Gelehrsamkeit und Kunst" (1787) wurden in seinem „Handbuch der Psychologie zum Gebrauch bei Vorlesungen und zur Selbstbelehrung" 1804 bei Barth in Leipzig verlegt.

Dieses Tagebuch ist indessen, ebenso wie weitere Tagebuchaufzeichnungen, zu Anfang des 19. Jahrhunderts offensichtlich weitgehend in Vergessenheit geraten. Die moderne Entwicklungspsychologie wurde jedenfalls kaum davon beeinflußt. Dies gilt auch für so prominente Aufzeichnungen wie die von *Charles Darwin* im Jahre 1840 über seinen Sohn Francis (*Darwin*, 1877), (in deutscher Sprache 100 Jahre später veröffentlicht im „Kinderarzt" in der Übersetzung von *Pohl*) und von *Ludwig Adolf von Strümpell*, 1846 und 1847 über seine Tochter (*von Strümpell*, 1880).

Eine weit größere Beachtung für die Entwicklungspsychologie hat ein Buch erlangt, das der Physiologe *William Preyer* im Jahre 1892 veröffentlichte.

Dieses Buch über „Die Seele des Kindes" ist ein Bericht über einen Zeitraum von 3 1/2 Jahren, der das Leben seines Sohnes wiedergibt. Mit *Preyer* gewinnt die Beobachtung des Kindes als Mittel der Entwicklungsdiagnostik an Bedeutung. Die Veröffentlichung von *Preyer* regte insbesondere weitere Autoren zu ähnlichen Beobachtungen bei ihren Kindern an, die in Tagebuchaufzeichnungen veröffentlicht wurden.

Für die Entwicklungsdiagnostik bedeutsam wurden vor allem die Beobachtungen, welche *William Stern* gemeinsam mit seiner Frau Clara an seinen drei Kindern durchführte. Diese Beobachtungen waren die Grundlage zu dem wohl wichtigsten entwicklungspsychologischen Werk zu Beginn unseres Jahrhunderts „Psychologie der frühen Kindheit" (1914).

Entwicklungsdiagnostik als System

Während man bei den Tagebuchaufzeichnungen von einer eigentlichen Entwicklungsdiagnostik noch nicht sprechen kann, entstand aus der systematischen Beobachtung kleiner Kinder eine Entwicklungsdiagnostik in dem Moment, als *Binet* den entscheidenden Impuls zur Testpsychologie gab. 1904 hatte das französische Kultusministerium eine Kommission ins Leben gerufen, die u. a. Kriterien erarbeiten sollte, nach denen Kinder für Sonderschulen ausgewählt werden konnten. Daraufhin legten *Binet* und *Simon* 1905 eine Skala vor, die an 50 normalen und 30 debilen Kindern standardisiert worden war.

Sie erfanden ein Staffelsystem, das für jede Altersstufe geeignete Aufgaben bereithielt, wodurch sich das Intelligenzalter mit dem Lebensalter vergleichen ließ und der Intelligenzvorsprung bzw. -rückstand berechnet werden konnte. Dieses Modell des Staffelverfahrens ist bis heute immer wieder verfeinert worden. Es wurde zur Grundlage der meisten psychologischen Entwicklungstests.

Die Berechnung nach Intelligenzquotienten führte 1911 *William Stern* ein. Er gab den Vorsprung bzw. Rückstand eines Kindes nicht mehr in Monaten und Jahren an, sondern bildete aus dem Lebensalter und dem Intelligenzalter einen Quotienten, den Intelligenzquotienten (I.Q.) Er wird heute in der Regel mit 100 multipliziert und ergibt so ganze Zahlen.

Diese Art der „Intelligenzbeurteilung" hat die Entwicklungsdiagnostik maßgeblich beeinflußt. *Charlotte Bühler* und *Hildegard Hetzer* konstruierten im Rahmen der Wiener Entwicklungstestreihen 1932 die nach ihnen benannten Bühler-Hetzer-Kleinkindertests, bei denen sie analog dem Intelligenzquotienten den Begriff Entwicklungsquotient (E. Q.) einführten. Dieser sollte die Höhe der Gesamtentwicklung des Kindes angeben.

Bühler-Hetzer-Kleinkindertests

Diese Kleinkindertests sind wohl im deutschsprachigen Raum die bekanntesten entwicklungsdiagnostischen Verfahren, die auch heute noch praktisch angewandt werden. Die Tests basieren auf sechs Entwicklungsdimensionen, die von *Charlotte Bühler* empirisch erarbeitet wurden.

Sinnliche Rezeption (Sinnesreizbarkeit)
Körperbewegung (Spontane Beweglichkeit einschließlich Körperbeherrschung)
Soziales (Kontakt mit Menschen einschließlich Verbalkontakt)
Lernen (Veränderbarkeit des Verhaltens durch Erfahrung (Gedächtnis) und Nachahmungsleistungen)
Materialbeherrschung (Veränderung der Umwelt durch Betätigung)
Geistige Produktion (Schöpferisches Setzen und Verfolgen von Zielen)

Diese Entwicklungstests gehen davon aus, daß sich die psychomotorische Entwicklung des Kindes in Stufen vollzieht, und daß sich die Schwerpunkte der Entwicklung in den verschiedenen Stufen verlagern.

Da die Entwicklung des Säuglings stürmischer ist als die des Kleinkinds, umfaßt im 1. Lebensjahr eine Entwicklungsstufe jeweils einen Lebensmonat, im 2. Lebensjahr werden 3 Monate zusammengefaßt und ab dem 3. Lebensjahr sind die Testreihen in Jahresstufen aufgebaut.

Zu den verschiedenen Dimensionen enthalten die einzelnen Testreihen unterschiedliche Aufgaben. Als Beispiele seien im folgenden einige Aufgaben aus der Testreihe für den 6. Lebensmonat und aus der Testreihe für das 4. Lebensjahr aufgeführt (Tabelle 7).

Tabelle 7. *Bühler-Hetzer-Kleinkindertests: Testreihe für den 6. Lebensmonat und Testreihe für das 4. Lebensjahr.*

Testreihe für den sechsten Lebensmonat

Test 1. Ding durch Blickwechsel von der Umgebung abheben.
Eine Klapper wird ungefähr 25 cm von den Augen des Kindes entfernt gehalten.
+ (= gelöst) Das Kind blickt zuerst auf die Klapper, dann auf ihre Umgebung, von der es sie deutlich mit dem Blick abhebt. Unter Umständen blickt das Kind mehrmals von der Klapper auf die Umgebung und wieder zurück.
Anmerkung: Bei der Beurteilung dieser Aufgabe muß zwischen bloßem Wegschauen von einem Gegenstand, weil er das Kind nicht mehr interessiert, und dem Abheben eines Gegenstands von der Umgebung unterschieden werden. Beim Wegschauen wendet das Kind den Blick von einem Gegenstand, den es einige Zeit betrachtet hat, weg und blickt dann im Zimmer umher, während es bei unserem Experiment einen Blick auf die Umgebung des Gegenstands wirft und dann wieder den Gegenstand betrachtet.

Test 2. Unterscheiden von Flasche und Gummipuppe.
Eine Saugflasche, die dieselbe Größe, Form und Farbe haben muß wie die Flasche, in der dem Kind normalerweise seine Nahrung verabreicht wird, wird in das Gesichtsfeld des Kindes gebracht und 30 Sekunden exponiert. Nach einer Pause von 30 Sekunden wird dem Kinde statt der Flasche eine Gummipuppe gezeigt.
+ (= gelöst) Die Reaktion auf Flasche und Gummipuppe ist verschieden. Auf den Anblick der Flasche reagiert das Kind mit Mundöffnen, Saugbewegungen, den Kopf zur Seite drehen u. ä., während das Zeigen der Puppe nicht mit Reaktionen, die für die Nahrungssituation charakteristisch sind, beantwortet wird.

Test 3. Mit einer Hand nach erblicktem Ding greifen. Die Klapper wird in Reichweite vor das Kind gehalten.
+ (= gelöst) Das Kind ergreift mit einer Hand die Klapper und umschließt sie mit den Fingern. Die Aufgabe gilt auch dann als gelöst, wenn das Kind mit beiden Händen zugreift und dabei die Finger benützt.

Testreihe für das vierte Lebensjahr

Test 1. Mit Wasser gefülltes Gefäß tragen.
Versuchsleiter gibt dem Kind ein Töpfchen, das mit Wasser bis ein Zentimeter unter dem Rand gefüllt ist, und fordert es auf, es etwa fünf Meter weiter durch das Zimmer zu tragen, umzukehren und wieder zurückzubringen.
+ (= gelöst) Das Kind verschüttet auf dem ganzen Wege nichts.

Test 2. Sittliche Bewertung dargestellter Handlungen.
Versuchsleiter zeigt dem Kinde nacheinander die vier Bilder mit den braven und ungezogenen Kindern. Jeweils ein Bild mit braven einem Bild mit ungezogenen Kindern folgen lassen! Er überzeugt sich durch Fragen, wenn das Kind nicht spontan beschreibt, daß das Kind den Inhalt erfaßt, und erzählt, falls das notwendig ist, kurz, was auf dem Bild dargestellt ist, z.B.: „Die sagt, ,bitte, gib mir den Apfel‘, und die will ihn ihr nicht geben." Dann fragt er: „Sind das brave oder böse (liebe oder ungezogene) Kinder?" Gleichgültig, ob das Kind richtig oder falsch geurteilt hat, fragt der Versuchsleiter nach erfolgter Wertung: „Warum?"
+ (= gelöst) Das Kind gibt bei mindestens zwei von vier Bildern Werturteile ab; als positiv gezählt wird auch ein objektiv falsches Urteil, das sich durch die Begründung als subjektiv richtig herausstellt.

Test 3. 200 Blättchen auf einmalige Aufforderung hin sortieren. Versuchsleiter gibt dem Kind die unsortierten Blättchen, d. h. er entleert vor dem Kind einen Kasten mit 100 roten und 100 weißen unsortierten Blättchen, legt rechts und links von dem Kind den Kasten und den Deckel hin und leitet das Kind durch Vorzeigen und sprachliche Erläuterungen: „Hierher alle roten und hierher alle weißen" an, die Blättchen zu sortieren.
+ (= gelöst) Das Kind sortiert nach einmaliger Aufforderung sämtliche Blättchen.

Nach den Angaben der Autorinnen ermöglichen ihre Entwicklungstests Aussagen über den allgemeinen individuellen Entwicklungsstand und über die individuelle Entwicklungsstruktur. Grundlage für die Interpretation bilden die quantitativen Daten (Entwicklungsalter und Entwicklungsquotient), die durch qualitative Beobachtungen ergänzt werden.

Durch Lösung einzelner Aufgaben erreicht das Kind ein bestimmtes „Entwicklungsalter". Bei einem durchschnittlich intelligenten Kind entspricht das Entwicklungsalter dem Lebensalter. Der von *Bühler* und *Hetzer* eingeführte „Entwicklungsquotient" wird gebildet aus dem Entwicklungsalter und dem Lebensalter. Er beträgt im Normalfall 100. Liegt er unter diesem Wert, gibt dies einen Hinweis auf ein Zurückbleiben, liegt er darüber, auf eine Beschleunigung der Entwicklung.

Neben dem Entwicklungsquotienten wird in den Bühler-Hetzer-Tests der Entwicklungsstruktur, dargestellt in einzelnen Profilen, Bedeutung beigemessen. Diese von *Rossolimo* eingeführte Methode wird im Rahmen der Psychodiagnostik vielfältig angewandt. Mit ihrer Hilfe lassen sich verschiedene Dimensionen graphisch darstellen, womit eine schnelle Interpretation möglich wird.

Obwohl die Bühler-Hetzer-Tests auch heute noch verbreitet sind, sind sie aus testtheoretischer Sicht kritisch zu sehen. *Schuch* hat dies wie folgt zusammengefaßt: „Die Schwächen dieser Tests liegen in der theoretischen Begründung und in testtheoretischen Unzulänglichkeiten: mangelnde Standardisierung, keine Itemanalyse. Objektivität und Reliabilität sind umstritten, für die Validität gibt es zu wenig Angaben. Während die Tests, die für die höheren Altersstufen konstruiert wurden, relativ wenig Anklang finden, sind die Kleinkindertests trotz aller Umstrittenheit wahrscheinlich die am häufigsten verwendeten Entwicklungstests im deutschen Sprachraum."

Die Gesell-Entwicklungsskalen

Für die angelsächsische Entwicklungsdiagnostik haben die Developmental Schedules von *Arnold Gesell* eine weit größere Bedeutung gehabt als die Bühler-Hetzer-Tests. *Gesell* veröffentlichte seine Beiträge zur Entwicklungsdiagnostik fast zur gleichen Zeit wie *Bühler* und *Hetzer* ihre Entwicklungstests. Seine Methode hatte zum Ziel „Reifung und Integrität eines sich entwickelnden Aktionssystems zu bestimmen".

Die Gesell-Skalen beruhen auf jahrelangen praktischen Erfahrungen an normalen, annähernd normalen und schwierigen Kindern. Mit der praktischen Arbeit ging eine systematische Forschung unter Leitung des Forschungsinstituts für Kinderentwicklung der Medizinischen Fakultät der

Yale-Universität (Clinic of Child Development, School of Medicine, Yale-Universität) Hand in Hand.

„Säuglinge und Kleinkinder wurden unter der Mitarbeit der Eltern studiert, im Elternhaus bei Besprechungen mit den Eltern gesunder Kinder und bei der Forschungs- und Beratungsstelle des dem Yale-Forschungsinstitut angeschlossenen Kindergartens". (*Gesell* und *Illg*, Vorwort zu „Säugling und Kleinkind in der Kultur der Gegenwart").

Die Gesell-Skalen beschreiben das Reifeniveau der wichtigsten Bereiche des kindlichen Verhaltens. *Gesell* sieht hierin nicht nur den diagnostischen Aspekt, sondern auch prognostische Aussage- und therapeutische Anwendungsmöglichkeiten.

Die Skalen wurden erstmals 1925 veröffentlicht. Sie liegen bis heute nur in englischer und französischer Fassung vor. Sie können bei Säuglingen und Kleinkindern von 4 Wochen bis zu 6 Jahren angewandt werden. Im 1. Lebensjahr sind sie in Vier-Wochenstufen, im 2. in Drei-Monatsstufen und danach in Halbjahresstufen eingeteilt.

Die Gesell-Skalen berücksichtigen vier Kategorien, sogenannte Hauptfelder des Verhaltens:
1. **Motorisches Verhalten** („motor behavior"), wozu Grob- und Feinmotorik gehören.
2. **Adaptives Verhalten** („adaptive behavior"), womit Anpassung sowohl an Objekte von der Sensomotorik her als auch an einfache Problemsituationen gemeint ist.
3. **Sprachliches Verhalten** („language behavior"), welches Sprache nicht nur im Sinne von lautlichen, sondern auch den zugehörigen mimischen und gestischen Äußerungen umfaßt.
4. **Soziales Verhalten** („personal-social behavior"), das die persönlichen Reaktionen des Kindes auf die soziale Kultur, in der es lebt, einschließt (Tabelle 8).

Zur Durchführung der Gesell-Entwicklungsdiagnostik gehört ein Instrumentarium, das in dem klassischen „Gesell-Kasten" untergebracht ist. Der Vorteil der Gesell-Skalen liegt darin, daß die Verhaltensmerkmale im Rahmen umfassender entwicklungsdiagnostischer Untersuchungen, bei denen auch somatische und physiologische Kriterien einbezogen wurden, erarbeitet wurden. Ihre Grundlagen entstammen nicht nur den Beobachtungen bei gesunden, sondern auch bei geschädigten Kindern. Bemerkenswert im Hinblick auf die „Münchener Funktionelle Entwicklungsdiagnostik" ist, daß *Gesell* aufgrund seiner umfassenden entwicklungsdiagnostischen Studien der Verhaltensdiagnostik eine so große Rolle zuwies. So stellt er (*Gesell*, 1925) fest, daß das junge Kind so alt sei wie sein Verhalten. Er schließt deshalb in seiner

Tabelle 8. Beispiel aus den Gesell-Entwicklungsskalen:

Schlüsselalter 4 Wochen oder weniger
Reizbeantwortung und koordinierte Fähigkeiten
Hängender Ring, Rassel: bemerkt sie nur, wenn in Richtung der Augen gehalten (bis 8
Wochen)
Hängender Ring: verfolgt ihn mit den Augen bis Mittellinie (bis 8 Wochen)
Rassel in die Hand: läßt sie alsbald fallen
Glöckchen: bemerkt es, Aufmerksamkeit läßt schnell nach (bis 24 Wochen)

Motorisches Verhalten
Rückenlage: Kopf meist zur Seite gedreht (bis 16 Wochen)
ATNR: Arm auf der Gesichtsseite ausgestreckt, auf der Hinterhauptsseite ange-
winkelt (bis 16 Wochen)
Rollt sich spontan etwas zur Seite (bis 8 Wochen)
Traktion: Kopf bleibt teilweise oder völlig zurück (bis 8 Wochen)
Bauchlage: Bei leichtem Anheben fällt Kopf nach hinten (bis 8 Wochen)
Bei leichtem Anheben ganz kurze Streckung der Halswirbelsäule
Krabbelbewegungen (bis 8 Wochen)

Adaptives Verhalten
Rückenlage: Beide Hände Faust (bis 12 Wochen)
Rassel: Hält Rassel fest, wenn in die Hand gedrückt (bis 8 Wochen)

Sprachliches Verhalten
Ausdruck: fehlend (bis 8 Wochen)
vage, kein Blickkontakt (bis 8 Wochen)
Stimme: kurze Kehllaute (bis 8 Wochen)

Soziales Verhalten
Sozial: sieht vage das Untersuchergesicht bei schnell nachlassendem Interesse (bis 8 Wochen)
Rückenlage: ungerichteter Blick auf die Umgebung (bis 8 Wochen)
Mahlzeiten: zweimal nachts

Schlüsselalter 8 Wochen
Reizbeantwortung und koordinierte Fähigkeiten
Hängender Ring: langsame Blickwendung bis zur Mittellinie (bis 12 Wochen)
sieht des Untersuchers Hand
folgt mit dem Blick über Mittellinie hinweg
Rassel: hält sie kurze Zeit
Glöckchen: deutliche „Antwort" im Gesichtsausdruck (bis 24 Wochen)

Motorisches Verhalten
Sitzhaltung: Kopf wackelig balanciert (bis 16 Wochen)
Bauchlage: Kopf in Mittellage angehoben (bis 12 Wochen)

Sprachliches Verhalten
Ausdruck: soziales Lächeln
Aufmerksamkeit
direkter Blickkontakt
Stimme: einzelne Vokale ah, eh, uh (bis 36 Wochen)

Tabelle 8. Fortsetzung.

Soziales Verhalten
sozial: Ausdrucksveränderung des Gesichtes als Antwort auf Zuwendung
Rückenlage: betrachtet den Untersucher
Mahlzeiten: nur mehr einmal nachts (bis 28 Wochen)

Schlüsselalter: 24 Monate
Motorisches Verhalten
Läuft gut ohne zu fallen
Geht Treppen allein hinauf und hinunter
Stößt großen Ball mit dem Fuß (ohne Demonstration)
Baut Turm aus sechs bis sieben Würfeln
Blättert Seiten im Buch einzeln um

Adaptives Verhalten
Baut Turm aus sechs bis sieben Würfeln
Reiht zwei oder mehr Würfel zu einem Zug aneinander
Zeichnet V nach
Zeichnet kreisförmige Striche nach
Wiederholt drei bis vier Silben
Setzt einzelne Formen in Formbrett ein
Einsetzen ins Formbrett gelingt nach vier Versuchen
Setzt Quadrat in die Performance-Box ein

Sprachliches Verhalten
Kein unverständliches Plappern mehr
Drei-Wort-Sätze
Gebraucht ich, mir, du
Benennt drei oder mehr Bildkarten
Erkennt fünf oder mehr Bildkarten
Benennt zwei Testgegenstände
Ball: vier Richtungen

Soziales Verhalten
Kann Löffel richtig halten, ohne ihn umzukippen
Nachts trocken, wenn es aufgenommen wird
Sauberkeit: Meldet sich, kaum mehr Fehlmeldungen
Zieht einfaches Kleidungsstück an
Verbalisiert unmittelbare Erlebnisse
Spricht von sich selbst mit seinem Namen
Begreift Unterschied zwischen sich und anderen
Kann nach anderen Personen fragen
Reicht Behälter mit Würfeln
Ahmt häusliche Tätigkeiten nach
Paralleles Spiel herrscht vor

Tabelle 8. Fortsetzung.

Schlüsselalter: 30 Monate
Motorisches Verhalten
Geht auf Zehenspitzen
Springt mit beiden Füßen
Versucht auf einem Fuß zu stehen
Baut Turm aus acht Würfeln
Kann Malkreide mit den Fingern halten

Adaptives Verhalten
Baut Turm aus acht Würfeln
Baut Zug aus Würfeln und setzt Schornstein drauf
Zeichnet Kreuz aus zwei oder mehr Strichen
Zeichnet V und H nach
Kann eine der farbigen Formen auflegen
Fügt drei Formen ins Formbrett wie vorgemacht
Beim Formbrett häufig erfolgreich, Irrtümer kommen noch vor
Wiederholt zwei vorgesprochene Zahlen (ein von drei Versuchen)

Sprachliches Verhalten
Kann seinen vollständigen Namen angeben
Benennt fünf Bildkarten
Erkennt sieben Bildkarten
Gibt Funktion von zwei Testgegenständen an

Soziales Verhalten
Spricht von sich selbst mehr mit Pronomen als mit Namen
Wiederholt gerne eigene Worte und Handlungen
Kann Spielzeug gut lenken
Hilft beim Aufräumen
Kann mit zerbrechlichen Dingen umgehen

Entwicklungsdiagnostik von den Verhaltensformen des Kindes auf dessen Reifegrad. Dies geschieht durch die Berechnung eines Entwicklungsquotienten mit der üblichen Formel:

$$EQ = \frac{Reifealter}{Lebensalter} \times 100$$

Die Grundlagen dieses Rechenverfahrens sind allerdings nicht so genau, wie es die Zahl des Entwicklungsquotienten vortäuschen könnte. Letzlich beruhen sie auf Schätzwerten der einzelnen Reifeniveaus der vier Verhaltenskategorien. Obwohl *Gesell* sein Testverfahren als standardisiert bezeichnet, ist es vom heutigen statistischen Standpunkt aus gesehen bezüglich der Reliabilität und der Validität ungenügend und deshalb in seinen Ergebnissen unbefriedigend. Für die Entwicklungsdiagnostik der ersten drei Lebensjahre dürfen die Gesellschen Skalen – ebenso wie die Bühler-Hetzer-Tests – als überholt angesehen werden.

Bayley-Scales of Infant Development

Von den entwicklungsdiagnostischen Meßinstrumenten, die zur Frühdiagnostik z. B. neurologischer oder umweltbedingter Schädigungen bei Säuglingen und Kleinkindern erarbeitet wurden, nehmen die „Bayley-Scales of Infant Development" eine hervorragende Stellung ein. Sie beruhen auf einem umfassenden Untersuchungsgut von Kindern, die über Jahre untersucht wurden. Sie wurden in Jahrzehnten weiterentwickelt und ständig überprüft. Die Skalen wurden in den Vereinigten Staaten erarbeitet, und zwar in der sogenannten Berkeley Growth Study des Instituts of Child Welfare in Berkeley. Die Untersuchungen begannen bereits im Jahre 1928 und umfaßten 4500 Kinder.

Ursprünglich gab es zwei Versionen der Bayley-Scales, die
California First-Year Mental Scale (*Bayley*, 1933)
und die
Infant Scale of Motor Development (*Bayley*, 1936)

Diese Skalen wurden mehrfach revidiert und in den Jahren 1958 bis 1960 in einem großen Forschungsprogramm des National Institute of Neurological Diseases and Blindness angewendet. Nach erneuter Überarbeitung des Testinhalts und der Testdurchführung wurde eine neue Version an einer repräsentativen Stichprobe von 1262 Kindern standardisiert und 1969 unter dem Titel „Bayley-Scales of Infant Development" veröffentlicht.

Die Bayley-Scales liegen bisher nur in englischer Sprache vor, sie wurden von *Eska* den deutschen Kinderärzten erläutert. Sie betreffen die ersten drei Lebensjahre, speziell die Altersstufen von Geburt bis zu 30 Monaten. Das Ziel dieses entwicklungsdiagnostischen Programms mit mehreren Untertests ist es, das intellektuelle und motorische Leistungsniveau eines Kindes festzustellen und eventuelle Abweichungen von der Normalentwicklung aufzudekken.

Die Bayley-Scales sind aus drei sich ergänzenden Teilen aufgebaut:
1. **Mental Scale**
   (Skala zur Diagnostik intellektueller Fähigkeiten)
2. **Motor Scale**
   (Skala zur Diagnostik motorischer Fähigkeiten)
3. **Infant Behavior Record**
   (Das kindliche Verhaltensinventar)

Die Mental Scale umfaßt 163 Aufgaben. Einige der getesteten Fähigkeiten und Beispiele des Testverfahrens sind in Tabelle 9 festgehalten:

Tabelle 9. Getestete Fähigkeiten und Beispiele aus der Mental Scale der Bayley-Scales of Infant Development:

Fähigkeit	*Beispiel*
Aufmerksamkeit für visuelle und akustische Reize	Reaktionen auf Licht und Rassel Schütteln einer Rassel,
Sinnvolle Handhabung von Spielzeug	Läuten einer Glocke
Ausführung einfacher Aufforderungen	Würfel in eine Tasse legen,
Erinnerungsvermögen und	Dose auf- und zumachen
Erkennen von Objektkonstanz	Einem heruntergefallenen Würfel nachschauen, Auffinden von
Spielausdauer	verstecktem Spielzeug
Befolgen von Anweisungen, in denen die korrekte Erkennung	Einsetzen von Stäbchen in ein Steckbrett
von Gegenständen, Präpositionen und einfachen Mengenbegriffen	Einen Würfel auf, unter oder neben etwas legen, Behrrschung
verlangt wird	des Begriffes „eins"
Generalisierung und Gestalterfassung	
	Erkennen einer Uhr anhand eines
Ansätze zur verbalen Verständigung,	unvollstandigen Bildes, Einsetzen von
Sprachmotorik, Sprachverständnis	Formen in Steckbrettern
	Lächeln, Gurren, Plappern, Sprechen

Die Motor Scale setzt sich aus 81 Aufgaben zusammen. Sie mißt die Entwicklung motorischer Fähigkeiten wie Kopfkontrolle, Körperdrehung, Sitzen, Kriechen, Stehen, Gehen, Klettern, Treppensteigen, die Feinmotorik der Finger und Hände (z. B. Grad der Daumen-Finger-Opposition beim Greifen, Koordination und Fingerfertigkeit im Umgang mit Gegenständen) und Leistungen in der grobmotorischen Koordination (Ballwerfen, Hüpfen, Springen, Einbeinstand).

Infant Behavior Record. Im Infant Behavior Record werden in 27 Kategorien die während des Testens beobachteten Verhaltensweisen des Kindes qualitativ registriert. Dieses „kindliche Verhaltensinventar" ist unmittelbar nach Beendigung des Tests noch unter dem Eindruck der Verhaltensbeobachtung auszufüllen. In jeder Kategorie gibt es neun Möglichkeiten der Aufzeichnung. Der den Test Durchführende hat jeweils die Klassifikation zu markieren, die am ehesten dem Verhalten des getesteten Kindes entspricht.

Bewertet wird die Objektorientierung des Kindes und sein Sozialverhalten gegenüber bekannten und unbekannten Personen – hier beispielhaft der Mutter und des Testleiters. Verhaltensweisen, die im Infant Behavior Record beurteilt werden, sind z. B. soziale Kontaktaufnahme, Sprachäußerungen, Ängstlichkeit, Spielausdauer, Interesse am Spielmaterial, Phantasie im Umgang mit dem Material, Kooperationsfähigkeit usw. Auf Einzelheiten der Testdurchführung kann hier nicht eingegangen werden. Ein ausführliches Manual gibt Hinweise hierzu.

Die Auswertung wird für die Mental Scale und für die Motor Scale getrennt vorgenommen. Anhand eines genau angegebenen Auswerteverfahrens und von Transformationstabellen werden dann Standardwerte ermittelt:

– Für die Mental Scale wird ein mentaler Entwicklungsquotient (Mental Development Index) und

– für die Motor Scale ein psychomotorischer Entwicklungsquotient (Psychomotor Development Index) errechnet.

Zur Auswertung des Verhaltensinventars dient eine Tabelle, die ebenfalls für jede Kategorie die Prozentsätze der beobachteten Verhaltensweise in der Standardisierungsstichprobe aufführt. Man kann dabei erkennen, ob bei dem untersuchten Kind ein typisches oder ein atypisches Verhalten vorliegt.

Die Bayley-Scales stellen derzeit das wohl am besten standardisierte entwicklungsdiagnostische Verfahren dar. Da sie jedoch nicht auf deutsche Verhältnisse übertragen wurden, sind sie im deutschen Sprach- und Kulturbereich wiederum nur bedingt anwendbar. Ein Nachteil der Bayley-Scales liegt darin, daß das Ergebnis einen allgemeinen Leistungsindex ergibt und zu wenig nach verschiedenen Funktionsbereichen differenziert. Es gibt lediglich einen Hinweis darauf, ob der untersuchte Säugling oder das Kleinkind in seiner Gesamtentwicklung eher besser oder schlechter als normal befunden wird, vermag aber keine konkrete Grundlage für eine Therapie in einem bestimmten Funktionsbereich zu bilden.

Der Denver-Suchtest

In der kinderärztlichen Praxis unseres Landes wird seit einigen Jahren mit Erfolg der „Denver Developmental Screening Test" angewandt. Hierbei handelt es sich eigentlich nicht um einen Entwicklungstest, sondern um eine Screening-Methode, d. h. um einen Suchtest, durch den in ihrer Entwicklung auffällige Kinder gesucht und gefunden werden.

Der Denver-Suchtest erfüllt alle Voraussetzungen, die an ein gutes Screening zu stellen sind. Er ist schnell und einfach durchführbar, besitzt eine hohe Zuverlässigkeit und Validität. Er wurde von *W. K. Frankenburg* und *J. B. Dodds*, 1967 in Denver/USA entwickelt und 1970 revidiert. Seit 1973 liegt eine deutsche Bearbeitung vor von *Flehmig, Schloon, Uhde* und *Bernuth*.

Dieser Suchtest entstand dadurch, daß aus zwölf standardisierten, amerikanischen Entwicklungstests eine Kurzform zusammengestellt wurde, die es gestattet, in einer Testsitzung von 15–20 Minuten, auch durch trainierte ärztliche Helfer festzustellen, ob bei einem Säugling oder einem Kleinkind ein Entwicklungsrückstand vorliegt.

Tabelle 10. *Der Denver-Suchtest: eine Screening-Methode, durch die ein Entwicklungsrückstand bei einem Säugling in der Grobmotorik, Feinmotorik, Sprache oder im sozialen Kontakt gefunden werden kann.*

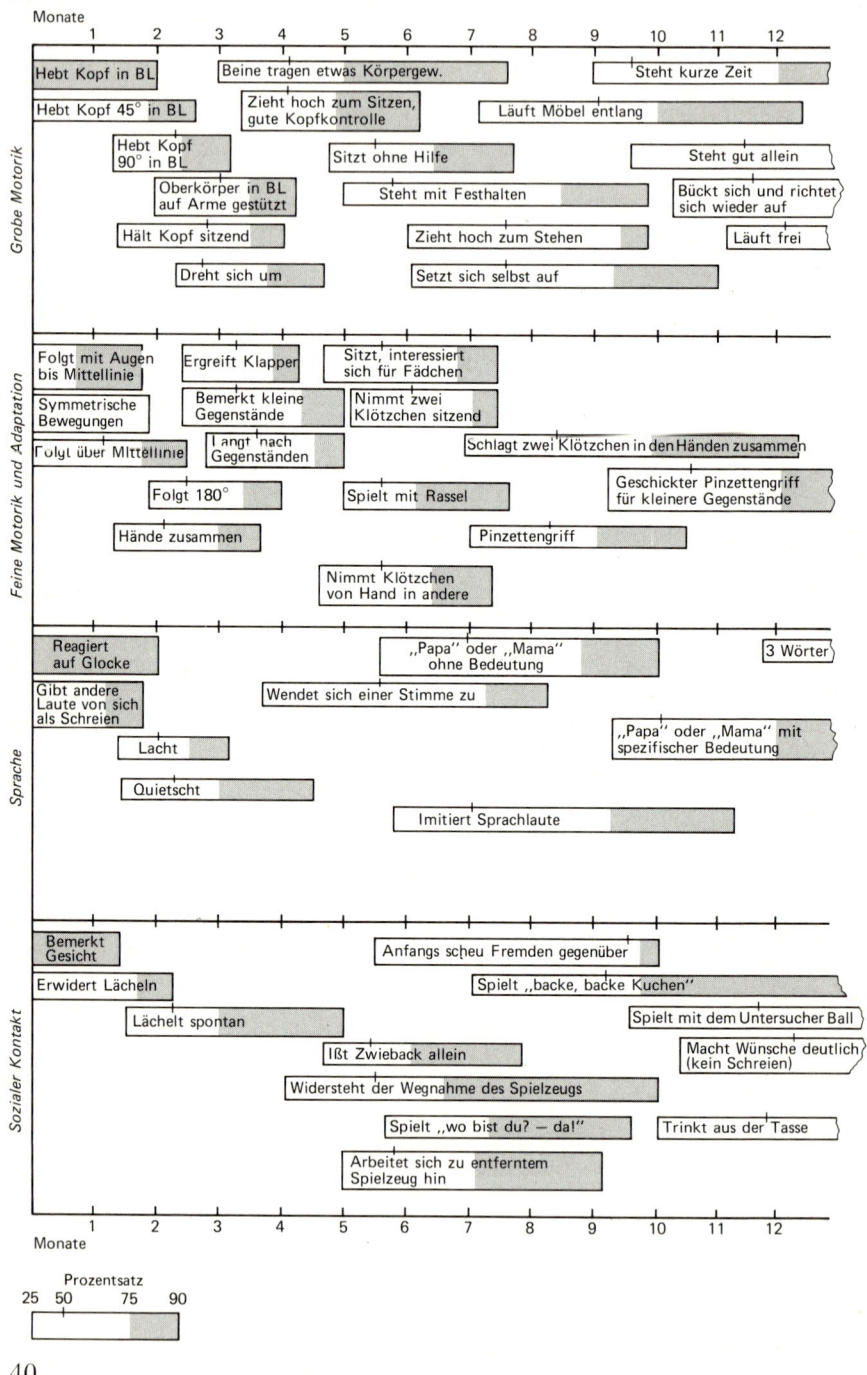

40

Der Denver-Suchtest ist in vier Bereiche aufgegliedert:
1. Grobe Motorik
2. Feine Motorik und Adaptation
3. Sprache
4. Sozialer Kontakt

Die einzelnen Funktionsbereiche sind durch Verhaltensweisen charakterisiert, welche für die verschiedenen Funktionen in einem bestimmten Lebensmonat typisch sind. Die Tabelle 10 gibt eine Übersicht über die verschiedenen Verhaltensweisen und Funktionsbereiche im 1. Lebensjahr. Es handelt sich um die deutsche Fassung der amerikanischen Originaltabelle. Letztere kann gleichzeitig mit einem zugehörigen Besteck bezogen werden beim Harburger Spastikerverein, 2000 Hamburg 90, Lüneburger Str. 1–3.

Die charakteristischen Verhaltensweisen sind in liegende Balken eingetragen. Bei jedem Balken ist durch einen kleinen Strich der sogenannte Mittelwert angegeben. Die Markierungen sind dadurch entstanden, daß eine Stichprobe von etwa 1000 Kindern untersucht wurde und dann berechnet wurde, in welchem Alter und zu welchem Zeitpunkt 25, 50, 75 und 90% der Kinder diese Aufgaben bestanden.

Auswertung und Beurteilung dieses Suchtests mögen dem Originalhandbuch entnommen werden. Hier sei aber noch einmal festgehalten, daß die Denver-Entwicklungsskalen lediglich ein Screening sind, welches dazu dient, auffällige Kinder zu entdecken und nicht eine spezielle Entwicklungsdiagnostik, aus der sich die Entwicklung einer bestimmten psychomotorischen Funktion ableiten läßt.

V. Kindliche Verhaltensweisen als Grundlage der Entwicklungsdiagnostik

Ein neues diagnostisches Prinzip für die Kinderheilkunde

Die in dem vorstehenden Kapitel aufgeführten entwicklungsdiagnostischen Verfahren der Kinderpsychologie haben bis vor kurzer Zeit kaum eine Bedeutung im Rahmen der kinderärztlichen Diagnostik erlangt.

Dies erscheint merkwürdig, denn die wichtigsten diagnostischen Verfahren der kinderpsychologischer Entwicklung wurden maßgeblich von Ärzten geschaffen. Hier sei noch einmal hingewiesen auf die Tagebuchaufzeichnungen von *Preyer*, der vielfach als der „erste Klassiker der Kinderpsychologie" (*Debesse*, 1970) bezeichnet wird, ganz besonders aber auf die Entwicklungsskalen von *Gesell*, welche auf langjährigen, ausgedehnten Kinderbeobachtungsstudien an der Yale-Clinic of Child Development begründet sind und bei denen primär ärztliche Gesichtspunkte zur Anwendung kamen.

Wer sich mit dem Werk von *Arnold Gesell* näher beschäftigt, wird bald erkennen, daß für ihn die Entwicklung des Kindes eine ureigene kinderärztliche Aufgabe war. Deswegen sprach er von der Kinderheilkunde geradezu als der „Entwicklungspädiatrie". Unter diesen Umständen ist es mehr als verwunderlich, daß eine so bedeutsame Entwicklungsdiagnostik wie die Gesell-Skalen in die Kinderheilkunde unseres Landes praktisch keinen Eingang gefunden haben.

So blieben die darin liegenden Möglichkeiten einer frühen Entwicklungsdiagnostik, z. B. bei Vorliegen von Entwicklungsstörungen, im Säuglings- und Kleinkindesalter weitgehend ungenutzt.

Ein Verständnis dafür, warum z. B. die Gesell-Skalen nicht seit langem diagnostisches Allgemeingut der Kinderärzte geworden sind, ist zu gewinnen, wenn man sich die grundlegenden Unterschiede klarmacht zwischen der Methodik der üblichen kinderärztlichen Diagnostik und der Entwicklungsdiagnostik, wie sie von *Gesell* zusammengestellt wurde. Dieser Unterschied besteht darin, daß die kinderärztliche Entwicklungsdiagnostik fast ausschließlich auf morphologischen und physiologischen Kriterien beruht, während den Gesell-Skalen – wie auch anderen kinderpsychologischen Verfahren – *die Beobachtung des Verhaltens des Kindes* zugrunde liegt. Damit unterscheidet sich diese „Verhaltensdiagnostik" grundlegend von den üblichen diagnostischen Verfahren der Kinderheilkunde überhaupt.

Gesell hat diese Unterschiede bereits deutlich gesehen. In seinen Vorstellungen war Reifung und Entwicklung des Kindes ein komplexes Geschehen, das sich gleichermaßen in Merkmalen der Anatomie, der Physiologie und des Verhaltens des Kindes manifestiert, wobei für ihn die Entwicklung der Verhaltensmerkmale für die Abschätzung des Reifeniveaus besonders geeignet schien (*Gesell*, 1925).

Für die Kinderheilkunde, wie sie sich in den vergangenen Jahrzehnten vor allem in der modernen Kinderklinik entwickelt hat, war das Studium des Verhaltens aber kein genügend wissenschaftlich begründetes Verfahren, das den Anspruch etwa einer naturwissenschaftlich gesicherten Methode hätte erheben können. Der Kinderheilkunde genügten und genügen – wie auch neueste Lehrbuchausgaben zeigen – morphologische Verfahren, wie die Bestimmung des Längenalters, des Gewichtsalters, des Skelettalters oder physiologische Untersuchungsmethoden zur Untersuchung des Stoffwechsels oder des Endokriniums um „Entwicklung und Wachstum des gesunden Kindes" ebenso zu registrieren wie „Störungen des Wachstums und der Entwicklung" (*Swoboda*, 1977) zu erkennen.

Ethologische Pädiatrie

Das Studium des Verhaltens des Kindes, wie es systematisch wohl erstmalig von *Gesell* in einer Längsschnittstudie als Methode angewandt wurde, erfuhr seine Bewertung als naturwissenschaftliche Methode erst retrospektiv durch die *Tierverhaltensforschung*, wie sie heute unter der Bezeichnung Ethologie zusammengefaßt wird. Die Grundlagen der vergleichenden Tierverhaltensforschung sind ursprünglich aus voneinander unabhängigen Arbeitsrichtungen entstanden, der vergleichend-systematischen von *Lorenz* und *Tinbergen* und der physiologisch-analysierenden von *von Holst*.

Diesem eigentlichen ethologischen Forschungsbereich, durch den z. B. die Existenz angeborener Verhaltensweisen nachgewiesen wurde, sind im Rahmen der modernen Kinderheilkunde noch hinzuzurechnen die Erkenntnisse der behavioristischen Forschung, wie sie entstanden sind aus der experimentellen Tierpsychologie von *Thorndike*, aus den Arbeiten von *Pawlow* über die bedingten Reflexe und aus dem methodischen Konzept einer quantitativen Verhaltensanalyse von *Watson*, dessen hervorragendster Vertreter derzeitig wohl *Skinner* ist, der „Verhalten als funktionale Beziehung zwischen beobachtbaren Stimuli und Reaktionen erklärt" (*Gurk*, 1974).

Die in Jahrzehnten gewonnen Erkenntnisse der Tierverhaltensforschung haben ethologische Kriterien und Gesetzmäßigkeiten aufgedeckt, die auch im Rahmen der Entwicklung des Menschenkindes eine maßgebliche Rolle spielen. Dies haben insbesondere die zusammenfassenden Darstellungen wie die von *Hassenstein*, von *Hess* oder von *Kraiker* verständlich gemacht. Auch die Studien von *Eibl-Eibesfeldt, Harlow, Hinde* u. a. machen die Bedeutung der Ethologie für die Kinderheilkunde deutlich.

Bowlby (1975) hat in seinem Buch „Bindung" auf die Bedeutung der Tierverhaltensforschung auch für die Kinderheilkunde wie folgt hingewiesen:

„Der Wert der Ethologie besteht für uns vor allem darin, daß sie eine Vielzahl von neuen Begriffen anbietet, an denen wir unsere Theorie ausrichten können. Viele davon beziehen sich auf die Bildung enger sozialer Bande, etwa die zwischen Kindern und Eltern, Eltern und Kindern oder zwischen Artgenossen verschiedenen Geschlechts (oder desselben Geschlechts). Andere wieder beziehen sich auf Konfliktverhalten und ‚Verschiebungsaktivität', wieder andere auf die Entwicklung pathologischer Fixierungen entweder in Form von schlecht adaptierten Verhaltensmustern oder der Wahl ungeeigneter Objekte, auf die sich Verhalten richtet. Wir wissen inzwischen, daß der Mensch weder in der Konflikt- noch in der Verhaltenspathologie ein Monopol besitzt."

„**Ethologische Pädiatrie**" bedeutet aber keine neue Spezialität der Kinderheilkunde wie Kinderkardiologie, Neuropädiatrie, Kinderpsychiatrie, Kinderröntgenologie etc. Es handelt sich vielmehr um ein neues umfassendes diagnostisches und darauf aufbauend therapeutisches Prinzip, das neben die morphologische und physiologische Kinderheilkunde tritt und institutionell als sozialpädiatrische Klinik erstmalig im „Kinderzentrum München" von *Hellbrügge* realisiert wurde.

Die ethologische Pädiatrie stellt demnach einen Bereich der Kinderheilkunde dar, in dem die von der Verhaltensforschung erarbeiteten Kenntnisse in die Kinderheilkunde übertragen werden. Derzeitig kommen maßgebliche Impulse dabei aus der klinischen Psychologie, welche sich seit längerem intensiv mit dem Verhalten und der Verhaltensmodifikation bei Kindern beschäftigt.

Ethologische Entwicklungsdiagnostik

Eine ethologische Entwicklungsdiagnostik tritt entsprechend neben die morphologische und physiologische Entwicklungsdiagnostik. Sie versucht, über das Registrieren von Verhaltensweisen psychomotorische Funktionen zu beschreiben und außerdem Einblick in die Entwicklung des Verhaltens während bestimmter Entwicklungsperioden zu bekommen. Gleichzeitig registriert diese Entwicklungsdiagnostik Abweichungen des Verhaltens, z. B. durch ökologische Einflüsse.

Mit der Schaffung von Begriffen wie „ethologische Pädiatrie" und entscheidend dazugehörig „ethologische Entwicklungsdiagnostik" soll dieser diagnostische Bereich von der psychologischen Entwicklungsdiagnostik abgehoben werden. Diese Begriffe sollen erläutern, daß ethologische Entwicklungsdiagnostik mehr als psychologische Entwicklungsdiagnostik (wenngleich sie die Erkenntnisse der psychologischen Entwicklungsdiagnostik einschließt) bedeutet.

Dieser Bereich der Entwicklungsdiagnostik ist nämlich – wie noch gezeigt werden wird – bedeutsam für die Sozialpädiatrie, wenn es gilt, Entwicklungsrückstände im Rahmen der Frühdiagnostik psychomotorischer Störungen frühzeitig aufzudecken und auf diesen Erkenntnissen eine entsprechende Behandlung einzuleiten. Sozialpädiatrie bedeutet dabei, daß die Entwicklungspsychologie in die Diagnostik und Behandlung mit eingeschlossen ist in dem Sinne, daß Kinderarzt und Kinderpsychologe lernen, die gleichen Begriffe zu verwenden, und auf der Basis dieser Begrifflichkeiten im Interesse des Kindes zusammenarbeiten. Zu den Hauptanliegen der Sozialpädiatrie gehört eben, Störungen und Rückstände der kindlichen Entwicklung auch im Bereich des Verhaltens so früh wie möglich zu diagnostizieren und daraus therapeutische Konsequenzen zu ziehen.

Die ethologische Entwicklungsdiagnostik dient also weniger dazu – wie die kinderpsychologische Diagnostik – global die Gesamtentwicklung eines Kindes mittels eines intellektuellen Entwicklungsquotienten zu erarbeiten, sondern Rückstände in bestimmten Funktionen aufzudecken, so daß daraus konkrete therapeutische Rückschlüsse gezogen werden können.

Verhaltensbeobachtungen als kinderärztliches Erfahrungsgut

Die vorstehenden Ausführungen wären falsch verstanden, wenn man annehmen wollte, daß es sich bei der ethologischen Pädiatrie und, darin maßgeblich einbezogen, bei der ethologischen Entwicklungsdiagnostik um ein völlig neuartiges kinderärztliches Anliegen handeln würde. Schon die ältesten Lehrbücher der Kinderkrankheiten, wie z. B. das von *Alfred Vogel*, im Enke-Verlag 1876 herausgegeben, beinhalten in Kapiteln wie „Allgemeine Regeln für die Untersuchung der Kinder" Hinweise auf spezifische Verhaltensweisen von Kindern, wie folgender Absatz erklären möchte:

„Fangen die Kinder aber einmal an, ihre Umgebung zu kennen und zu unterscheiden, was oft schon deutlich im 3. Lebensmonat bemerkt wird, so erschreckt sie jedes fremde Gesicht, also auch das des herbeigerufenen Arztes. Diese Schüchternheit dauert bei einigen Kindern bloß bis zum 18.–24. Lebensmonat, nimmt zuweilen ab, dann wieder zu, bei andern aber besteht sie bis zum 4.–6. Jahre fort. Viel kommt hierbei auf die Verhältnisse an, unter welchen das Kind heranwächst."

Verhaltensweisen zum Aufdecken von Entwicklungsschäden wurden insbesondere auch von *von Pfaundler* herangezogen, als er im Jahre 1915 in dem Kapitel „Physiologie des Neugeborenen" in *Döderleins* Handbuch der Geburtshilfe, das klinische Bild des vielfach als psychischen Hospitalismus bezeichneten Krankheitszustandes beschrieb, für den wir heute den Begriff Deprivationssyndrom (*Hellbrügge*, 1960) verwenden.

Aus seiner klassischen Beschreibung, die für die Kinderheilkunde allerdings erst 50 Jahre später neu entdeckt werden mußte (*Hellbrügge*, 1966), seien hier aus den drei Phasen (die erst nachträglich so gekennzeichnet wurden) nur einige typische Sätze angeführt, aus denen die Änderung des Verhaltens bei langdauernder Klinikpflege der Säuglinge hervorgeht.

Erste Phase: Unruhe. „Säuglinge, die in das Spital eingeliefert werden, verhalten sich hier am Anfang so, wie es die Physiologie ihrer Entwicklungsperiode oder die Pathologie ihres betreffenden Leidens annehmen läßt . . . Treten fremde Menschen an ihr Lager und manipulieren sie an ihnen, . . . so werden sie ängstlich oder unwillig . . .

Zweite Phase: Resignation . . . Die Säuglinge werden zwar ruhiger, doch nicht aus besserem Behagen, sondern weil sie die Fruchtlosigkeit ihrer Äußerungen erkannt und angefangen haben, auf äußere Einflüsse aller Art weniger zu reagieren . . . Tritt man an das Bett heran, so wenden sich die Augen wohl noch dem Beschauer zu, doch weder mit dem latenten Lächeln des gesunden, noch mit der ängstlichen und schmerzhaft gespannten Miene des kranken Kindes, sondern mit einem indifferenten, resignierenden, wie in Ernst und Trauer erstarrten Blick . . .

Dritte Phase: Verfall. Man steht einem körperlichen Verfall gegenüber, der sich in außergewöhnlicher Blässe . . . ausdrückt. . . . Er ist nicht etwa als Zeichen eines chronischen dyspeptischen Zustandes . . . oder einer Organaffektion bestimmter Art anzusehen . . . Man erkennt ihn oft, bevor die Gewichtskurve ihn anzeigt. Von diesem Stadium an macht sich die schwerste Form des Hospitalismus bemerkbar. In dem Zustand . . . steht der Körper außerhalb aller in alter und neuer Zeit aufgestellten Gesetze für das Verhalten und seiner Funktionen; ein Gesetz behält allein seine Gültigkeit in der tiefgreifenden Deroute, das Gesetz des unaufhaltsamen Verfalls."

Verhaltensbeobachtungen – wenngleich nicht als solche charakterisiert – hat *von Pfaundler* schon vor 50 Jahren als ein Prinzip zur Kenntlichmachung sozialer Interaktionen von Mutter und Kind erkannt, um Schäden bei Anstaltskindern aufzudecken.

„Kinder, die zu Hause von sorgsamen verständigen Angehörigen gepflegt werden, erlangen eine körperliche und geistige Überlegenheit gegenüber dem Durchschnitt der Anstaltskinder." Aber: „Das Bestreben, die wahre Quelle des Übels (des Hospitalismus) noch schärfer zu fassen, steht in seinen Anfängen. Man darf jedenfalls annehmen, daß die natürlichen Empfindungen der Mutter zum Kind nicht bloß zu sorgsamer Erfüllung gewisser erteilter Pflegevorschriften, sondern auch zu bestimmten Formen des Verkehrs und damit zu wechselseitigen Anregungen führen. Nicht bei der Mutter allein, sondern auch beim Kinde wird eine Fülle von Reizen und damit von Empfindungen, weiterhin von Reaktionen vermittelt. Neben den vielfachen Bewegungsreizen dürften namentlich die psychischen Tonika von Bedeutung sein" (*von Pfaundler*, 1915).

Das Deprivationssyndrom als diagnostische Aufgabe

30 Jahre Jahre nach dieser Veröffentlichung, im Jahre 1946, beobachtete *Hellbrügge* bei der Untersuchung zur Adoption von sieben Säuglingen, die unter – wie man damals glaubte – optimalen gesundheitlichen und erblichen Bedingungen gezeugt waren und die ihre erste Kindheit in ausgesuchten Heimen verbracht hatten, ein Krankheitsbild, für das keine organischen Ursachen festzustellen waren. Dieses Krankheitsbild war damals weder im akademischen Unterricht gelehrt worden, noch war es im Rahmen der klinischen Weiterbildung zum Kinderarzt auch nur erwähnt. Es war auch nicht in den damaligen kinderärztlichen Lehrbüchern verzeichnet. Es handelte sich um das „*Deprivationssyndrom*" (*Hellbrügge*, 1966) – als deutsches Lehnwort aus dem Englischen „maternal deprivation", wie es von *von Pfaundler* 1915 unter dem Begriff des psychischen Hospitalismus beschrieben wurde.

Die im Jahre 1946 zur Adoption anstehenden Kinder waren etwa 2 1/2 Jahre alt. Sie waren in ihrer Körpermotorik deutlich zurück und hatten zum Teil gerade erst laufen gelernt. Ihre Feinmotorik wies einen solchen Rückstand auf, daß sie nicht in der Lage waren, selbständig mit dem Löffel zu essen. Diese Kinder hatten einen starren, fast leeren Gesichtsausdruck. Sie reagierten auf Annähern mit einer extremen Überängstlichkeit und mit Geschrei. Sie sprachen im Alter von 2 Jahren noch kein Wort und waren unfähig zu lächeln.

Nachdem *Spitz* das Krankheitsbild des psychischen Hospitalismus mit der „anaklitischen Depression" eingehend beschrieben hatte und *Bowlby* im Auftrag der Weltgesundheitsorganisation im Jahre 1951 sein Buch „Maternal Care and Mental Health" veröffentlichte, schien es zweckmäßig, dem Problem der Frühdiagnostik des Deprivationssyndroms systematisch nachzugehen und nach einem diagnostischen Instrumentarium zu suchen, mit dessen Hilfe nicht nur morphologische und funktionelle Entwicklungsschäden gemessen werden konnten, sondern das darüber hinaus in der Lage war, vor allem auch Rückstände in der Sozial- und Sprachentwicklung möglichst frühzeitig exakt aufzudecken.

Auf der Suche nach solchen Kriterien stieß *Hellbrügge* auf Untersuchungen der tschechischen Kinderärztin *Marie Damborska*, welche ein Schema entworfen hatte, das beim Säugling neben Rückständen der Grobmotorik und Feinmotorik auch solche der Sprache und Sozialentwicklung registrierte. In zahlreichen Gesprächen und Demonstrationen der Prinzipien dieser Entwicklungsdiagnostik konnte Frau Dr. *Damborska* in München und Luhacovice bei Säuglingen zeigen, daß bestimmte Verhaltensweisen, z. B. in der Perzeption, in bestimmten Lebensmonaten regelmäßig zu registrieren waren.

Auf der Station der Universitäts-Kinderpoliklinik München demonstrierte sie uns damals, daß z. B. die 6 Monate alten Säuglinge gleichartig reagierten, wenn ihnen ein Würfel in die Hand gegeben wurde. Sie nahmen den Würfel, wechselten ihn von einer Hand in die andere und steckten ihn schließlich in den Mund. Diese Verhaltensweisen waren uns allen damals völlig neu. Wir konnten aber bald ihren diagnostischen Wert zur Beurteilung der Entwicklung erkennen.

VI. Die „Entwicklungsphysiologischen Tabellen für das Säuglingsalter" nach Hellbrügge und Pechstein

Solche regelmäßig bei den Säuglingen zu registrierenden Verhaltensweisen führten dazu, ein neues System der Entwicklungsdiagnostik aufzustellen und dabei die wichtigsten psychomotorischen Funktionen im 1. Lebensjahr über Verhaltensweisen meßbar zu machen. So entstanden die „Entwicklungsphysiologischen Tabellen für das Säuglingsalter" von *Hellbrügge* und *Pechstein*, mit deren Hilfe die Entwicklung folgender psychomotorischer Funktionen im 1. Lebensjahr diagnostiziert werden können:
– Körperdrehung und Kriechen
– Sitzen
– Stehen und Gehen
– Greifen und Handbeherrschung
– Sinnesorgane und Spielverhalten
– Sprachäußerungen
– Sprachverständnis und
– Sozialentwicklung.

Bei der Zusammenstellung dieser Tabellen wurden für die verschiedenen Lebensmonate Verhaltensweisen gesucht und als typisch zugeordnet, wie sie in zahlreichen in der internationalen Literatur veröffentlichten Arbeiten über die psychomotorische Entwicklung des Säuglings auch in Säuglings- und Kleinkindertests enthalten waren (*Bayley* und *Pinneau, Breckenridge* und *Vincent, Brunet* und *Lézine, Bühler* und *Hetzer, Damborska* und *Koch, Frankenburg* und *Dodds, Gesell* und *Amatruda, Griffith, Peiper, Schmidt-Kolmer* etc.). Sie wurden in verschiedenen Funktionsbereichen durch Verhaltensmerkmale ergänzt, die bei chronobiologischen Studien von *Hellbrügge* (1960), *Hellbrügge, Lange, Rutenfranz* und *Stehr* (1963), *Hellbrügge* (1965), *Hellbrügge, Pechstein, Ullner* und *Reindl* (1967) sowie bei umfangreichen Untersuchungen von Säuglingen in Familien, Krippen und Heimen gewonnen wurden und deren Ergebnisse zum großen Teil später veröffentlicht worden sind (*Hellbrügge*, 1967; *Hellbrügge* und *Pechstein*, 1968; *Pechstein*, 1974; *Hellbrügge, Menara, Schamberger* und *Stünkel*, 1971).

Diese entwicklungsphysiologischen Tabellen faßten also internationale Erfahrungen aus verschiedenen Entwicklungstests zusammen und brachten sie in Zusammenhang mit eigenen Beobachtungen von Säuglingen und Kleinkindern. Sie wurden 1968 in den „Fortschritten der Medizin" veröffentlicht.

Sie werden im Folgenden im Rahmen der Darstellung der „Münchener Funktionellen Entwicklungsdiagnostik" erneut komplett publiziert, weil sie seit der Erstveröffentlichung im Jahre 1968 in der kinderärztlichen und kinderpsychologischen Praxis der Bundesrepublik eine weite Verbreitung gefunden haben. Sie haben dazu geführt, daß zahlreiche Kinderärzte und wohl auch Kinderpsychologen diese entwicklungsphysiologischen Tabellen dazu benutzten, um Entwicklungsrückstände bei Säuglingen in Heimen, in Tageskrippen, aber auch in gestörten Familien aufzudecken.

Ihre Veröffentlichung erscheint auch deswegen notwendig, damit dem Kinderarzt und dem Kinderpsychologen die Änderungen der Tabellen im Rahmen der „Münchener Funktionellen Entwicklungsdiagnostik" vor Augen geführt werden. Der Vergleich der Tabellen von *Hellbrügge* und *Pechstein* mit den Tabellen der „Münchener Funktionellen Entwicklungsdiagnostik" ergibt ohne Schwierigkeit, welche Verhaltensweisen fallengelassen wurden und bei welchen Verhaltensweisen in dem Altersaufbau neue Alterswerte ermittelt werden konnten.

Reaktive Verhaltensdiagnostik

Bei Betrachtung der Tabellen fällt auf, daß es sich nicht immer nur um spontan beobachtete Verhaltensweisen handelt, sondern daß vielfach ein reaktives Verhalten diagnostiziert wird. Es wird dabei also zur Diagnostik des Entwicklungsstandes einer bestimmten Funktion ein Verhalten registriert, welches das Kind als Antwort auf einen Reiz gibt. So ist ein Teil der Verhaltensweisen mit Aufgaben verbunden, in denen bestimmte Fähigkeiten des Kindes gemessen werden.

Man kann solche „Belastungstests" oder auch „Provokationstests" im Rahmen der ethologischen Diagnostik etwa mit Belastungstests im Rahmen der physiologischen Diagnostik, z. B. Kreislaufbelastungstests oder Zuckerbelastungstests, vergleichen. Ebenso wie bei diesen erlaubt auch das Messen einer provozierten Reaktion im Rahmen der ethologischen Diagnostik u. U. einen besseren Einblick in die Fähigkeiten und Belastbarkeit des Kindes im Rahmen einer bestimmten Funktion, als wenn die Funktion ausschließlich im Ruhezustand gemessen wird.

Unter diesen Umständen mußte den „Entwicklungsphysiologischen Tabellen" ein „Testbesteck" beigegeben werden. Es wurde versucht, es so zu normieren, daß mit seiner Hilfe von jedem Kind in einem bestimmten Alter gleiche Anforderungen verlangt werden konnten. Auf Einzelheiten dieses Testbestecks soll im Rahmen dieser Darstellung nicht mehr eingegangen werden. Hierzu sei auf die Veröffentlichung von *Hellbrügge* und *Pechstein* aus dem Jahre 1968 hingewiesen.

Einen Einblick in das Konzept dieses Systems einer ethologischen Entwicklungsdiagnostik durch Registrieren bestimmter Verhaltensweisen in einzelnen Lebensmonaten erlauben die nachstehend aufgeführten Tabellen. Diese Tabellen sind so konstruiert, daß sie von unten nach oben gelesen werden. Es wurde also das Verhalten beim Neugeborenen als unterster Wert, das Verhalten des 12 Monate alten Säuglings als oberster Wert angeordnet.

Diese Anordnung erwies sich für einen diagnostischen Überblick insofern als zweckmäßig, als die in verschiedenen Lebensmonaten beim einzelnen Kind gefundenen Werte ohne weiteres in ein Diagramm übertragen werden konnten, das auf Anhieb den Rückstand einer oder mehrerer Funktionen sichtbar macht. Die Vorteile dieses Verfahrens sind so groß, daß sie entsprechend auch bei der „Münchener Funktionellen Entwicklungsdiagnostik" angewandt wurden.

Die im folgenden abgedruckten entwicklungsphysiologischen Tabellen für das Säuglingsalter nach Hellbrügge und Pechstein dienen also in erster Linie zum Vergleich und müssen für die „Münchener Funktionelle Entwicklungsdiagnostik" als z. T. überholt angesehen werden.

Entwicklungsphysiologische Tabellen für das Säuglingsalter nach Hellbrügge und Pechstein

Tabelle 11. Entwicklung der Körperdrehung und des Kriechens.

Alter	
Ende 12. Monat	Gleichgewicht bei „Antippen" im „Kniestand" (im Knien mit aufrechtem Körper).
Ende 11. Monat	Kriecht viel auf Händen und Knien.
Ende 10. Monat	Kriecht „auf allen Vieren" – auf Händen und Knien – vor- und rückwärts. Schaukelt auf allen Vieren.
Ende 9. Monat	Kriecht („robbt") auf dem Bauch vorwärts und um die eigene Achse.
Ende 8. Monat	Kriecht („robbt") auf dem Bauch rückwärts. Gelangt aus Bauchlage über Hüftbeugung und Rumpfdrehung zum Sitzen.
Ende 7. Monat	Dreht sich mit dem ganzen Rumpf nach beiden Seiten. Bei seitlichem Anheben des Rumpfes „Kriechreaktion" („Amphibienreaktion"): Beugung des Beines.
Ende 6. Monat	Zum Abstützen in Bauchlage nur noch 1 Hand nötig, kann andere Hand in Richtung auf das Spielzeug heben. Dreht sich aktiv aus Rücken- in Bauchlage. Gleichgewicht in Bauchlage bei seitlichem Anheben der Unterlage.
Ende 5. Monat	Abstützen in Bauchlage nur noch auf den Handflächen. Dreht sich aktiv von Seite zu Seite und aus der Bauch in die Rückenlage.
Ende 4. Monat	Bauchlage bereits unstabil, hebt Kopf und Brustkorb ständig, „schwimmt". Rollt aus Bauchlage passiv in Rückenlage.
Ende 3. Monat	Hält Kopf wenigstens 1 Minute hoch, Gesicht senkrecht zur Unterlage, Rücken konkav gebogen, Hüften gestreckt. Abstützen auf beiden Vorderarmen. Rollt passiv von der Seite zum Rücken.
Ende 2. Monat	Hebt den Kopf und hält ihn kurz – meist in der Mitte und in 5 cm Höhe – über der Unterlage.
Ende 1. Monat	Hebt Kopf für einen Augenblick. Körper noch überwiegend in Beugehaltung.
Neugeborenes	Kann Kopf nicht heben, schaut seitwärts; streckt Gesäß nach oben, Knie unter dem Bauch, Kriechbewegungen der unteren Extremitäten.

Tabelle 12. Entwicklung des Sitzens.

Alter	
Ende 12. Monat	Entsprechend dem Ende des 11. Monats.
Ende 11. Monat	Weitere Stabilisierung des Sitzens. Gleichgewicht im Langsitz bei Anheben eines Beines durch den Untersucher.
Ende 10. Monat	Sitzt auf Unterlage mit geradem Rücken und gestreckten Beinen („Langsitz"). Sitzt gut im Stuhl.
Ende 9. Monat	Sitzt längere Zeit mit gutem Gleichgewicht, vermag vom Sitzen in die Bauchlage zu kommen. Dreht sich mit dem Gesäß um die eigene Achse, Abstützen auch nach hinten.
Ende 8. Monat	Zieht sich selbst auf. Beginnendes Gleichgewicht im Sitzen, balanciert noch, sitzt aber kurze Zeit frei ohne Halt. Abstützen nach vorn und auch seitwärts.
Ende 7. Monat	Kann sich selbst an den angebotenen Fingern zum Sitzen hochziehen. Sitzt unsicher, balanciert stark, mit Abstützen nach vorn. Rücken weniger gekrümmt.
Ende 6. Monat	Spielt in Rückenlage – mit angehobenem Kopf – mit seinen Füßen. Hält sich beim Heranziehen zum Sitzen von selbst an den angebotenen Fingern fest und versucht, sich zum Sitzen hochzuziehen. Sitzt mit wenig Hilfe, beginnendes Abstützen nach vorn.
Ende 5. Monat	Beim Heranziehen zum Sitzen zieht das Kind zunächst den Kopf zwischen die Schultern und hebt ihn an, dabei Anheben der gestreckten Beine. Gute Kopfkontrolle auch bei nach vorn und hinten bewegtem Rumpf.
Ende 4. Monat	Beim Heranziehen zum Sitzen wird der Kopf in Verlängerung der Wirbelsäule mitgenommen, dabei aktives Anheben der gebeugten Beine. Mäßige Kopfkontrolle im Sitzen auch bei seitwärts bewegtem Rumpf. Sitzt mit rundem Rücken, aber gestrecktem Hals.
Ende 3. Monat	Beim Heranziehen zum Sitzen wird Kopf leicht mitgenommen. Beim Sitzen mit genau aufrecht gehaltenem Rumpf Kopfkontrolle über wenigstens $1/2$ Minute, runder Rücken.
Ende 2. Monat	Strampelt heftig, symmetrisch-alternierend. Beim Sitzen mit gehaltenen Armen wird der Kopf eben aufrecht gehalten, jedoch unsicher, fällt rasch nach vorn, runder Rücken.
Ende 1. Monat	Wie beim Neugeborenen, aber weniger schlaff.
Neugeborenes	Bei langsamem Heranziehen zum Sitzen (Anfassen an den Vorderarmen) sinkt Kopf rückwärts. Im Sitzen fällt Kopf anschließend schlaff vorwärts. Runder Rücken.

Tabelle 13. Entwicklung des Stehens und Gehens.

Alter	
Ende 12. Monat	Geht vorwärts an einer Hand. Erste selbständige Schritte.
Ende 11. Monat	Geht seitwärts am Gitter des Laufstalls und an Möbeln herum. Geht vorwärts, wenn ihm beide Hände gereicht werden.
Ende 10. Monat	Zieht sich an Möbeln (Laufstall) zum Stehen hoch. Steht, wenn es sich festhalten kann. Macht Schrittbewegungen am Ort und nach der Seite.
Ende 9. Monat	Stellt sich selbst auf, wenn es an den Händen gehalten wird. Übernimmt sein ganzes Gewicht. Steht mit flachen Sohlen, hebt ein Bein aktiv.
Ende 8. Monat	Versucht vergeblich, sich selbst zum Stehen heraufzuziehen. Steht aber, wenn es mit den Händen gehalten wird.
Ende 7. Monat	Zum Stehen heraufgezogen, steht das Kind für einen Augenblick nur an den Händen gehalten.
Ende 6. Monat	Streckt die Beine in Hüften und Knien und „tanzt" auf den Zehenspitzen.
Ende 5. Monat	Übernimmt mit wippenden Füßen für einen Augenblick fast sein ganzes Gewicht.
Ende 4. Monat	Stützt sich auf die Zehenspitzen, stemmt sich leicht ein.
Ende 3. Monat	Stützt sich mit den in Knien und Hüften gebeugten Beinen auf die Unterlage, ein Bein automatisch aufgehoben.
Ende 2. Monat	Hält Kopf einen Augenblick, balanciert aber stark. Verschwinden der Primitivreflexe (*Galant*-Reflex, Schreit-Automatismus).
Ende 1. Monat	Wie beim Neugeborenen.
Neugeborenes	Kann Kopf nicht halten. „Primäres Stehen" (automat. Stützreaktion). Automatische Schreitbewegungen. Schrittbewegung bei Tibia-Reiz durch Tischkante.

(Seitlich, vertikal: Beim Halten unter den Achselhöhlen in aufrechter Körperstellung.)

Tabelle 14. Entwicklung des Greifens und der Handbeherrschung.

Ende 12. Monat		Bei Ergreifen des Würfels ist das Handöffnen der Größe des Objektes angepaßt. Greift mit einer Hand nach 2 Würfeln, kann mit 2 Händen 3 Würfel gleichzeitig nehmen. Reicht Spielzeug dem Erwachsenen und läßt los.
Ende 11. Monat		Ergreift „Knopf" jetzt mit gebeugtem Daumen und Zeigefinger (vollendete Daumen-Zeigefinger-Opposition).
Ende 10. Monat		Reicht Spielzeug (Puppe, Würfel) dem Erwachsenen, kann es aber (neben Festhalten und Hinreichen) nicht loslassen.
Ende 9. Monat	Beim Sitzen an einem Tisch	Berührt mit dem Zeigefinger Details an seinem Spielzeug (Puppe). Versucht beim Trinken aus der Tasse mit beiden Händen zuzugreifen. Nimmt sich einen „Hut" (Tuch, Gummiwurfring) vom Kopf.
Ende 8. Monat		Ergreift „Knopf" (8 mm Durchmesser) zwischen gestrecktem Daumen und Zeigefinger (beginnende Daumen-Zeigefinger-Opposition). Läutet die Glocke. Erstes Erproben des willkürlichen Loslassens von Gegenständen.
Ende 7. Monat		Greift mit beiden Händen nach je 1 Würfel. Wechselt Würfel bzw. Rassel zwischen beiden Händen aus. Dreht Spielzeug zwischen den Händen.
Ende 6. Monat		Beim Hinhalten von 2 Würfeln greift es nur nach einem, der 2. Würfel wird aber gehalten, wenn er in die Hand gegeben wird. Falls es nach dem 2. Würfel greift, wird der erste fallengelassen. Palmares Betasten von Oberflächen.
Ende 5. Monat		Führt die Hand sicher zur Rassel und ergreift sie, noch ohne Bevorzugung einer Seite („bilaterale Handaktivität"). „Palmares Greifen" mit der ganzen Handfläche und gestrecktem Daumen.
Ende 4. Monat		Kommt mit der Hand unsicher der Rassel näher und berührt sie. Spielt mit den Fingern.
Ende 3. Monat	In Rückenlage	Hebt Hände über den Kopf, betrachtet sie. Hände meist offen. Übergang zu aktivem Greifen, bewegt die in die Hand gegebene Rassel.
Ende 2. Monat		Hält Rassel kurze Zeit fest (Rückbildung des Hand-Greifreflexes). Hände häufiger offen.
Ende 1. Monat		Führt Hand – unwillkürlich – zum Mund. Widerstand gegen Öffnen der Faust stärker auf der Kleinfingerseite.
Neugeborenes		Reflektorisches Erfassen der Rassel (Hand-Greifreflex). Hände überwiegend geschlossen.

Tabelle 15. Entwicklung der Sinnesorgane und des Spielverhaltens.

Alter	
Ende 12. Monat	Steckt „Knopf" in die Öffnung der „Flasche" und versucht, ihn hineinfallen zu lassen. Versucht 2 Würfel aufeinanderzustellen, legt Würfel in den Plastikbehälter und holt ihn wieder heraus. Ist interessiert an Autos.
Ende 11. Monat	Findet Spielzeug (Würfel) unter einer Tasse oder im zugedeckten Plastikkubus. Versucht Würfel aus dem Kubus zu nehmen. Wirft Spielzeug absichtlich häufig vom Tisch. Zieht Auto an Schnur zu sich heran (beginnender Werkzeuggebrauch).
Ende 10. Monat	Schiebt Würfel zum Rande des Tisches und erprobt das Hinunterwerfen. Hebt den Deckel des Plastikbehälters ab, wenn Erwachsener es vormacht. Schaukelt Ring an der Schnur.
Ende 9. Monat	Schlägt 2 Würfel aneinander. Holt Würfel aus dem offenen Plastikbehälter heraus und steckt ihn wieder hinein, ohne loszulassen.
Ende 8. Monat	Lauscht einer Unterhaltung. Schiebt mit dem Würfel in der Hand einen anderen Würfel auf dem Tisch herum. Läßt ihn fallen und nimmt ihn wieder hoch.
Ende 7. Monat	Schlägt mit dem Würfel auf den Tisch, steckt ihn in den Mund, dreht ihn mit der Hand und betrachtet ihn. Blickt nach hinuntergefallenem Spielzeug.
Ende 6. Monat	Lokalisiert einen Ton (im Sitzen) mit Sicherheit durch Kopf- und Blickwendung (Glocke oder Papierrascheln außerhalb des Gesichtskreises).
Ende 5. Monat	Das Spielzeug (Rassel) wird in den Mund gesteckt und von einer Hand in die andere gegeben. Gurrt oder hört auf zu weinen, wenn es Musik hört.
Ende 4. Monat	Befaßt sich mit dem Spielzeug, das in Greifnähe über ihm hängt (Ring an der Schnur), berührt es und setzt es in Bewegung. Besichtigt das Spielzeug in der Hand. Sucht nach einer Schallquelle durch Kopfdrehung.
Ende 3. Monat	Folgt mit dem Blick einem Ring, der im Kreis bewegt wird. Sucht mit den Augen nach dem Ort der Entstehung eines Tones (Glocke).
Ende 2. Monat	Blick fixiert Lichtquelle oder Beißring und verfolgt sie seitwärts bis zu je 90° (Gesamtblickwinkel 180°), evtl. auch schon vertikal. Lauscht einer Glocke.
Ende 1. Monat	Ein in Blickrichtung gehaltener und bewegter Beißring bzw. Lichtquelle wird wahrgenommen und vom Kind seitwärts bis zu je 45° mit den Augen verfolgt.
Neugeborenes	Reagiert mit Unwillen auf extreme Licht- und Geräuscheinwirkungen (mit Stirnrunzeln, Schreien oder *Moro*).

(Linke Spalte, von oben: "Beim Sitzen an einem Tisch" — "In Rückenlage")

Tabelle 16. Entwicklung der Sprachäußerungen.

Alter	
Ende 12. Monat	Wenn allein: Silbenmonologe. Spricht wenigstens 2 (meist 5–10) sinnvolle Worte in Kindersprache. Reagiert mit seiner Stimme auf Musik.
Ende 11. Monat	Kurze geplapperte (Silben-)„Sätze". Schüttelt den Kopf für „nein". Spricht erstes sinnvolles Wort.
Ende 10. Monat	„Lallmonologe". Sagt „Mama" und „Papa", ohne sichere Differenzierung. Ahmt Laute nach, wenn vom Erwachsenen dazu angeregt.
Ende 9. Monat	Plappert 8 verschiedene Silben, z. T. in Kettenaufreihung mit Betonung der Zungenspitzentätigkeit.
Ende 8. Monat	Deutliche Silbenverdopplung „ma-ma", „pa-pa", „ta-ta". Ahmt Schall damit nach.
Ende 7. Monat	Lallt Silben („la", „wa", „ta", „ba", „ka") vor sich hin, „singt". Macht sich durch bestimmte Silben-Ruflaute bemerkbar.
Ende 6. Monat	„Gurrt", „juchzt" und „lallt", Anstrengungslaute bei bestimmten Bewegungen.
Ende 5. Monat	Plaudert, vor allem wenn allein, mit deutlicher Silbendifferenzierung. „Gurrt" und „juchzt" (lustiges Schreien).
Ende 4. Monat	„Gurrt" und „quietscht" auch ohne Ansprechen. Freude an spontaner Lautbildung, mit Lautwiederholung. Lacht laut bei Ansprechen.
Ende 3. Monat	Kann 3 unterscheidbare Laute von sich geben. Differenzierung verschiedener Arten von Schreien (Hunger, Schmerz).
Ende 2. Monat	Spontane Lautbildung wird kräftiger. Häufiger Lautäußerungen, die kein Schreien mehr sind: „Plaudern".
Ende 1. Monat	Schreien vor der Mahlzeit. Manchmal schwache Kehllaute wie „ach", „ech", „uch".
Neugeborenes	Schreit bei unangenehmen Wahrnehmungen.

Tabelle 17. Entwicklung des Sprachverständnisses.

Alter	
Ende 12. Monat	Auf die Aufforderung: „Bring mir den Ball" – bzw. die „Puppe" oder andere bekannte Gegenstände – sucht, findet und holt es ihn.
Ende 11. Monat	Macht bei Aufforderung spontan „Winke-winke". Versteht Verbote: „nein-nein".
Ende 10. Monat	Reagiert auf seinen Namen und auf die Aufforderung „gib mir". Ahmt „Winke-winke" nach.
Ende 9. Monat	Macht nach vorangegangener Belehrung auf Aufforderung „patsch-patsch". Lauscht einer Uhr (Stoppuhr usw.) am Ohr.
Ende 8. Monat	Sucht durch Kopfdrehung bestimmte bereits bekannte Gegenstände bzw. Personen.
Ende 7. Monat	Sucht auf dem Arm der mütterlichen Person mit den Augen Gegenstände oder Personen, die die Mutter zuvor 3mal benannt hat (Kukkuck, Papa usw.) – schwer prüfbar –.
Ende 6. Monat	
Ende 5. Monat	
Ende 4. Monat	
Ende 3. Monat	
Ende 2. Monat	
Ende 1. Monat	Erst im 2. Lebenshalbjahr prüfbar. Beachte aber: Sprachverständnis geht Sprachfähigkeit um Wochen voraus (Mienen- und Gestenverständnis s. unter Sozialentwicklung).
Neugeborenes	

Tabelle 18. Sozialentwicklung.

Alter	
Ende 12. Monat	Versteht das „Hasche-Spiel". Ist fasziniert vom Spiegelbild, lächelt, spielt damit. Trinkt – nach Übung – selbständig aus der Tasse. Erste Versuche, selbständig mit dem Löffel zu essen.
Ende 11. Monat	Unterbricht für einen Augenblick – solange der Erwachsene hinschaut – die Tätigkeit, für welche es gescholten wird („du-du", „nein-nein"). Hilft aktiv beim Trinken aus der Tasse. Ißt Zwieback allein.
Ende 10. Monat	Beginnt Lob zu verstehen. Wiederholt diejenige Aktivität, für die es gelobt wurde und über die gelacht wurde.
Ende 9. Monat	Versteht Versteckspiel hinter Möbeln. Ist verärgert, wenn ihm Spielzeug weggenommen wird. Lacht beim Erscheinen des vertrauten Erwachsenen.
Ende 8. Monat	„Fremdelt" fremden Erwachsenen gegenüber deutlich. Beginnt, vertraute Erwachsene nachzuahmen (Schnalzen, Singen). Beobachtet den Erwachsenen beim Schreiben. Blickt auf Spiegelbild ohne Kontakt.
Ende 7. Monat	Versteht „Eia-Spiel" (schmiegt Gesicht an Wange der vertrauten Person). Versteht Versteckspiel mit einem Tuch.
Ende 6. Monat	Benimmt sich gegenüber Bekannten und Unbekannten unterschiedlich. Aktive Kontaktsuche durch „Gurren". Streckt Ärmchen aus, um hochgenommen zu werden.
Ende 5. Monat	Differenziert liebenswürdigen und strengen Ton von Sprache und Mimik. Beginnende Kontaktsuche. Hört auf zu weinen, wenn man mit ihm spricht. Wendet sich sprechenden oder singenden Personen zu.
Ende 4. Monat	Lacht laut, wenn es der Erwachsene neckt. Freundlich auch zu Fremden. Gibt Widerstand, wenn ihm Spielzeug freundlich weggenommen wird. Freut sich, wenn mit ihm gespielt wird.
Ende 3. Monat	Folgt sich bewegenden Personen mit den Augen. „Soziales Lächeln", d. h. auch ein fremdes, bewegtes Gesicht löst ein freudiges Lächeln aus.
Ende 2. Monat	Beim Ansprechen durch die Mutter reagiert es durch Fixieren des Blickes, flüchtiges Lächeln und lebhafte Bewegung.
Ende 1. Monat	Beim Erblicken eines Gesichts hält es einen Augenblick inne und bewegt sich nicht. Läßt sich beruhigen, wenn es aufgenommen wird. Läßt sich durch eine Stimme beruhigen.
Neugeborenes	Hautkontakt: Durch Streicheln oder Stillen zu beruhigen.

VII. Grundlagen und Aufbau der „Münchener Funktionellen Entwicklungsdiagnostik"

Obwohl in die im Vorstehenden beschriebenen „Entwicklungsphysiologischen Tabellen für das Säuglingsalter" nach *Hellbrügge* und *Pechstein* praktisch die gesamten internationalen Erfahrungen bezüglich einer Frühdiagnostik psychomotorischer Funktionsbereiche im Säuglingsalter eingingen, schien eine Neubearbeitung notwendig. Die entwicklungsphysiologischen Tabellen und die darauf aufbauende Frühdiagnostik mehrfach- und verschiedenartig behinderter Kinder *hatte* nämlich in München *zu einem neuen sozialpädiatrischen Konzept der Behindertenhilfe* geführt, das letztlich Anlaß war, auch eine neue Institution, das „Kinderzentrum München" als sozialpädiatrische Klinik zu gründen (*Hellbrügge*, 1968, 1973).

Die zur Verfügung stehenden psychologischen Tests schienen für dieses sozialpädiatrische Konzept nicht nur aus diagnostischen Gründen, sondern vor allem als Grundlage für eine differenzierte frühe Entwicklungstherapie nicht ausreichend (*Hellbrügge*, 1971; *Schamberger*, 1978). *Eine Neubearbeitung schien auch aus testtheoretischen und methodischen Gründen erforderlich.*

Das Ergebnis dieser Bemühungen, über das in den folgenden Kapiteln näher berichtet wird, führte schließlich dazu, das in den entwicklungsphysiologischen Tabellen für das Säuglingsalter dargelegte Konzept so auszubauen, daß daraus ein System der Frühdiagnostik entstand, dem wir den Namen „Münchener Funktionelle Entwicklungsdiagnostik" gegeben haben. Dieses System ist das Ergebnis einer permanenten Zusammenarbeit von Kinderärzten und Kinderpsychologen im Kinderzentrum München, welchem nicht nur Erfahrung an gesunden Säuglingen und Kleinkindern, sondern – was für die Beurteilung der verschiedenen Kriterien und zur Beurteilung der „Normalität" in medizinischem bzw. kinderärztlichem Sinne wohl noch wichtiger ist – auch die Erfahrungen an Tausenden verschiedenartig behinderter und entwicklungsgestörter Säuglinge zugrunde liegen.

Neubearbeitung auf der Basis einer Längsschnittstudie

Als Grundlage für die Verbesserung bzw. Revision der entwicklungsphysiologischen Tabellen bot sich eine *Längsschnittstudie* an, die im Jahre 1970 von *Hellbrügge* angelegt und seit 1971 als „Münchener Pädiatrische Längsschnittstudie" (*Hellbrügge* und *Lajosi*, 1974; *Lajosi* und Mitarbeiter, 1978) zur „Früherkennung hirnorganischer Schäden mittels Vorsorgeuntersuchungen durch den praktischen Arzt" durchgeführt wird.

Längsschnittstudien haben für die Gewinnung von Daten über die Entwicklung des Kindes eine weit größere Bedeutung als Querschnittsuntersuchungen. Der Hauptvorteil einer Längsschnittuntersuchung liegt u. a. darin, daß mit ihrer Hilfe zuverlässiger auf die Wachstumsgeschwindigkeit und deren Streuung geschlossen werden kann. Die Streuung z. B. der Wachstumsgeschwindigkeit ist – worauf *Lenz* 1971 aufmerksam gemacht hat – an Querschnittsdaten überhaupt nicht zu erkennen. Daten und Erkenntnisse aus Längsschnittsstudien sind deswegen denen aus Querschnittsstudien weit überlegen.

Die Münchener Pädiatrische Längsschnittstudie umfaßt ein System eingehender pädiatrischer, neurologischer, motoskopischer, kinesiologischer und kinderpsychologischer Untersuchungsverfahren, welche neben der Motorik auch die Perzeption, die Sprache und die Sozialentwicklung des Kindes einbeziehen. Hinzu kommen eingehende psychosoziale Anamnesen und Entwicklungsanamnesen.

Jede Einzeluntersuchung umfaßt zwischen 250 und 600 Merkmale, die sich auf ethologische und morphologische Kriterien beziehen. Die einzelnen Merkmale sind standardisiert und werden mit Hilfe eines Großrechners statistisch ausgewertet.[1])

Die Untersuchungen betreffen 1660 Münchener Kinder, die in der Zeit von 1971 bis 1974 in zwei Münchener Frauenkliniken geboren wurden. Die Kinder wurden in der Neugeborenenperiode zwischen dem 3. und 7. Lebenstag, außerdem im Alter von 6 und 12 Monaten, ferner mit 2, 3, 4 und 5 Jahren jeweils einer eingehenden Nachuntersuchung unterzogen. In die Studie wurden Kinder aufgenommen, deren Mütter sich bei der Geburt bereiterklärten, ihr Kind in den genannten Abständen vorzustellen. Es war unser Bestreben, Kinder aus einem möglichst repräsentativen Querschnitt der Bevölkerung zu untersuchen. Es stellte sich jedoch heraus, daß dieses Vorhaben in dieser Längsschnittstudie nicht voll durchgehalten werden konnte. Es war nämlich praktisch unmöglich, genügend Frauen aus der sozialen Unterschicht

---

1) Das Institut für Soziale Pädiatrie und Jugendmedizin der Universität München führt diese Längsschnittstudie als klinischer Partner des Instituts für Medizinische Datenverarbeitung der Gesellschaft für Strahlen- und Umweltforschung durch.

für eine sich über Jahre erstreckende Untersuchungsreihe zu gewinnen. Die in dieser Studie ermittelten Daten spiegeln also in erster Linie das Verhalten von Kindern der sozialen Mittelschicht wider.

Revision der ethologischen Merkmale

Bei der Neubearbeitung der entwicklungsphysiologischen Tabellen für die „Münchener Funktionelle Entwicklungsdiagnostik" wurden aus dem Untersuchungsgut 85 Säuglinge und Kleinkinder ausgewählt, die im Rahmen eingehender Untersuchungen als somatisch und psychisch unauffällig befunden worden waren. Detaillierte Entwicklungsschritte, die in den Zeiträumen zwischen den einzelnen Untersuchungen erfolgten, wurden von den gut instruierten Eltern in illustrierten Beobachtungsheften mit Hilfe von standardisierten Fragen genau festgehalten. Die von den Eltern erhobenen Entwicklungsdaten ihrer Kinder wurden bei den Untersuchungen mit dem ärztlichen Befund verglichen. Trotz der bekannten Fehlerquellen hinsichtlich der Objektivität der elterlichen Angaben fanden wir eine erstaunlich gute Übereinstimmung mit den Ergebnissen der ärztlichen Entwicklungsdiagnostik (*Lajosi*, 1973, 1974).

Bei der Definition der Verhaltensweisen in den verschiedenen Funktionsbereichen wurde ausdrücklich vermieden, Begriffe zu verwenden, die mehrere Bedeutungen haben. Schließlich haben wir versucht, in jedem Lebensmonat für jeden Funktionsbereich nur **ein** ganz bestimmtes Verhalten anzugeben, um die Verhaltensdiagnostik nicht zu komplizieren. Ferner haben wir unterlassen, Begriffe und Formulierungen anzuwenden, die nicht allgemein verständlich sind. Schließlich haben wir versucht, jeden Funktionsbereich nur auf einen einzigen Inhalt zu beschränken.

Soweit wie möglich versuchten wir, die Entwicklungsschritte in monatlichen Altersstufen festzuhalten. In manchen Monaten mußten wir mehrere Verhaltensweisen angeben, um den Entwicklungsschritt in einer bestimmten Funktion in seiner Komplexität darstellen zu können. In den einzelnen Funktionsbereichen zeigte sich in bestimmten Entwicklungsabschnitten, daß der Fortgang bis zum nächsten deutlich unterscheidbaren Entwicklungsschritt nicht in monatlichen Etappen zu definieren war, sondern offensichtlich länger als einen Monat in Anspruch nahm. In diesen Fällen unterließen wir es, einen monatlichen Entwicklungsschritt zu definieren.

Ebenso wie die entwicklungsphysiologischen Tabellen nach *Hellbrügge* und *Pechstein* geht auch die „Münchener Funktionelle Entwicklungsdiagnostik" von der Annahme aus, daß die jeweils höhere Entwicklungsstufe auf der vorangegangenen aufbaut. Dieses Konzept beinhaltet darüber hinaus die Vorstellung, daß die Entwicklung durch Aufgliederung des Entwicklungsablaufs in abgegrenzten repräsentativen Verhaltenseinheiten meßbar ist. Dabei muß man sich im klaren darüber sein, daß jede Entwicklung ein kontinuierliches Geschehen ist, dessen Unterteilung z. B. zu diagnostischen Zwecken immer etwas Willkürliches darstellt.

Letztlich ist nämlich eine definierbare Verhaltensweise lediglich eine Momentaufnahme im Entwicklungsgesehen. Selbst wenn – wie z. B. in einem Film – mehrere Momentaufnahmen aneinandergereiht werden, geben sie nicht die Fülle eines komplexen Geschehens wieder; auch dann nicht, wenn versucht wird, die Momentaufnahme so scharf wie möglich zu fixieren. Diese grundsätzliche Schwierigkeit haftet jeglicher Entwicklungsdiagnostik an, wenn versucht wird, eine dynamische Abfolge in statischen Zuständen zu beschreiben.

Orientierungsdaten der „Münchener Funktionellen Entwicklungsdiagnostik"

Bei der Neubearbeitung der entwicklungsphysiologischen Tabellen für das Säuglingsalter nach *Hellbrügge* und *Pechstein* zur „Münchener Funktionellen Entwicklungsdiagnostik" machten wir uns die sozialpädiatrischen Erfahrungen des Kinderzentrums München zunutze. Danach dient jede Entwicklungsdiagnostik – auch die Entwicklungsdiagnostik psychomotorischer Funktionen – in erster Linie dazu, Rückstände in der Entwicklung aufzudecken bzw. den Verdacht auf das Vorliegen eines Entwicklungsrückstands zu erhärten.

Kinder, die in verschiedenen psychomotorischen Funktionen in ihrer Entwicklung gegenüber den Durchschnittswerten ihrer Altersstufe voraus sind, sind vom sozialpädiatrischen und vom klinisch-psychologischen Standpunkt aus, d. h. im Hinblick auf die Therapiebedürftigkeit, uninteressant. Aus ärztlicher und klinisch-psychologischer Sicht kommt es nämlich weniger darauf an, Eltern zu bestätigen, daß ihr Kind gut entwickelt ist, als vielmehr jene Kinder früh aufzufinden, die in ihrer Entwicklung zurückgeblieben sind und deswegen einer entsprechenden Therapie bedürfen.

Deshalb wurde in der „Münchener Funktionellen Entwicklungsdiagnostik" für das 1. Lebensjahr nicht wie üblich ein Mittelwert bzw. ein Durchschnittsverhalten als Norm angesetzt. Vielmehr gingen wir von einem Mindestverhalten (Mindestnorm) aus. Die einzelnen Verhaltensweisen wurden jeweils dem Lebensmonat zugeordnet, in dem 90% der von uns untersuchten Kinder diese erfüllt hatten. Die so ermittelten Zuordnungen von typischen Verhaltensweisen zu einem bestimmten chronologischen Alter ergaben unsere Orientierungsdaten.

Unter dem Mindestverhalten verstehen wir also jenes Verhalten, das von 90% der untersuchten Kinder in einem entsprechenden Lebensmonat oder einer entsprechenden Altersstufe erbracht wurde. Dieses Verfahren hat den Vorteil, daß alle Kinder, deren Verhalten dem von 90% unserer Stichprobe entspricht, als unauffällig beurteilt werden. Nur die verbleibenden 10% der Kinder werden als auffällig, als „Grenzfälle" bzw. als anormal angesehen. Zum Beispiel ist ein Krabbelalter von 4 Monaten dasjenige Verhalten eines Kindes, das von 90% der Säuglinge im Alter von 4 Monaten beherrscht wird. Im chronologischen Alter von 6 Monaten bedeutet ein Krabbelalter von 4 Monaten bereits einen Entwicklungsrückstand. Im chronologischen Alter von 3 Monaten ist ein Krabbelalter von 4 oder 5 Monaten als normal zu bezeichnen.

Funktionsbereiche und Entwicklungsalter

Die Entwicklung des Kindes erweist sich bereits im Säuglingsalter als so differenziert und von zahlreichen Aspekten her betrachtbar, daß sich eine globale Beurteilung als wenig sinnvoll, ja häufig als unmöglich herausstellt. Um wenigstens annähernd die Entwicklung in den Griff zu bekommen, sind sich so gut wie alle Entwicklungsforscher darin einig, einzelne wesentlich erscheinende Funktionsbereiche aus dem Entwicklungsgesamt herauszuschälen, sie zu charakterisieren und in ihrem Verlauf zu beschreiben. Die meisten Autoren gliedern die kindliche Entwicklung in ihrem diagnostischen Verfahren in nur wenige Funktionsbereiche (z. B. *Bayley* in motorische und mentale Entwicklung).

Der „Münchener Funktionellen Entwicklungsdiagnostik" wurde ebenso wie den entwicklungsphysiologischen Tabellen in Anlehnung an ein Schema von *Damborska* eine differenziertere Gliederung zugrunde gelegt, welche folgende acht Funktionsbereiche umfaßt:

Krabbeln, Sitzen, Laufen, Greifen, Perzeption, Sprechen, Sprachverständnis und Sozialverhalten. Wir sind uns darüber im klaren, daß selbst eine so breite Differenzierung noch keineswegs die Entwicklung insgesamt zu beurteilen vermag. Dies gilt insbesondere für die sehr komplexen Funktionsbereiche der Perzeption, der Sprache und des Sozialverhaltens.

Über 10 Jahre lange Erfahrungen in der Entwicklungsdiagnostik und Entwicklungstherapie junger Säuglinge haben uns aber gezeigt, daß die Berücksichtigung dieser acht Funktionsbereiche im Rahmen der entwicklungsphysiologischen Tabellen und davon ableitend der „Münchener Funktionellen Entwicklungsdiagnostik" durchaus praktischen Bedürfnissen gerecht wird.

Die Beurteilung der Entwicklung einzelner Funktionsbereiche eines Kindes erfordert einen Maßstab, mit dessen Hilfe das individuell beobachtete Verhalten mit dem Verhalten einer größeren Population verglichen werden kann. Als Maßstab wird in der Regel das Verhalten einer repräsentativen Stichprobe herangezogen. Hierfür dienten uns, wie im Vorangegangenen beschrieben, die Orientierungsdaten aus der Münchener Pädiatrischen Längsschnittstudie. Zur Definition dieses Maßstabs wurde die traditionelle Berechnung nach Entwicklungsalter herangezogen. Dabei wurden für jeden Funktionsbereich eigene Begriffe eingeführt (*Hellbrügge*, 1971):

Krabbelalter	— als Maß der Entwicklung des Kriechens und Krabbelns
Sitzalter	— als Maß der Entwicklung des Sitzens
Laufalter	— als Maß der Entwicklung des Stehens und Laufens
Greifalter	— als Maß der Entwicklung des Greifens
Perzeptionsalter	— als Maß der Entwicklung der Wahrnehmung und des Auffassungsvermögens
Sprechalter	— als Maß der Entwicklung der Lautäußerungen und des Sprechens
Sprachverständnisalter	— als Maß der Entwicklung des Sprachverständnisses
Sozialalter	— als Maß der Entwicklung des sozialen Verhaltens.

Diese Begriffe lehnen sich an traditionelle pädiatrische und kinderpsychologische Bezeichnungen an. So wird zur Beurteilung der körperlichen Entwicklung des Kindes beispielsweise das Knochenkernwachstum herangezogen und mit den durchschnittlichen Maßen von Kindern gleicher Größe und gleichen Alters verglichen. Das Ergebnis dieses Vergleichs wird international mit dem Begriff „Skelettalter" belegt. Entsprechend werden auch Begriffe wie Längenalter, Gewichtsalter oder Zahnalter gebraucht. Für die Beurteilung der geistigen Entwicklung wird seit *Binet* der Begriff Intelligenz- bzw. Entwicklungsalter verwendet. Das Ergebnis der Beurteilung wird in Entwicklungsmonaten oder Entwicklungsjahren ausgedrückt.

Im Säuglings- und Kleinkindalter scheint uns allerdings ein globales Maß, wie es das bisher gebräuchliche Entwicklungsalter darstellt, nicht angemessen zu sein. *Bei der „Münchener Funktionellen Entwicklungsdiagnostik" haben wir es bewußt unterlassen, ein Gesamtentwicklungsalter oder einen Entwicklungsquotienten (EQ) zu berechnen.* Ein Gesamtentwicklungsquotient würde beispielsweise nichts darüber aussagen, ob ein Kind in seiner gesamten funktionellen Entwicklung eine Retardierung aufweist oder nur in einem einzelnen

Funktionsbereich. Das Problem eines Entwicklungsquotienten wird deutlich, wenn man sich vergegenwärtigt, daß die Entwicklung so verschiedener psychomotorischer Funktionen wie Krabbeln, Laufen, Sprechen oder Sozialentwicklung in einer einzigen Ziffer ausgedrückt werden soll. Ein globaler Entwicklungsquotient würde also differentialdiagnostische Hinweise verwischen und könnte damit auch keine therapeutischen Ansatzmöglichkeiten aufzeigen.

Testtheoretische Überlegungen

Die „Münchener Funktionelle Entwicklungsdiagnostik" ist, wie bereits ausgeführt, ein Untersuchungskomplex, um den Entwicklungsstand bestimmter Funktionsbereiche bei Säuglingen zu messen. Wir verzichten bewußt auf den Begriff „Test", weil die Testdiagnostik auch für das Säuglingsalter allzu sehr mit Gesamtwerten (Entwicklungsquotient, Intelligenzquotient) verbunden ist und weil in der Testdiagnostik die einzelnen Funktionsbereiche zu sehr unter dem Gesichtspunkt einer Gesamtbewertung angesehen werden. Darüber hinaus hat sich in der testpsychologischen Diagnostik eingebürgert, daß die Bezeichnung „Test" nur einer Untersuchungsmethode zuerkannt wird, welche die Kriterien der Objektivität, Reliabilität und Validität voll erfüllt.

Objektivität: Nach *Lienert* versteht man unter Objektivität eines Tests „den Grad, in dem die Ergebnisse eines Tests unabhängig vom Untersucher sind. Ein Test wäre demnach vollkommen objektiv, wenn verschiedene Untersucher bei demselben Probanden zu gleichen Ergebnissen gelangten." Dies beinhaltet zwei wesentliche Gesichtspunkte: Zum einen die Durchführungsobjektivität, zum anderen die Auswertungsobjektivität.

„Die sogenannte Durchführungsobjektivität betrifft den Grad der Unabhängigkeit der Testergebnisse durch zufällige oder systematische Verhaltensvariationen des Untersuchers während der Testdurchführung, die ihrerseits zu Verhaltensvariationen des Probanden führt und dessen Ergebnis beeinflußt. Soll die Durchführungsobjektivität maximal hoch werden, dann muß die Instruktion an den Untersucher (schriftlich) so genau wie möglich festgelegt und die Untersuchungssituation so weit wie möglich standardisiert werden" (*Lienert*). – In der „Münchener Funktionellen Entwicklungsdiagnostik" wird die kategoriale Auswertung angewandt, d. h. wir beurteilen, ob eine Aufgabe gelöst oder nicht gelöst wurde. Graduelle Abstufungen kommen nicht vor. Um beiden Forderungen nach Objektivität möglichst gerecht zu werden, haben wir uns bemüht, die Aufgaben und die Beurteilungskriterien so klar wie möglich zu definieren. Die Auswertungsobjektivität der „Münchener Funktionellen Entwicklungsdiagnostik" haben wir in folgenden Versuchsreihen überprüft: 26 Säuglinge im Alter von 6 und 12 Monaten wurden in ihrem Verhalten von zwei unabhängigen Untersuchern beobachtet. Dabei wurde der Entwicklungsstand in Krabbeln, Sitzen, Laufen, Greifen, Perzeption, Lautäußerungen, Sprachverständnis und Sozialverhalten beurteilt. Die Untersuchung ergab eine Übereinstimmung der beiden Beobachter von 88%.

Reliabilität: Unter Reliabilität versteht man den Grad der Zuverlässigkeit, mit dem der Test ein ganz bestimmtes Verhaltensmerkmal mißt. Dies besagt, daß ein Test bei derselben untersuchten Person unter standardisierten Bedingungen immer zu demselben Ergebnis führen muß. Beispielsweise müßte ein Kind, das bereits frei sitzen kann, diese Fähigkeit bei erneuten Untersuchungen konstant zeigen.

Für die „Münchener Funktionelle Entwicklungsdiagnostik" ist die Berechnung der Reliabilität nach der Split-Half-Methode aufgrund des untersuchten Verhaltens nicht sinnvoll. Die Anwendung der Test-Retest-Methode steht noch aus.

Validität: Die Validität ist „der Grad der Genauigkeit, mit dem ein Test das mißt, was er messen soll" (*Michel*, 1964). So soll beispielsweise in der „Münchener Funktionellen Entwicklungsdiagnostik" der „Zangengriff" Kriterium sein für die Entwicklung des Greifens und nicht etwa für die des Sitzens. Bei der Beurteilung der Motorik handelt es sich in der Regel um Kriterien, die logisch evident sind, so daß eine Validitätsuntersuchung grundsätzlich entfällt. Darüber hinaus gibt es eine Reihe von Verhaltensweisen, für die ein besseres Gültigkeitskriterium nicht zu gewinnen ist. Man denke etwa an das „Fremdeln" oder das „Soziale Lächeln", die als Kriterien für die Sozialentwicklung kaum zu übertreffen sind.

Schließlich hat eine Validitätsuntersuchung keinen Sinn, wenn es sich um Merkmale handelt, die wegen ihrer Mehrdimensionalität in ihrer Struktur noch weitgehend unbekannt sind. Dies trifft in der „Münchener Funktionellen Entwicklungsdiagnostik" vor allem für den Funktionsbereich der Perzeption zu. Hier müßte nach testtheoretischen Kriterien zunächst faktorenanalytisch untersucht werden, welche Elemente ein komplexes Merkmal überhaupt beinhaltet. Allerdings sollte man die Aussagekraft einer Faktorenanalyse nicht überschätzen. Bekanntlich kann sie über den Inhalt der gewonnenen Faktoren wenig aussagen, und man ist dadurch wiederum auf Hypothesen und Interpretationen angewiesen.

VIII. Durchführung und Beurteilung

Untersuchungsbedingungen und Testmaterial

Um verläßliche und möglichst objektive Daten aus einer Untersuchung zu erhalten, sind Verhaltenszustand des Kindes und gleiche **Untersuchungsbedingungen** von Bedeutung. Eine Untersuchungstechnik, die der Prüfung diffiziler psychomotorischer Funktionsabläufe dient, kann heute auf gewisse standardisierte Bedingungen ebenso wenig verzichten wie etwa die psychologische Diagnostik oder die Laboratoriumsdiagnostik. Aus diesem Grunde müssen auch bei der Durchführung der „Münchener Funktionellen Entwicklungsdiagnostik" bestimmte Untersuchungsbedingungen gegeben sein.

Der Säugling muß während der Untersuchung wach sein. Schläfrigkeit, Müdigkeit, aber auch Schreien oder Hunger beeinträchtigen den Untersuchungsbefund.

Die optimale Untersuchungszeit liegt ca. 1–2 Stunden nach der Fütterung. Während dieser Phase besteht die hohe Wahrscheinlichkeit, daß das Kind gesättigt, wach und konzentrierbar ist.

Außerdem ist auf eine ruhige und ungestörte Untersuchungsatmosphäre zu achten. Schreiende Kinder im Warteraum, aus- und eingehende Personen, unruhige Geschwister können Störfaktoren sein, die keine objektive Beurteilung des Kindes mehr ermöglichen. Ferner ist bei einem Säugling an ausgeglichene Licht- und Wärmeverhältnisse zu denken.

Aber auch an den Untersucher müssen bestimmte Anforderungen gestellt werden: Er muß selbst ruhig sein, er darf nicht unter Zeitdruck stehen, seine Bewegungen müssen langsam, beherrscht sein, seine Hände müssen warm sein. Er darf sich nicht an ein laut klingelndes Telefon rufen lassen.

Reaktionen, die bei einer Untersuchung nicht sicher beurteilt werden können, dürfen nicht als „fehlend" oder als „pathologisch" bewertet werden, sondern müssen je nach ihrer Wichtigkeit durch wiederholtes Überprüfen oder zusätzliches Befragen der Eltern geklärt werden.

Wir untersuchen grundsätzlich den Säugling in Gegenwart seiner Mutter oder einer vertrauten Bezugsperson je nach Funktionsbereich in Bauchlage, in Rückenlage, im Sitzen und in aufrechter Haltung. Durch eingehende Beobachtungen und ggf. durch Provokation der jeweiligen Reaktion werden die Funktionsbereiche geprüft. Dabei ist es oft ratsam, bei einigen Prüfungen die Mutter oder Bezugsperson aktiv in den Untersuchungsgang mit einzubeziehen. Bei der Beurteilung der grobmotorischen Funktionen soll der Säugling unbekleidet sein. Weitere Einzelheiten über die Untersuchungsbedingungen sind in den entsprechenden Kapiteln bei den einzelnen Funktionsbereichen beschrieben.

Testmaterial

Für die Durchführung der „Münchener Funktionellen Entwicklungsdiagnostik" benutzen wir ein standardisiertes Material. In dem für das 1. Lebensjahr zusammengestellten Testsatz (Abb. 10) befinden sich:
— eine Glocke,
— eine rote Rassel,
— ein farbiger „Greifring" von 12 cm Durchmesser,
— einfarbige Holzwürfel von je 3 cm Kantenlänge,
— flache, bunte Plastikscheibchen mit einem Durchmesser von 26 mm
  in einer Dose mit einem Innendurchmesser von 4,6 cm,
— eine Puppe,
— ein Hohlwürfel von 7,5 cm Kantenlänge,
— eine Stoffwindel,
— ein Holzauto von 14 cm Länge mit Schnur,
— Seidenpapier.

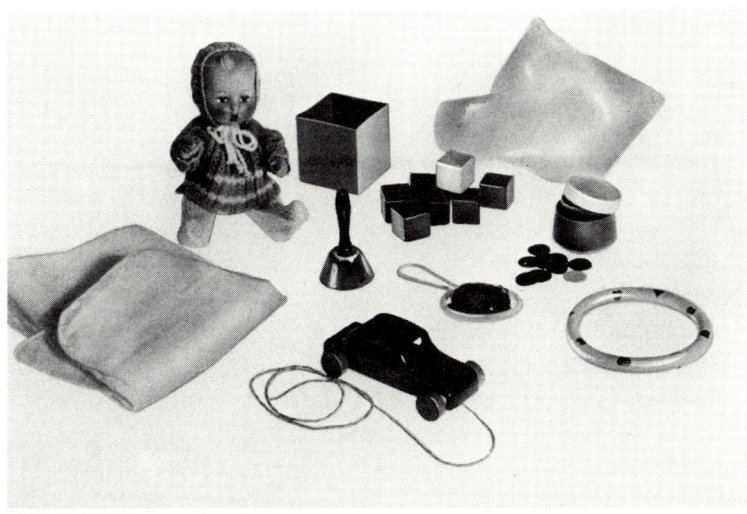

Abb. 10. Testmaterial für die „Münchener Funktionelle Entwicklungsdiagnostik",
1. Lebensjahr.

Dokumentation und Beurteilung der Befunde

Für die Dokumentation der Befunde liegt ein Auswertungsbogen vor (Abb. 11). Er dient der Registrierung der Ergebnisse bei den einzelnen Aufgaben. Für jede Untersuchung wird ein eigener Auswertungsbogen verwendet. Die Rückseite bietet freien Raum für qualitative Bemerkungen (z. B. Beobachtungen über Mitarbeit, Konzentration, Mutter-Kind-Interaktion, Qualität der Aufgabenerfüllung, auffällige Zeitdifferenz und ähnliches mehr).

Vor der Untersuchung ist das genaue Alter des Kindes zu berechnen. Dabei ist die Schwangerschaftsdauer immer zu berücksichtigen. Erfolgte die Geburt mehrere Wochen vor dem errechneten Termin (normale Schwangerschaftsdauer 40 Wochen), so muß die Zahl der Wochen, um die das Kind zu früh zur Welt kam, angegeben werden. Zieht man diese Zahl vom chronologischen Alter ab, so ergibt sich das sogenannte **korrigierte postnatale chronologische Alter,** das der Beurteilung nach der „Münchener Funktionellen Entwicklungsdiagnostik" zugrunde gelegt wird. Eine Abweichung von der normalen Schwangerschaftsdauer von 1–2 Wochen kann vernachläßigt werden. Bei Übertragung wird immer nur das chronologische Alter angegeben. Bei der Eintragung des chronologischen Alters in das Entwicklungsprofil werden nur volle Monate berücksichtigt. Zwischenwerte werden auf- bzw. abgerundet.

Die Untersuchung soll grundsätzlich mit Aufgaben beginnen, die zumindest eine Monatsstufe unter dem (korrigierten) chronologischen Alter liegen. Erscheint ein Kind dem Untersucher bereits nach den ersten Beobachtungen erheblich retardiert, so muß bei einer entsprechend niedrigeren Altersstufe angesetzt werden. Grundsätzlich schreitet man von den Aufgaben tieferer Altersstufen zu denen höherer voran. Die Untersuchung sollte so lange fortgeführt werden, bis sich der Untersucher überzeugt hat, daß keine Aufgaben höherer Altersstufen mehr gelöst werden können.

Bei einer harmonischen Entwicklung ist die obere Grenze relativ leicht zu ermitteln. Bei disharmonischer Entwicklung bzw. Entwicklungsstörungen kommt es jedoch vor, daß die einzelnen Entwicklungsschritte vom Kind nicht in der vorgegebenen Reihenfolge lückenlos durchlaufen werden. In solchen Fällen kann es sich ergeben, daß zwischen zwei gelösten Aufgaben mehrere nicht erfüllte Items liegen. Beispielsweise kann ein Kind in der Perzeption bis zum 6. Monat alle optischen Aufgaben lösen, jedoch das „Suchen nach einer Schallquelle" im 5. Monat – eine akustische Aufgabe – nicht erfüllen. In diesem Falle müßte zum einen der Ausfall unter den „Bemerkungen" festgehalten werden, zum anderen das Perzeptionsalter mit „4. bis 6. Monat" angegeben werden.

Die Registrierung der Verhaltensweisen erfolgt dadurch, daß der Untersucher auf dem Auswertungsbogen bei jeder geprüften Aufgabe ein Plus- bzw.

MÜNCHENER FUNKTIONELLE ENTWICKLUNGSDIAGNOSTIK
1. LEBENSJAHR

Name: Geburtsdatum:

                                         Zu früh geboren um _____ Wochen

Untersuchungsdatum: Chronolog. Alter: _____ Monate, _____ Wochen

Untersucher: Korrig. chronolog. Alter: _____ Monate, _____ Wochen

Alters-stufen (Monate)	Krabbel-alter	Sitz-alter	Lauf-alter	Greif-alter	Perzep-tions-alter	Sprech-alter	Sprach-verständ-nisalter	Sozial-alter	
12	☐		a / b		a / b		☐		12
11		☐	a / b / c	☐		☐	☐	☐	11
10	a / b / c	a / b	☐	a / b	a	☐	☐		10
9	☐	☐	☐	☐	b	☐		☐	9
8		a / b		a	☐	☐		☐	8
7	a / b	a / b	☐	b				☐	7
6	a / b	a / b	a / b	a / b / c	☐	☐		☐	6
5	☐	a / b	☐	☐	☐	☐			5
4	☐	☐	☐	a / b / c		a / b / c		☐	4
3	a / b / c / d	a / b	☐	☐		a / b		☐	3
2	a / b	☐	☐	☐	a / b	☐		☐	2
1	☐	☐		☐		☐		☐	1
0	a / b / c	a / b / c	a / b	a / b	☐	a / b		☐	0
Korrig. chron. Alter	Entwicklungsalter								

Abb. 11. Auswertungsbogen für die Dokumentation der Untersuchungsbefunde.

71

Minuszeichen (+ bzw. −) vermerkt, je nachdem, ob das Kind diese gelöst hat oder nicht.[1]) Nicht beurteilbare Verhaltensweisen sollen mit einem Fragezeichen (?) gekennzeichnet werden. Bei Häufung solcher Befunde ist die Untersuchung in den entsprechenden Funktionsbereichen so bald wie möglich zu wiederholen.[2])

In der „Münchener Funktionellen Entwicklungsdiagnostik" ist ein Teil der Aufgaben so angeordnet, daß eine Verhaltensweise jeweils mit einem Monat korreliert. An anderen Stellen werden 2 Monate zu einer Altersstufe zusammengefaßt. Sofern dafür 2 Aufgaben angegeben sind, werden beide Aufgaben gleichwertig für je 1 Monat berechnet (z. B. beim Greifalter, 7.–8. Monat: Wird nur eine der beiden Aufgaben erfüllt, gleichgültig welche, so wird das Greifalter auf 7 Monate eingestuft; werden beide erfüllt, auf 8 Monate).

Ist hingegen für eine Zwei-Monats-Stufe nur eine Aufgabe angegeben (s. z. B. Sprechalter, 11.–12. Monat), so wird bei Fehlen der Verhaltensweise der darunterliegende Monat (10. Monat), bei Auftreten der obere Monat der Zwei-Monats-Stufe (12. Monat) zugeteilt. Falls einer Monatsstufe 2 oder gar 3 Aufgaben zugeordnet sind, so müssen beide bzw. alle 3 erfüllt sein, damit die Altersstufe als erreicht gilt. Werden 1 von 2 bzw. 2 von 3 Aufgaben erfüllt, so wird ein halber Monat angerechnet. So z. B. im 6. Monat für das Greifalter: Um ein Greifalter von 6 Monaten zu erreichen, muß das Kind gezielt greifen, palmar greifen und das Spielzeug zwischen den Händen auswechseln können. Greift es zwar gezielt und auch palmar, wechselt das Spielzeug jedoch nicht zwischen den Händen aus, so wird ein Greifalter von 5 1/2 Monaten gegeben.

Entwicklungsprofil

Nach Ermittlung der Werte für die einzelnen Funktionsbereiche wird das Entwicklungsprofil auf dem dafür vorgesehenen Profilbogen eingetragen. Zunächst wird am linken Rand das korrigierte chronologische Alter des Kindes markiert (vgl. S. 73). In den folgenden Spalten wird das Krabbelalter, das Sitzalter, das Laufalter, das Greifalter, das Perzeptionsalter, das Sprechalter, das Sprachverständnisalter und das Sozialalter durch ein kleines Kreuz

---

1) Beruht die Beurteilung nur auf dem Bericht der Mutter, ohne daß die betreffende Verhaltensweise vom Untersucher selbst beobachtet werden konnte, so wird das Plus- oder Minuszeichen zusätzlich mit einem „M" versehen. Eine Beurteilung auf Grund einer Befragung der Mutter darf jedoch nur vorgenommen werden, wenn absolut keine andere Möglichkeit besteht und die Aussagen zuverlässig erscheinen.
2) Ergeben sich in den motorischen Funktionsbereichen Hinweise auf pathologische Bewegungsmuster, so wird die jeweilige Aufgabe bzw. der jeweilige Funktionsbereich durch ein „P" gekennzeichnet.

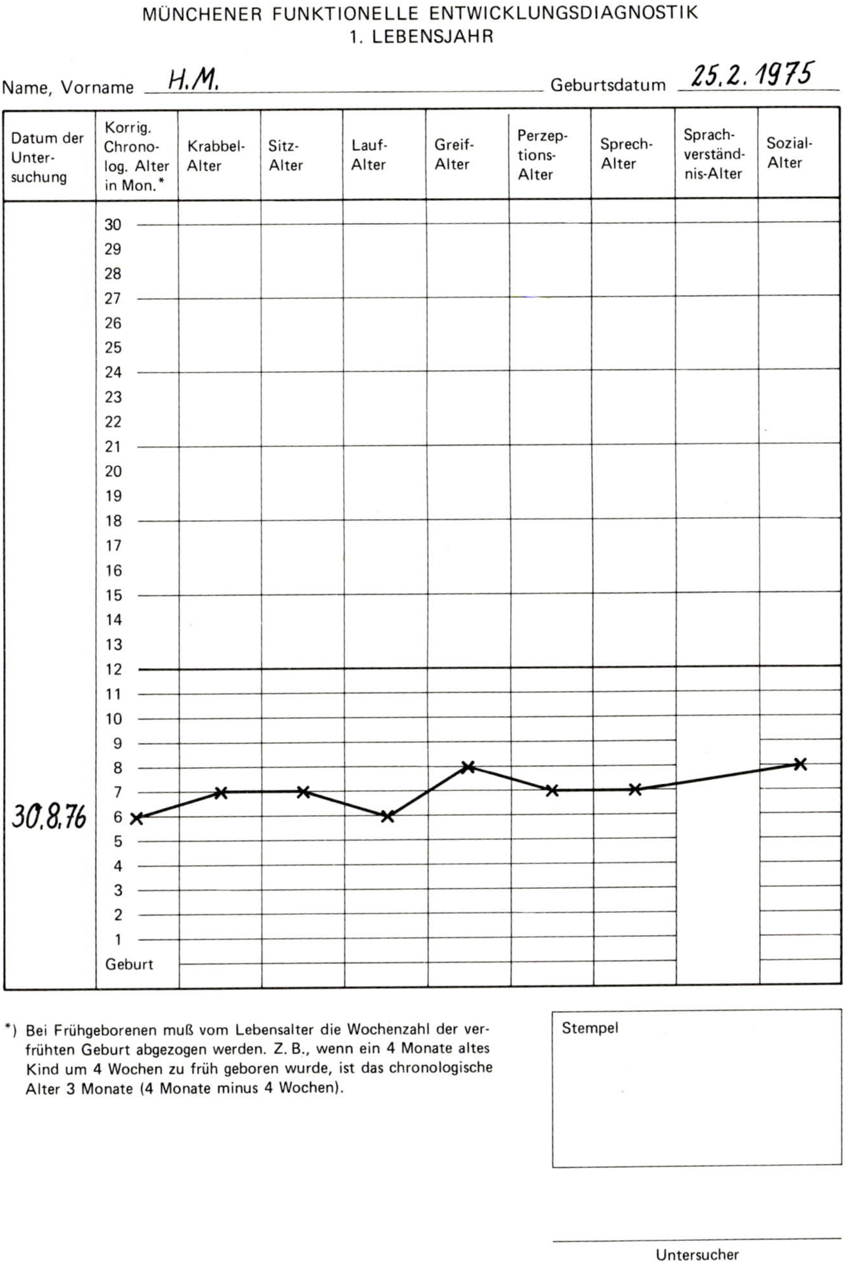

MÜNCHENER FUNKTIONELLE ENTWICKLUNGSDIAGNOSTIK
1. LEBENSJAHR

Name, Vorname _____ *H.M.* _____ Geburtsdatum _*25.2.1975*_

Datum der Unter-suchung	Korrig. Chrono-log. Alter in Mon.*	Krabbel-Alter	Sitz-Alter	Lauf-Alter	Greif-Alter	Perzep-tions-Alter	Sprech-Alter	Sprach-verständ-nis-Alter	Sozial-Alter
30.8.76	30								
	29								
	28								
	27								
	26								
	25								
	24								
	23								
	22								
	21								
	20								
	19								
	18								
	17								
	16								
	15								
	14								
	13								
	12								
	11								
	10								
	9								
	8				X				X
	7	X	X			X	X		
	6	X		X					
	5								
	4								
	3								
	2								
	1								
	Geburt								

*) Bei Frühgeborenen muß vom Lebensalter die Wochenzahl der ver-
frühten Geburt abgezogen werden. Z. B., wenn ein 4 Monate altes
Kind um 4 Wochen zu früh geboren wurde, ist das chronologische
Alter 3 Monate (4 Monate minus 4 Wochen).

Stempel

_____
Untersucher

Abb. 12. Beispiel für das Eintragen des Entwicklungsprofils.

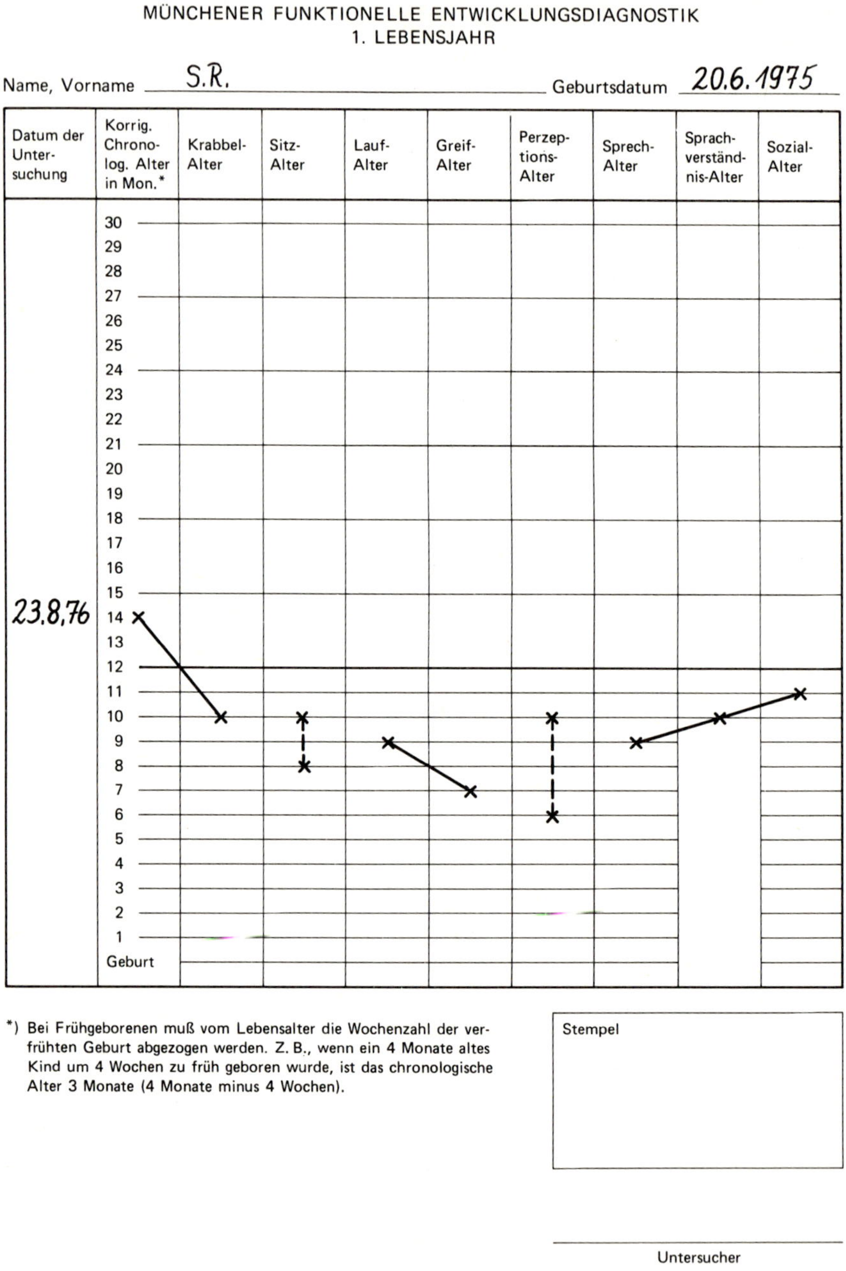
MÜNCHENER FUNKTIONELLE ENTWICKLUNGSDIAGNOSTIK
1. LEBENSJAHR
Name, Vorname S.R.
Geburtsdatum 20.6.1975
Datum der Untersuchung
Korrig. Chronolog. Alter in Mon.*
Krabbel-Alter
Sitz-Alter
Lauf-Alter
Greif-Alter
Perzeptions-Alter
Sprech-Alter
Sprachverständnis-Alter
Sozial-Alter
23.8.76
30
29
28
27
26
25
24
23
22
21
20
19
18
17
16
15
14
13
12
11
10
9
8
7
6
5
4
3
2
1
Geburt
*) Bei Frühgeborenen muß vom Lebensalter die Wochenzahl der verfrühten Geburt abgezogen werden. Z. B., wenn ein 4 Monate altes Kind um 4 Wochen zu früh geboren wurde, ist das chronologische Alter 3 Monate (4 Monate minus 4 Wochen).
Stempel
Untersucher

Abb. 13. Entwicklungsprofil bei streuenden Leistungen.

eingezeichnet. Diese Markierungspunkte werden miteinander verbunden und ergeben somit das Entwicklungsprofil (Abb. 12).[1])

Werden innerhalb des Funktionsbereichs streuende Leistungen festgestellt, so wird sowohl der unterste Monat, bis zu welchem alle Aufgaben erfüllt wurden, markiert, als auch der oberste, in dem noch eine Lösung erbracht wurde. Die beiden Kreuze werden vertikal durch eine gestrichelte Linie verbunden. Die Profillinie darf in diesem Funktionsbereich nicht durchgezogen werden (Abb. 13). Wie bereits ausgeführt, müssen in den „Bemerkungen" nähere Angaben gemacht werden, welche Aufgaben im einzelnen gelöst und welche nicht gelöst wurden. Die Errechnung eines Mittelwerts könnte leicht zu einer falschen Einschätzung des Entwicklungsstands führen und für die Störung bzw. Behinderung wesentliche Beobachtungen vernachlässigen.

Werden bei einem Kind wiederholte Untersuchungen durchgeführt, so können die Profile in denselben Bogen eingetragen werden. Damit kann der Entwicklungsverlauf rasch überblickt werden. Sofern jedoch bei einem Kind wiederholt streuende Leistungen in ein und demselben Funktionsbereich beobachtet werden, empfiehlt es sich, jedes Entwicklungsprofil auf einem eigenen Bogen einzuzeichnen.

Interpretation der Befunde

Wenngleich durch die Aufgliederung der „Münchener Funktionellen Entwicklungsdiagnostik" die einzelnen Funktionsbereiche getrennt betrachtet werden, so ist dennoch in jedem Fall die Berücksichtigung der Zusammenhänge zwischen den verschiedenen Bereichen erforderlich. Dazu dient uns das Entwicklungsprofil. Als erstes betrachten wir das Entwicklungsprofil immer daraufhin, ob es negative Abweichungen zeigt, d. h. ob einzelne „Entwicklungsalter" unter dem chronologischen Alter liegen. Positive Abweichungen, also Entwicklungsvorsprünge, haben in der Säuglingszeit nur eine geringe Aussagekraft. Von erheblicher Bedeutung ist jedoch die möglichst frühzeitige Entdeckung von Entwicklungsrückständen und Entwicklungsstörungen, weshalb sich das Augenmerk des Untersuchers vornehmlich auf die negativen Abweichungen richtet. Im Folgenden wird daher nur von diesen die Rede sein.

Da wir uns – wie mehrmals ausgeführt – an den Ergebnissen von 90% unserer Stichprobe orientieren, ist jede Abweichung vom chronologischen Alter nach unten beachtenswert. Tritt eine Abweichung von 1 Monat in einer

---

1) Bei pathologischer Motorik wird auch in das Entwicklungsprofil beim jeweiligen Funktionsbereich ein „P" hinzugefügt.

oder in mehreren Funktionen auf, so soll die mögliche Ursache einer Entwicklungsverzögerung erwogen, zumindest eine Kontrolluntersuchung durchgeführt werden. Ein Rückstand von 2 Monaten im 1. Lebensjahr ist stets verdächtig darauf, pathologisch zu sein, und bedarf auf jeden Fall einer näheren Abklärung.

Haben wir eine Retardierung festgestellt, so müssen wir als nächstes das Entwicklungsprofil daraufhin ansehen, ob sich Retardierungsschwerpunkte in bestimmten Funktionsbereichen erkennen lassen, ob das Kurvenbild also Zacken nach unten aufweist. Verläuft das Profil im großen und ganzen gleichmäßig tief ohne deutliche Einschnitte, so sprechen wir von einem allgemeinen Entwicklungsrückstand. Solche Profilbilder treffen wir des öfteren bei geistig behinderten Kindern an.

Zeigt die Entwicklungskurve einzelne Zacken nach unten, so ist zu überlegen, ob die besonders von der Retardierung betroffenen Funktionen in einem Zusammenhang stehen, ob z. B. alle motorischen Funktionen einen Rückstand aufweisen, ob der Retardierungsschwerpunkt in der geistigen oder sozialen Entwicklung liegt, usw. Je jünger der Säugling ist, desto weniger sind ausgeprägte Abweichungen möglich, und desto weniger scharf heben sich spezifische Profiltypen voneinander ab. Damit ist eine Koppelung mit einem bestimmten Syndrom schwer möglich. Auch im späteren Alter lassen sich nicht alle Entwicklungsprofile bestimmten Krankheitsbildern zuordnen. Außerdem wäre es verfehlt, jedes Profil unter schematischen Gesichtspunkten beurteilen zu wollen.

Die folgenden Beispiele sollen nur Hinweise geben, welche Verläufe bei bestimmten Krankheitsbildern häufig angetroffen werden und auf welche Zusammenhänge besonders zu achten ist.

Beispiele für die Interpretation von Entwicklungsprofilen

Beispiel A: Hinweis auf Deprivationssyndrom (vgl. Abb. 14)

Kurve A fällt nach rechts immer steiler ab. Der Kernpunkt der Störungen und Schwerpunkt der Retardierungen liegt im Sozialverhalten. Ebenso oder fast ebenso stark betroffen ist die Sprache, etwas schwächer, aber sehr ausgeprägt, ist der Rückstand in der Perzeption, und verhältnismäßig am geringsten, aber in den meisten Fällen ebenfalls vorhanden, ist eine Retardierung der Motorik. Da die Störung des Sozialverhaltens besonders augenfällig ist, ist zu vermuten, daß die Retardierung in der Sprachentwicklung auf der mangelnden Zuwendung beruht. Mit der sozialen Deprivation ist in der Regel auch ein Mangel an sensorischen Reizen und Anregungen verbunden, der für den Entwicklungsrückstand in der Perzeption verantwortlich ist.

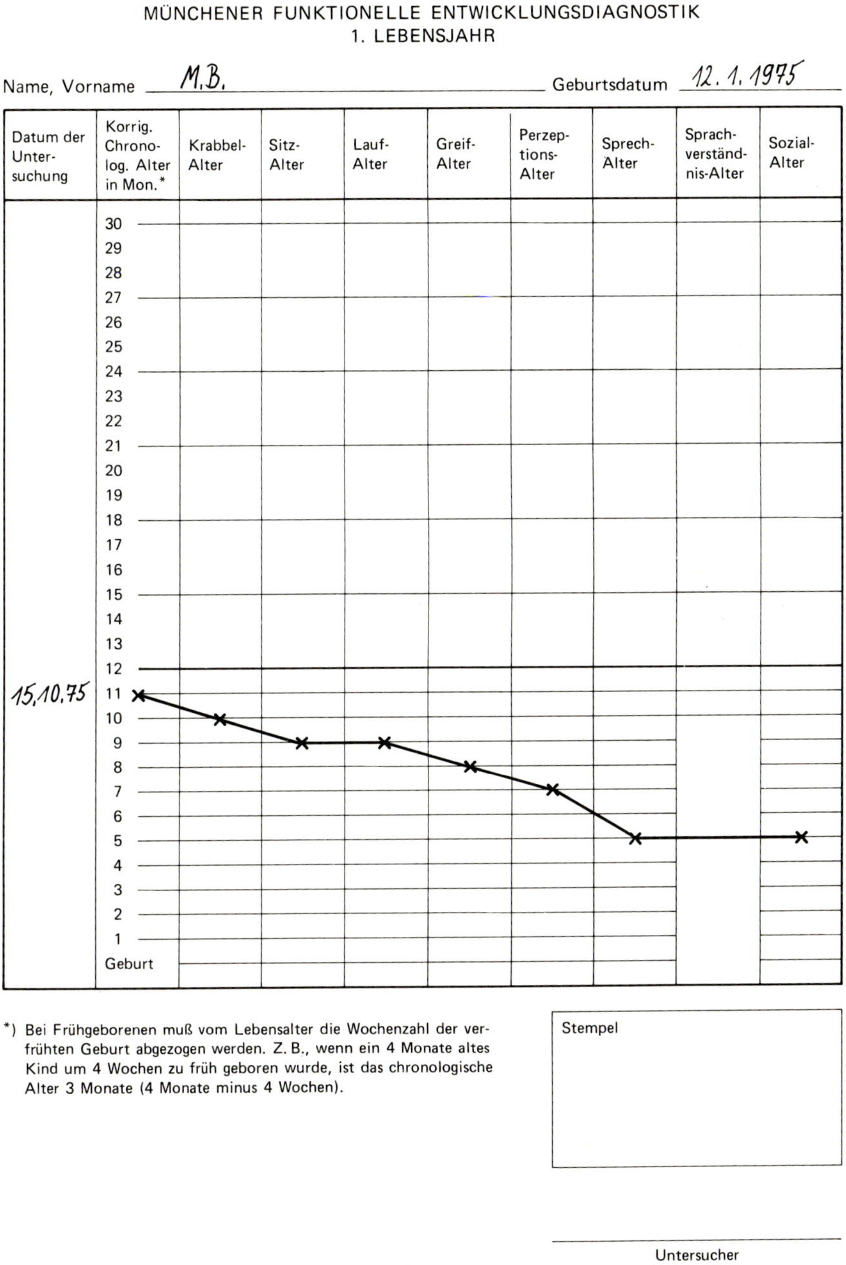

MÜNCHENER FUNKTIONELLE ENTWICKLUNGSDIAGNOSTIK
1. LEBENSJAHR

Name, Vorname __M.B.__ Geburtsdatum __12.1.1975__

Datum der Unter-suchung	Korrig. Chrono-log. Alter in Mon.*	Krabbel-Alter	Sitz-Alter	Lauf-Alter	Greif-Alter	Perzep-tions-Alter	Sprech-Alter	Sprach-verständ-nis-Alter	Sozial-Alter
	30								
	29								
	28								
	27								
	26								
	25								
	24								
	23								
	22								
	21								
	20								
	19								
	18								
	17								
	16								
	15								
	14								
	13								
	12								
15.10.75	11	X							
	10		X						
	9			X	X				
	8					X			
	7						X		
	6								
	5							X	X
	4								
	3								
	2								
	1								
	Geburt								

*) Bei Frühgeborenen muß vom Lebensalter die Wochenzahl der ver-
frühten Geburt abgezogen werden. Z. B., wenn ein 4 Monate altes
Kind um 4 Wochen zu früh geboren wurde, ist das chronologische
Alter 3 Monate (4 Monate minus 4 Wochen).

Stempel

Untersucher

Abb. 14. Typisches Entwicklungsprofil bei einem 11 Monate alten Säugling mit Deprivationssyndrom. Beachte den deutlichen Rückstand im Sprechalter und Sozialalter.

Beispiel B: Hinweis auf zerebrale Bewegungsstörung (vgl. Abb. 15)

In Kurve B sind markante Einschnitte zu sehen: Zum einen im Krabbelalter, Sitzalter und Laufalter, zum anderen im Sprechalter. Die drei ersten Funktionsbereiche Krabbeln, Sitzen und Laufen hängen natürlich engstens zusammen und sind daher von einer Störung meistens gemeinsam betroffen. Weisen sie eine so ausgeprägte Abweichung gegenüber den übrigen Bereichen auf wie hier, so muß als häufigste Ursache an eine zerebrale Bewegungsstörung gedacht werden. Diese kann zwar aufgrund möglicher pathologischer Bewegungsmuster durch die „Münchener Funktionelle Entwicklungsdiagnostik" nur annäherungsweise erfaßt werden. Sind pathologische Bewegungen vorhanden, so sollte dies qualitativ beschrieben und im Entwicklungsprofil durch ein „P" beim jeweiligen Funktionsbereich vermerkt werden.

Einen zweiten deutlichen Einschnitt weist Beispiel B im Sprechalter auf. Es liegt nahe, daß in diesem Fall die Retardierung der Sprachentwicklung mit der Störung der Motorik in Zusammenhang steht. Es müßte daher untersucht werden, ob bei dem Kind eine pathologische Mundmotorik vorliegt.

MÜNCHENER FUNKTIONELLE ENTWICKLUNGSDIAGNOSTIK
1. LEBENSJAHR

Name, Vorname ____A.F._____ Geburtsdatum __28.3.1974__

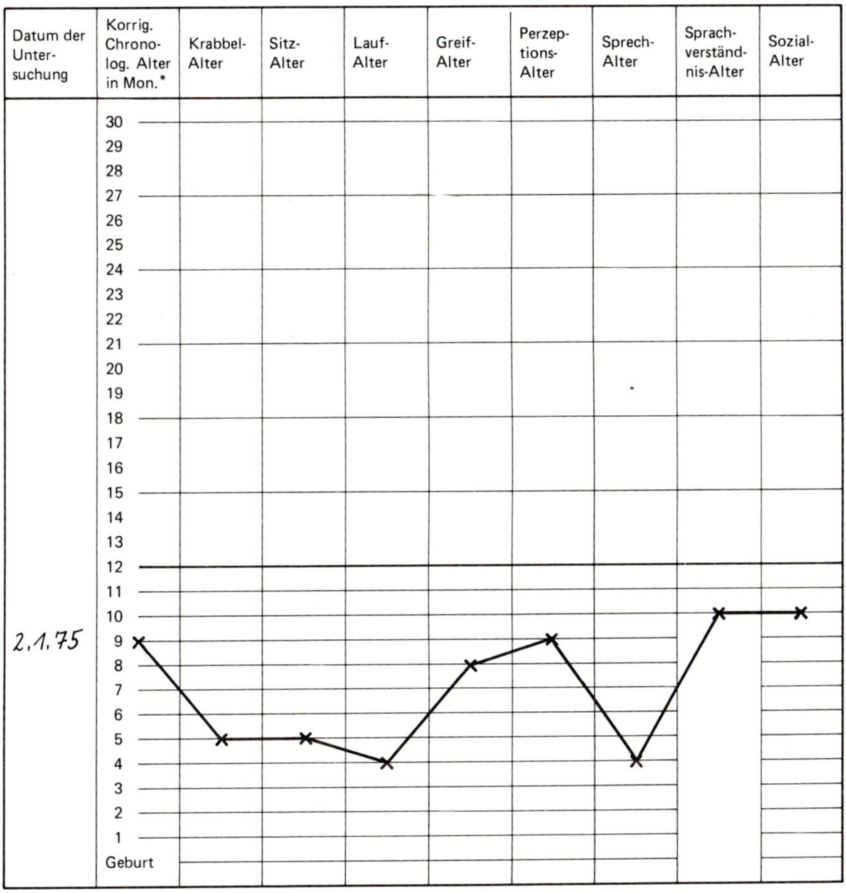

Datum der Unter-suchung	Korrig. Chrono-log. Alter in Mon.*	Krabbel-Alter	Sitz-Alter	Lauf-Alter	Greif-Alter	Perzep-tions-Alter	Sprech-Alter	Sprach-verständ-nis-Alter	Sozial-Alter
	30								
	29								
	28								
	27								
	26								
	25								
	24								
	23								
	22								
	21								
	20								
	19								
	18								
	17								
	16								
	15								
	14								
	13								
	12								
	11								
	10								
2.1.75	9								
	8								
	7								
	6								
	5								
	4								
	3								
	2								
	1								
	Geburt								

*) Bei Frühgeborenen muß vom Lebensalter die Wochenzahl der ver-
frühten Geburt abgezogen werden. Z. B., wenn ein 4 Monate altes
Kind um 4 Wochen zu früh geboren wurde, ist das chronologische
Alter 3 Monate (4 Monate minus 4 Wochen).

Stempel

Untersucher

Abb. 15. Typisches Entwicklungsprofil bei einem Säugling mit zerebraler Bewegungsstörung.
Beachte den Rückstand im Krabbel-, Sitz- und Laufalter sowie im Sprechalter. Letzterer
durch die Beeinträchtigung der Mundmotorik bedingt.

79

Beispiel C: Hinweis auf mentalen Entwicklungsrückstand (vgl. Abb. 16)

Kurve C zeigt eine allgemeine Retardierung. Außer in der Sozialentwicklung liegt das Entwicklungsalter in allen Funktionsbereichen zwischen fünf und sieben Monaten. Die fast altersgemäße Entwicklung des Sozialverhaltens schließt mit hoher Wahrscheinlichkeit Deprivationserscheinungen aus. Unsere Annahme geht vielmehr dahin: Wenn das Kind trotz guten sozialen Kontakts und damit vermutlich günstigen Umweltbedingungen in allen übrigen Funktionen einen starken Rückstand aufweist, so müssen wir an eine mentale Retardierung denken. Mit einer solchen ist ja meistens auch eine Verzögerung in der motorischen Entwicklung verbunden.

Derartige Überlegungen über Zusammenhänge zwischen den einzelnen Funktionsbereichen ermöglichen es, differentialdiagnostische Untersuchungen sehr gezielt einzusetzen. Umwege in der Diagnostik und erst recht in der Therapie können dadurch häufig vermieden werden. Aus diesem Grunde ist auch die Durchführung einer zunächst aufwendig erscheinenden Entwicklungsdiagnostik in vielen Fällen durchaus ökonomisch.

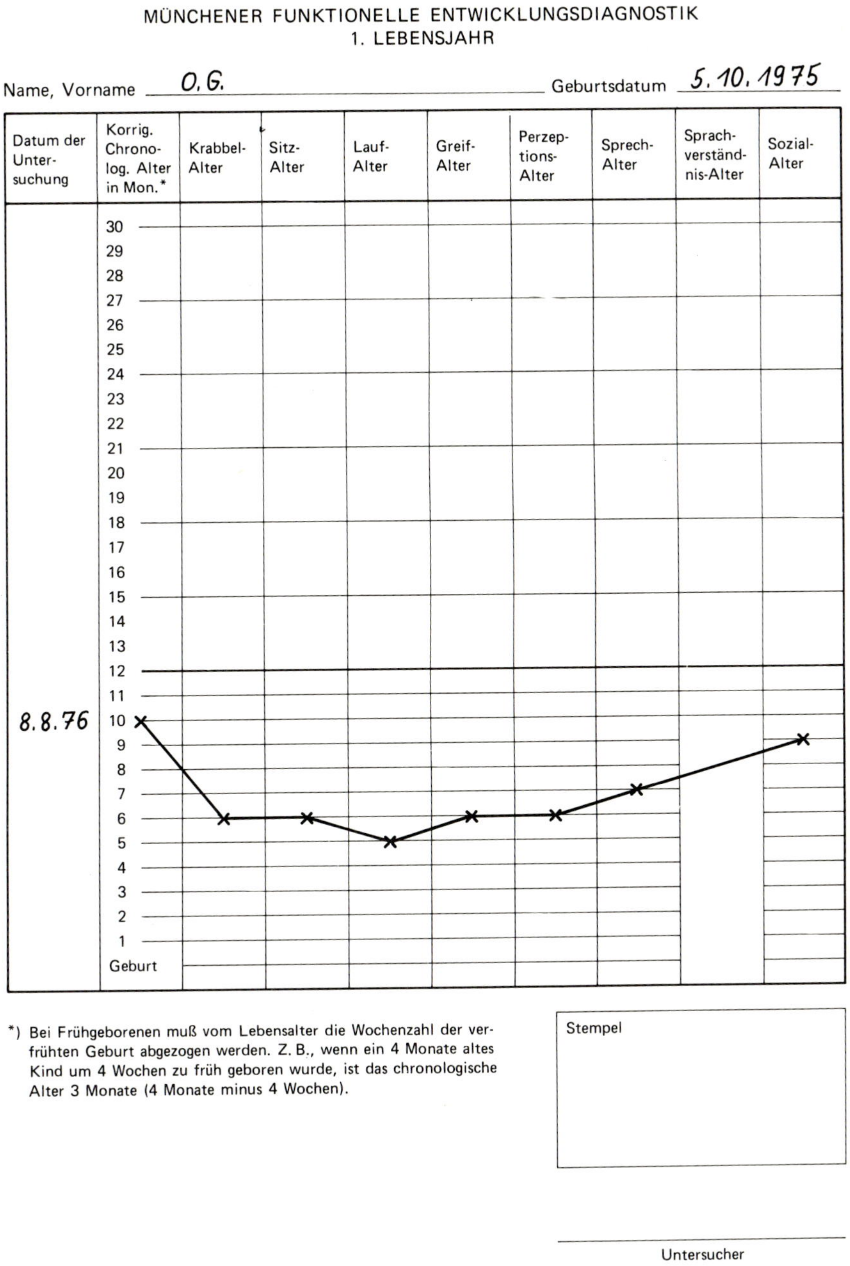
MÜNCHENER FUNKTIONELLE ENTWICKLUNGSDIAGNOSTIK
1. LEBENSJAHR
Name, Vorname O. G.
Geburtsdatum 5. 10. 1975
Datum der Untersuchung
Korrig. Chronolog. Alter in Mon.*
Krabbel-Alter
Sitz-Alter
Lauf-Alter
Greif-Alter
Perzeptions-Alter
Sprech-Alter
Sprachverständnis-Alter
Sozial-Alter
30
29
28
27
26
25
24
23
22
21
20
19
18
17
16
15
14
13
12
11
8.8.76
10
9
8
7
6
5
4
3
2
1
Geburt
*) Bei Frühgeborenen muß vom Lebensalter die Wochenzahl der verfrühten Geburt abgezogen werden. Z. B., wenn ein 4 Monate altes Kind um 4 Wochen zu früh geboren wurde, ist das chronologische Alter 3 Monate (4 Monate minus 4 Wochen).
Stempel
Untersucher

Abb. 16. Typisches Entwicklungsprofil bei einem Säugling mit mentalem Entwicklungsrückstand. Beachte den gleichmäßigen Rückstand in der Grobmotorik, der Feinmotorik, der Perzeption und im Sprechalter, weniger ausgeprägt im Sozialalter.

IX. Diagnostik des „Krabbelalters"

In der medizinischen Literatur besteht Uneinigkeit bezüglich der Begriffe Kriechen, Robben und Krabbeln. In Anlehnung an den deutschen Sprachgebrauch verstehen wir unter

Kriechen eine Fortbewegungsart, bei der der Rumpf auf der Unterlage aufliegt und alle vier Extremitäten an der Fortbewegung beteiligt sind. In der „Münchener Funktionellen Entwicklungsdiagnostik" wird der Begriff Kriechen nur für die reflektorischen Kriechbewegungen des Neugeborenen und jungen Säuglings verwendet.

Beim *Robben* bleibt der Rumpf ebenfalls in Berührung mit der Unterlage, die unteren Extremitäten werden aber an der Fortbewegung nicht entscheidend beteiligt (s. auch unter 9. Monat).

Als *Krabbeln* bezeichnen wir die Fortbewegung auf Händen und Knien (s. 11. und 12. Monat).

Neugeborenes

a	Dreht Kopf aus Mittellage zur Seite.
b	Extremitäten in totaler Beugehaltung.
c	Reflektorische Kriechbewegungen.

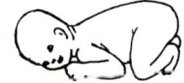

Ausführung:

Das Neugeborene wird ausgezogen auf den Bauch gelegt, wobei auf Symmetrie von Rumpf und Extremitäten sowie Mittelstellung des Kopfs besonders geachtet wird. – In Anlehnung an *Prechtl* und *Beintema* untersuchen wir das Neugeborene und den jungen Säugling in einem ruhigen, möglichst gleichmäßig beheizten Raum von ca. 27–30° C. Es genügt aber auch ein Untersuchungstisch mit Heizstrahler. Als Unterlage eignet sich eine ca. 2 cm dicke, nicht zu harte Matratze (Schaumgummi). Der günstigste Zeitpunkt für die Untersuchung liegt erfahrungsgemäß etwa 1–2 Stunden nach der letzten Fütterung.

Optimaler Verhaltenszustand beim Neugeborenen wie auch beim jungen Säugling: wach, lebhafte Bewegungen. Schreien wirkt beim Neugeborenen oft stimulierend auf die Funktionen in Bauchlage. Nicht beurteilbar ist das Kind in schläfrigem Zustand.

Beurteilung:

a) Das gesunde Neugeborene dreht den Kopf zur Seite (bei einseitiger Lichtquelle überwiegend zur Lichtseite) und vermag diesen für einen Moment seitlich anzuheben. Ist das Anheben kräftig genug, kann der Kopf für etwa eine Sekunde auch in der Mittellinie taumelnd gehalten werden.

b) Die Extremitäten sind in totaler Beugehaltung, d. h. Arme stark gebeugt, Hände gefaustet, Knie unter den Leib gezogen, Füße dorsalflektiert.

c) Verharrt das Neugeborene nicht in Ruhestellung, sieht man reflektorische Kriechbewegungen. Der Untersucher kann diese auslösen, indem er mit dem Daumen leichten Druck auf die Fußsohlen ausübt (Bauer-Reaktion). Dabei kommt es zum Durchstrecken der betreffenden Extremität und zur Vorwärtsbewegung des Rumpfs; der Kopf wird nach dieser Seite gedreht und angehoben. Werden die Fußsohlen alternierend unterstützt, stößt sich das Neugeborene auf gleitender Unterlage mit kriechähnlichen Bewegungen ab. Diese müssen an beiden Seiten gleich kräftig sein.

Ende 1. Monat

Hält Kopf für mindestens 3 Sekunden hoch.

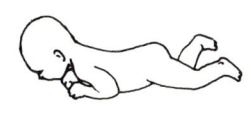

Ausführung:

Äußere Bedingungen und Verhaltenszustand wie beim Neugeborenen.

Beurteilung:

In den ersten Lebenswochen wird der Kopf stets über die Seite angehoben. Er pendelt für wenige Sekunden über der Mittellinie, wobei der Winkel zwischen Gesicht und Unterlage etwa 20–30° beträgt. (90% der Säuglinge unserer Stichprobe hielten mit 3 Wochen den Kopf für 1–2 Sekunden).

Ende 2. Monat

a Hebt Kopf mindestens 45°.
b Hält Kopf wenigstens für 10 Sekunden hoch.

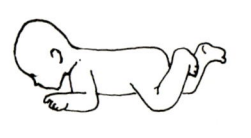

Ausführung:

Wie beim Neugeborenen

Beurteilung:

Der Kopf wird bereits auch aus der Mittelstellung hochgehoben und über 10 Sekunden lang gehalten. Dabei schwankt er noch deutlich nach beiden Seiten. Gesicht und Unterlage bilden einen Winkel von etwa 45°, was einer Entfernung Kinn – Unterlage von ca. 5 cm entspricht. (Dies konnten 90% unserer Säuglinge in der 6. Woche). Die Arme werden weiter nach vorne gehalten, der obere Brustbereich ist leicht angehoben. Das Becken nähert sich durch abnehmende Hüftbeugung der Unterlage. – Eine in den ersten Lebenswochen häufig zu beobachtende Prädilektionsstellung des Kopfes nach einer Seite sollte jetzt verschwunden sein.

Ende 3. Monat

a Hebt Kopf zwischen 45 und 90°.
b Hält Kopf wenigstens 1 Minute hoch.
c Abstützen auf beiden Unterarmen.
d Hüften überwiegend mäßig gestreckt.

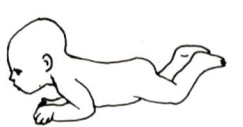

Ausführung:

Wie beim Neugeborenen

Beurteilung:

a) und b) Der Kopf kann jetzt mindestens 1 Minute sicher hochgehalten werden, das Gesicht bildet zur Unterlage einen Winkel bis zu 90 Grad.

c) Die Streckung von Hals- und Brustwirbelsäule ermöglicht es dem Säugling, die Oberarme bis zu 90° zur Unterlage vorzubringen und sich auf die Unterarme aufzustützen.

d) Das Becken ruht fast flach auf der Unterlage, d. h. der Winkel zwischen Rumpf und Oberschenkel überschreitet 150°. (90% unserer Säuglinge konnten in der 12. Woche bei Unterarmstütz den Kopf 1 Minute lang halten).

Ende 4. Monat

Sicherer Unterarmstütz.

Ausführung:

Wie beim Neugeborenen

Beurteilung:

Die Oberarme werden weiter nach vorne gebracht, so daß der Winkel zwischen diesen und den Unterarmen mehr als 90° beträgt. Durch leichte Abduktion der Oberarme ist der Abstand beider Unterarme größer geworden. Die Hände sind halb geöffnet. Der Kopf wird senkrecht zur Unterlage und länger als 1 Minute gehalten.

Ende 5. Monat

Unterbricht den Unterarmstütz durch Abheben der Arme bei wiederholten Streckbewegungen der angehobenen Beine („Schwimmen").

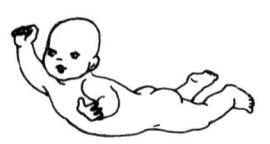

Ausführung:

Wie beim Neugeborenen

Beurteilung:

Die Rumpfstreckung erreicht die Lendenwirbelsäule. Das Hauptgewicht des Körpers ruht noch auf dem Leib. Der Unterarmstütz wird immer häufiger aufgegeben – zugunsten eines Schaukelns auf dem Bauch: Dabei werden Kopf, Brustkorb und Arme hochgehoben, während die Beine stoßartige symmetrische Streckbewegungen ausführen. Die Schultern sind retrahiert, die Arme gebeugt und die Hände leicht geöffnet. – Dieses Bewegungsmuster kann bei manchen Kindern nur über eine kurze Zeit (2–3 Wochen) beobachtet werden.

Bietet der Untersucher oder die Mutter dem Säugling ein attraktives Spielzeug von vorne an (etwa in Augenhöhe) und führt dieses in einer schräg nach oben verlaufenden Linie nach hinten, kommt es oft zum passiven Umkippen in die Rückenlage. Dies ist Folge des durch die Kopfdrehung entstandenen Gleichgewichtsverlusts. – Ein aktives Drehen vom Bauch auf den Rücken bildet sich erst um den 7. Monat aus.

Ende 6. Monat

a Abstützen mit gestreckten Armen auf die halb- oder ganz geöffneten Handflächen.
b Beim seitlichen Anheben der Unterlage Arm und Bein der höher liegenden Seite abduziert (Gleichgewichtsreaktion).

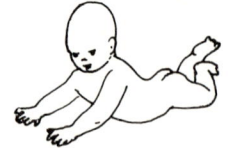

Ausführung:

a) Wie beim Neugeborenen

b) Die Matte wird parallel zur Längsachse des Kindes langsam bis 45° angehoben. In der Ausgangsposition sollten die Unterarme (Hände) abge-
stützt und die Beine leicht gestreckt sein.

Beim älteren Säugling wird der Verhaltenszustand besonders wichtig, da
die Untersuchung wegen Müdigkeit, Hungers oder Fremdelns des Kindes
scheitern kann. In vielen Untersuchungsgängen muß die Mutter aktiv mit
hinzugezogen werden.

Beurteilung:

a) Die gestreckten Arme stützen sich mit geöffneten Handflächen auf die
Unterlage, der Rumpf ist bis zur Lendenwirbelsäule gestreckt. Das
Körpergewicht liegt auf den Händen und der Symphysengegend, oft
jedoch noch auf der unteren Bauchpartie. Der Kopf steht in 45 bis 90° zur
Unterlage; die Ellbogen berühren diese nicht.

b) Bei seitlichem Anheben der Unterlage werden Arm und Bein der höher-
liegenden Seite entgegenstemmend abduziert (Gleichgewichtsreaktion). –
Die Fertigkeit muß an beiden Seiten vorhanden sein. – In unserer Stichprobe erreichten 90% der Kinder den Handabstütz in der 23. Woche und
die Gleichgewichtsreaktion in der 26. Woche.

Ende 7. Monat

a Hält einen Arm für wenigstens 3 Sekunden über der Unterlage. b Sprungbereitschaft der Arme vorhanden.	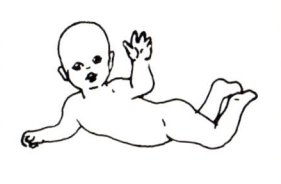

Ausführung:

a) Ein attraktives Spielzeug wird in Augenhöhe innerhalb der Reichweite
rechts bzw. links von der Mittellinie angeboten.

b) Bei der Prüfung der Sprungbereitschaft wird der beidseits am Rumpf
gehaltene Säugling hochgenommen und der Unterlage plötzlich angenä-
hert.

Optimaler Verhaltenszustand – auch beim älteren Säugling –: wach, interessiert. Nicht beurteilbar im schläfrigen und schreienden Zustand.

Beurteilung:

a) Beim Ergreifen eines dargebotenen Spielzeugs mit einer Hand übernimmt der andere Unterarm mit die Stützfunktion. Für eine positive Beurteilung dieser Fertigkeit muß der freie Arm mindestens 3 Sekunden in Schulterhöhe gehalten werden. (90% in der Stichprobe: 27. Woche).

b) Bei der Sprungbereitschaft sollten beide Arme gestreckt, die Hände halb oder ganz geöffnet und der Kopf rekliniert sein. (Synonyma: Fallschirmreaktion, Parachute-Reaktion). – Die beschriebenen Fertigkeiten müssen an beiden Seiten vorhanden sein.

Ende 8. Monat

Übergangsphase. 7. bzw. 9. Monat.

Beurteilung:

Im 8. Monat sind die Fortbewegungsversuche bereits in vollem Gange. Sie können häufig noch sehr individuell sein und oft dem typischen Bild des Robbens oder Krabbelns nicht zugeordnet werden. Vorherrschend ist mehr noch die Bewegung auf der Stelle, z. B. das Durchstrecken des gesamten Körpers. Dabei tragen für wenige Sekunden Hände und Füße (Knie) den Körper. Außerdem kann sich das Kind um die eigene Körperachse (Achse = senkrechte Linie durch den Nabel) drehen.

Ende 9. Monat

Robbt.

Ausführung:

Der Säugling wird auf ein Ende der Untersuchungsmatte gelegt, während die Mutter mit einem Lieblingsspielzeug am anderen Ende lockt.

Beurteilung:

Schleifende Fortbewegung mit Hilfe der gebeugten Arme und Ellbogen. Der übrige Körper wird auf der Unterlage nachgezogen. Die Beine sind meistens leicht gestreckt, können sich jedoch manchmal durch wenig ausgeprägte, alternierende Bewegungen am Robben beteiligen. Dieses Robben geschieht zuerst überwiegend seitlich („Herumschieben"), meist danach auch vorwärts. (90% in unserer Stichprobe konnten in der 39. Woche vorwärts robben). Die Phase des Robbens ist in der Regel kurz und dehnt sich überwiegend bei zerebral oder muskulär behinderten Kindern über einen längeren Zeitraum (mehr als 2 Monate) aus.

Ende 10. Monat

a Schaukelt auf Händen und Knien. b Krabbelt unkoordiniert. c Gelangt aus Bauchlage über Hüftbeugung und Rumpfdrehung zum Sitzen.	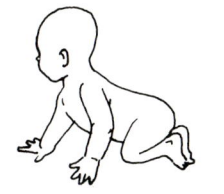

Ausführung:

Das Krabbeln wird ähnlich dem Robben im 9. Monat von der Mutter angeregt.

Beurteilung:

a) Aus dem Handstütz heraus schiebt sich der Säugling mit den Händen nach hinten, so daß das Gesäß auf die Unterschenkel zu liegen kommt. Beim Heben des Gesäßes durch mäßiges Strecken im Knie- und Hüftgelenk steht der Körper auf Händen und Knien (Vierfüßlerstand). In dieser Stellung ist ein Hin- und Herschaukeln in Längsrichtung zu beobachten. Infolge der noch labilen Haltung verliert der Säugling beim seitlichen Anstoßen noch häufig das Gleichgewicht.

b) Das beginnende Krabbeln ist noch unkoordiniert, geschieht also noch nicht in der „gekreuzten Koordination" (s. 11. Monat).

c) Aus Bauchlage oder Vierfüßlerstand gelangt das Kind spontan oder mit Festhalten an Möbeln (z. B. Laufstallgitter) über beide Seiten zum Sitzen. (In der Stichprobe gelang das Schaukeln auf allen Vieren ohne Umfallen 90% in der 40. Woche und das selbständige Aufsetzen aus der Bauchlage in der 42. Woche).

Ende 11. Monat

Krabbelt auf Händen und Knien mit gekreuzter Koordination.

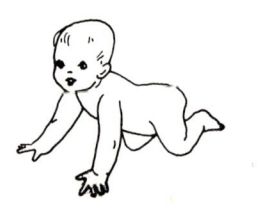

Ausführung:

Wie im 9. Monat

Beurteilung:

Das Krabbeln soll nunmehr koordiniert sein, d. h. das Kind bewegt sich in gekreuzter Koordination im Rhythmus: linkes Bein – rechter Arm – rechtes Bein – linker Arm usw. Bei zunehmender Balance wird die Fortbewegung schneller und flüssiger (90% in der Stichprobe: 46. Woche).

Ende 12. Monat

Sicheres Krabbeln.

Ausführung:

Wie im 9. Monat. Eine Anregung zum Krabbeln ist in diesem Alter in der Regel nicht mehr nötig.

Beurteilung:

Das einjährige Kind krabbelt gerne und mit sicherem Gleichgewicht. Die Kriterien für die Beurteilung des Krabbelns sind im 11. und 12. Monat dieselben.

Es kann nun zunehmend auch der sog. „Bärengang" beobachtet werden, eine Fortbewegung auf Händen und Füßen, die regelmäßig gesehen wird, wenn kleinere Hindernisse, wie z. B. Türschwellen, überwunden werden müssen.

Nach einigen Wochen wird die „reifere" Phase des Krabbelns an der nunmehr eingetretenen Plantarflexion erkennbar. Fußrücken und Unterschenkel berühren dabei die Unterlage. Ein längeres Verharren der Füße in Dorsalflexion wie auch ein deutliches Abheben der Füße von der Unterlage ist als feines Zeichen des noch persistierenden primitiven Haltungsmusters des STNR (symmetrisch-tonischer Halsreflex) pathologisch zu interpretieren. Ein solcher Befund soll unter den „Bemerkungen" auf dem Untersuchungsformular festgehalten werden.

Grundsätzliches zur Beurteilung

Die Beurteilung des motorischen Entwicklungsalters ist für den Pädiater von entscheidender Bedeutung, weil dies dem Erkennen nicht nur retardierter, sondern auch pathologischer Bewegungsabläufe dient.

Häufiger Grund für einen Rückstand des Krabbelalters ist eine unzureichende motorische Anregung, z. B. durch monatelanges Liegen in einem Stubenwagen (Wiege oder Körbchen, bei älteren Säuglingen Wippliege o. ä.). Die noch häufig anzutreffende einseitig bevorzugte Lagerung auf dem Rücken wirkt sicherlich in dieser Richtung nachteilig, vornehmlich bei adipösen Kindern.

Neben einem derartigen isolierten motorischen Rückstand kann ein solcher auch Ausdruck einer allgemeinen Entwicklungsverzögerung – z. B. beim Deprivationssyndrom – sein. Zuweilen kann auch ein zu langes Verweilen in einem mit Vorhängen bespannten Stubenwagen durch mangelnde psychosoziale und visuelle Anreize zu einem Zurückbleiben der gesamten psychomotorischen Entwicklung – wenigstens im frühen Säuglingsalter – führen.

Bei solchen, in der Regel leichten Fällen von Deprivation wird eine entsprechende Beratung der Mutter schnelle Besserung bringen.

Als weitere Ursache für eine Verzögerung des Krabbelalters ist an eine zerebrale Bewegungsstörung zu denken. Aus diesem Grund sollte bei jedem Rückstand grundsätzlich eine motoskopische oder kinesiologische Untersuchung durchgeführt werden. Wichtige Verdachtszeichen sind das Persistieren von primitiven oder pathologischen Bewegungsmustern, Tonusstörungen der Muskulatur sowie andere neurologische Symptome.

Ergibt die neurologische Untersuchung keinen pathologischen Befund, muß eine geistige Behinderung in Betracht gezogen werden. In diesem Fall handelt es sich um einen Teilaspekt einer allgemeinen psychomotorischen Retardierung.

Ferner kann ein Rückstand im Krabbelalter auch Folge einer sinnesphysiologischen Schädigung, z. B. Sehbehinderung, sein, so daß unter Umständen eine ophthalmologische Untersuchung veranlaßt werden muß.

Therapeutische Konsequenzen

Je nach Befund ergeben sich therapeutische Konsequenzen. In leichteren Fällen von motorischer Deprivation wird eine aufklärende Beratung meistens genügen. Nur in Ausnahmefällen benötigen diese oft schwergewichtigen und bewegungsarmen Säuglinge eine spezielle krankengymnastische Behandlung. Diese jedoch ist unbedingt notwendig bei Verdacht auf Vorliegen einer zerebralen Bewegungsstörung. Hier muß nach eingehender neuropädiatrischer Untersuchung eine Physiotherapeutin hinzugezogen werden.

Auch bei geistig behinderten Kindern ist dringend eine Frühtherapie angezeigt. Im motorischen Bereich hat sich auch hier eine physiotherapeutische Behandlung bewährt.

X. Diagnostik des „Sitzalters"

Der Fähigkeit des freien Sitzens geht eine monatelange, ontogenetisch programmierte, stufenweise Entwicklung voraus, die sich bis hin zum Neugeborenenalter zurückverfolgen läßt. Die monatliche Einteilung einer solchen Entwicklung ist im Prinzip immer etwas willkürlich, doch lassen sich einfache Parameter gerade auch für die praxisnahe Beurteilung des Sitzalters zu einer sinnvollen Reihe ordnen. Dies ist wichtig, um festzustellen, ob die Entwicklung des Sitzens pathologisch bzw. verzögert verläuft und ob gegebenenfalls weitere diagnostische bzw. therapeutische Maßnahmen einzuleiten sind.

Mit der Bestimmung des Sitzalters wird die Entwicklung des Aufrichtens in Rückenlage beurteilt. Kopfkontrolle, Hüftbeugung und Körperdrehung sind unabdingbare Voraussetzungen des normalen Sitzens. Deshalb werden diese Teilfunktionen bei der Bestimmung des Sitzalters in den folgenden Ausführungen immer wieder mitgeprüft. – Das Endziel der Entwicklung des Sitzens ist nicht nur die Fähigkeit, frei zu sitzen; sie ist erst abgeschlossen, wenn die Kriterien für den Langsitz (s. 10. Monat) erfüllt sind.

Verhaltenszustand

Bei der Untersuchung des Sitzalters muß der Säugling wach und möglichst lebhaft sein. Schreien und Widerwillen des Kindes beeinträchtigen die Beurteilung, Schläfrigkeit und Schlaf machen sie unmöglich.

Neugeborenes

a	Seitliche Kopfhaltung ohne Seitenbevorzugung.
b	Strampelt alternierend ohne Seitenbevorzugung.
c	Hebt Kopf in Sitzhaltung von vorne wiederholt für 1 Sekunde an.

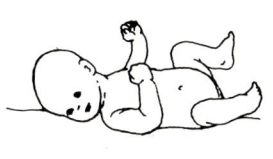

Ausführung und Beurteilung

a) In Rückenlage bleibt der Kopf meist noch nicht in Mittelstellung. Das Neugeborene dreht ihn abwechselnd auf die rechte bzw. linke Seite. Verformungen im Hinterkopfbereich, wie z. B. Kephalhämatom, Abplattung der Schädelkalotte sowie pathologische Veränderungen in der Halsmuskulatur können zu Bevorzugung der einen Seite oder gar zu fixierter Prädilektionshaltung des Kopfes nach einer Seite führen. Durch einen Opisthotonus wird die asymmetrische Kopfhaltung noch ausgeprägter.

b) Strampeln: Halten wir den Kopf des Neugeborenen in Mittelstellung, werden die Beine alternierend gleich kräftig und ohne Bevorzugung einer Seite gestreckt. Auf die Haltung der unteren Extremitäten ist besonders zu achten.

Während des gesamten Säuglingsalters gilt für das Strampeln folgende Faustregel:

Bei normaler Entwicklung der Beinmotorik werden die Oberschenkel abduziert und außenrotiert gehalten, während die Füße leicht dorsal- oder plantarflektiert sind. Beim spastischen Bewegungsmuster der unteren Extremitäten überwiegen Adduktion und Innenrotation an den Oberschenkeln, die Unterschenkel werden tonisch gestreckt und der Fuß extrem plantarflektiert (= Spitzfußhaltung).

c) Zieht man das an den Unterarmen gehaltene Neugeborene langsam zum Sitzen hoch, sinkt sein Kopf rückwärts. In der Sitzposition fällt dieser schlaff vorwärts, wird jedoch von vorne – meist über die Seite – wiederholt für 1 Sekunde angehoben. Dabei soll der Untersucher das Kind an den abduzierten Oberarmen halten und eine Unterstützung des Kopfes durch die Schultern vermeiden. Im Sitzen ist die gesamte Wirbelsäule des Neugeborenen nach hinten gebogen. – In unserer Stichprobe erfüllten alle (100%) zwischen dem 4. und 7. Lebenstag untersuchten Neugeborenen die oben beschriebenen Normen.

Ende 1. Monat

Hält Kopf in Rückenlage mindestens 10 Sekunden lang in Mittelstellung.

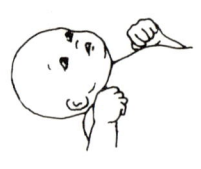

Ausführung:

Wie beim Neugeborenen.

Beurteilung:

Aus der Mittelstellung rollt der Kopf nicht mehr ständig auf die Gegenseite, sondern kann immer häufiger und auch länger in der Mitte gehalten werden.

Ende 2. Monat

Hält Kopf in Sitzhaltung wenigstens
5 Sekunden lang aufrecht.

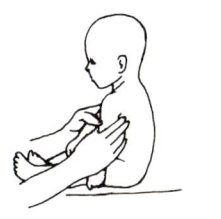

Ausführung:

Der Untersucher hält den Säugling an den leicht abduzierten Oberarmen im Sitzen.

Beurteilung:

Am Ende des 2. Monats soll der gesunde Säugling infolge des Labyrinthstellreflexes den Kopf für mindestens 5 Sekunden – auch wenn noch stark balancierend – aufrecht halten können. – Der Labyrinthstellreflex bewirkt die Kontrolle der Kopfhaltung im Raum: Der Kopf wird – unabhängig von der Körperlage – immer möglichst vertikal („Scheitel oben") eingestellt.

Ende 3. Monat

a Hält Kopf in Sitzhaltung wenigstens über
1/2 Minute aufrecht.
b Kopf sinkt bei Hochheben zur horizontalen
Schwebelage nicht nach hinten.

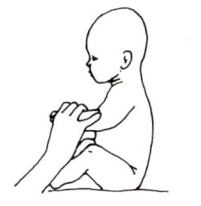

Ausführung:

a) Im Sitzen wie im 2. Monat.

b) In Schwebelage liegt der Säugling mit dem Rücken auf den Händen des Untersuchers, wobei nur der Rumpf unterstützt wird. In dieser Haltung wird der Säugling von der Unterlage langsam hochgehoben.

Beurteilung:

a) Der wache Säugling versucht, nunmehr praktisch bei jeder Änderung der Körperlage den Kopf nach der oben beschriebenen Regel vertikal im Raum einzustellen. Die zunehmende Kraft der Nackenmuskulatur ermöglicht ihm eine aufrechte Kopfhaltung für immer längere Perioden. Das Balancieren (Wackeln) des Kopfes ist noch deutlich. Im Sitzen ist die Halswirbelsäule bereits gestreckt, die kaudalen zwei Drittel der Wirbelsäule bleiben weiterhin rund und gebeugt. (In unserer Stichprobe konnten 90% der Säuglinge in der 13. Woche den Kopf im Sitzen für eine halbe Minute aufrecht halten).

b) Hebt der Untersucher das Kind in Schwebelage langsam hoch, so sinkt der Kopf nicht mehr sofort nach unten, sondern bleibt für mindestens 2 Sekunden in der Verlängerung der unterstützten Wirbelsäule.

Ende 4. Monat

Beim Traktionsversuch (langsames Heranziehen bis 45°) Anheben des Kopfes und der leicht gebeugten Beine.

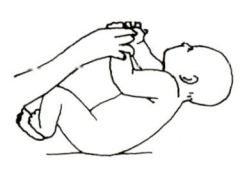

Ausführung:

Der Traktionsversuch ist unter der Bezeichnung „Hochziehen zum Sitzen" seit langem bekannt. Der Untersucher legt seine Daumen von der ulnaren Seite her in die Hände des ihm zugewandten Säuglings und umfaßt mit den anderen Fingern das distale Ende der Unterarme. Da beim Traktionsversuch der Handgreifreflex ausgenützt werden soll, darf der Handrücken nicht berührt werden. (Der exterozeptive Reiz vom Handrücken kann dem Greifreflex entgegenwirken). Das Kind soll bei Mittelstellung des Kopfes sehr langsam bis zu maximal 45° von der Unterlage hochgezogen werden (*Vojta*).

Beurteilung:

Der Kopf wird – mindestens zu Beginn der Traktion – mitgehoben, er kann jedoch nach einigen Sekunden zurücksinken. Die unteren Extremitäten werden in allen Gelenken leicht gebeugt (Hüfte abduziert) und reflektorisch einige Zentimeter über die Unterlage gehoben. Die Arme sind locker gestreckt bis leicht gebeugt.

Ende 5. Monat

<ul><li>a Hebt Kopf beim Traktionsversuch in Verlängerung der Wirbelsäule mit.</li><li>b Hält Kopf in Sitzhaltung auch bei seitlicher Neigung des Rumpfes aufrecht.</li></ul>	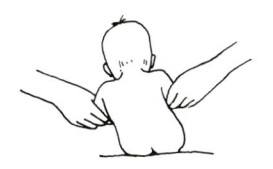

Ausführung:

a) Traktionsversuch wie im 4. Monat.
b) In Sitzposition: Der Untersucher hält den Säugling an den leicht abduzierten Oberarmen und neigt behutsam dessen Oberkörper zur linken und rechten Seite bis zu einem Winkel von 45° zur Unterlage. Die Reaktion ist vom Rücken des Kindes her besonders gut zu beobachten.

Beurteilung:

a) Der Kopf wird beim Traktionsversuch mindestens in der Verlängerung der Wirbelsäule gehalten.
b) Im Sitzen stellt er sich senkrecht ein, d. h. bei Schräglage des Körpers wird der Kopf zur Vertikalen gerichtet. Besteht eine deutliche Asymmetrie in der Kopfhaltung, soll dieser Befund unter den „Bemerkungen" des Untersuchungsformulars festgehalten werden.
Ein seitliches Abstützen der Arme ist in diesem Alter in der Regel noch nicht zu erwarten. Will der Untersucher diese Reaktion beobachten, muß

das Kind an den Schultern von oben her locker gehalten werden. (In unserer Stichprobe konnten 90% der Säuglinge in der 18. Woche den Kopf in Seitneige aufrecht halten und in der 19. Woche ihn bei Traktion mitheben).

Ende 6. Monat

|a| Beugt beide Arme im Traktionsversuch leicht an.
|b| Gute Kopfkontrolle in Sitzhaltung bei Neigung des Rumpfes nach allen Richtungen.

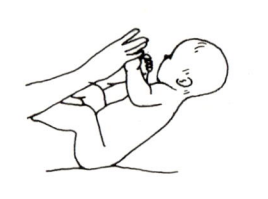

Ausführung:

a) Traktionsversuch wie im 4. Monat.

b) In Sitzposition hält der Untersucher den Säugling an den Schultern und neigt dessen Oberkörper nach vorne, hinten und nach beiden Seiten jeweils bis zu einem Winkel von 45° zur Vertikalen.

Beurteilung:

a) Das Kind hat bereits eine sichtbare Freude an der neuen Körperlage: Legt man die Daumen in seine Hände, ergreift es sie sofort und versucht, sich selbst emporzuziehen. Es adduziert die Oberarme und beugt die Unterarme zumindest zu Beginn des Traktionsversuches an. (In unserer Stichprobe 90% in der 26. Woche). Die meisten Säuglinge können den Kopf bereits so weit nach vorne beugen, daß das Kinn die Brust berührt.

b) Im Sitzen wird der Kopf bei der Neigung des Rumpfes in allen Richtungen aufrecht gehalten. Mit dieser sog. „guten Kopfkontrolle" ist im Sitzalter eine entscheidende Phase erreicht. (In unserer Stichprobe 90% in der 23. Woche).

Ende 7. Monat

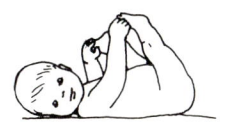

| a | Dreht sich aktiv vom Rücken in die Bauchlage. |
| b | Spielt in Rückenlage mit seinen Füßen (Hand-Fuß-Koordination). |

Ausführung:

a) Der Untersucher beobachtet den Säugling in Rückenlage. Die Körperwendung auf den Bauch wird mit Hilfe eines Spielzeuges stimuliert.

b) Kommt es nicht zu spontaner Berührung der Füße, darf der Untersucher diese oder die Knie mit der Hand des Kindes einige Male in Berührung bringen.

Beurteilung:

a) Das im 5.–6. Monat beginnende aktive Drehen vom Rücken in die Bauchlage ist im 7. Monat voll ausgebildet (90%: 29. Woche). Ohne eine schraubenförmige Bewegung zwischen Schultergürtel und Becken kann das aktive Drehen nicht als normal bewertet werden. Der Bewegungsablauf kann sowohl von kranial als auch von kaudal her beginnen. In den ersten Wochen nach Erwerb dieser neuen Fertigkeit dreht sich der Säugling meist nur nach einer Seite. Bei normaler Entwicklung soll jedoch diese Asymmetrie spätestens nach 6 Wochen – von der ersten aktiven Körperwendung gerechnet – überwunden sein.

b) Der Säugling ergreift die hochgeschwungenen Füße oder Knie und spielt mit diesen mindestens 3 Sekunden lang. Viele Kinder, besonders die sog. „Beuger-Typen", führen die Füße auch zum Mund. Die Hand-Fuß-Koordination setzt eine starke Beugung des Hüftgelenks voraus. Sie markiert gleichzeitig auch einen Schritt in der Entwicklung des Körperschemas. In unserer Stichprobe fanden wir bei 76% der Säuglinge bei der Halbjahresuntersuchung eine Hand-Fuß-Koordination. Die 90-Perzentile kann hier aus untersuchungstechnischen Gründen nicht angegeben werden.

Im 7. Monat können die Säuglinge – wenn hochgezogen – mit abgestützten Armen bereits einige Sekunden lang „sitzen". Der Rumpf darf dabei nach vorne nicht tiefer als 45° von der Unterlage geneigt werden, aber auch nicht zur Seite kippen. Für die Untersuchung und die Funktionelle Entwicklungsdiagnostik halten wir allerdings diese überwiegend passive und unsichere Haltung für weniger bedeutend.

Ende 8. Monat

|a| Zieht sich aus Rückenlage aus eigener Kraft an den angebotenen Fingern hoch.
|b| Sitzt wenigstens 5 Sekunden lang allein mit Abstützen nach vorne.

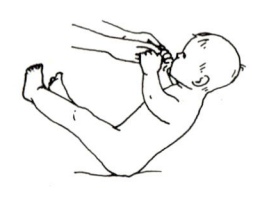

Ausführung:

a) Der Untersucher hält die Daumen oder die Zeigefinger etwa 25 cm entfernt quer über dem Brustkorb des Kindes („Finger-Reck"). Ergreift es die angebotenen Finger nicht spontan, dürfen diese – wie im Traktionsversuch – in seine Hände gelegt werden. Der Untersucher soll jedoch das Kind nicht mehr hochziehen, sondern seine vorgehaltenen Finger in der Ausgangsposition festhalten. Die Unterarme werden nicht mehr umfaßt.

Beurteilung:

a) Das Kind streckt seine Arme nach den angebotenen Fingern, ergreift sie und zieht seinen Rumpf an diesen klimmzugartig zum senkrechten Sitz hoch. (In der Stichprobe 90% in der 32. Woche). Der Kopf wird etwa in der Verlängerungslinie des Rumpfes gehalten, die Hüfte ist nur noch leicht gebeugt (Rumpf-Oberschenkel-Winkel größer als 120°), und die Beine sind meist leicht außenrotiert und locker gestreckt ohne Überkreuzung.

b) Nunmehr vermag der Säugling mindestens 5 Sekunden lang ohne Hilfe des Untersuchers zu sitzen, indem er mit einem oder beiden nach vorne abgestützten Armen das Gleichgewicht hält. (In der Stichprobe 90% in der 32. Woche). Sind die Schultern im Sitzen retrahiert, kann das Abstützen fehlen.

In diesem Alter kann noch eine typische Körperhaltung beobachtet werden: die sog. „liegende Gartenzwerghaltung". Das sich bereits beliebig und sicher drehende Kind bleibt oft auf einer Seite, indem es sich auf den unten liegenden Arm stützt. Der andere Arm ist für Manipulationen frei. Das oben liegende Bein wird zum grazilen Balancieren benützt. Je mehr geübt, um so sicherer wird das Gleichgewicht. Durch Abstützen auf die unten liegende Hand nähert sich der Rumpf der natürlichen Sitzhaltung. Damit ist die Gartenzwerghaltung eine wichtige Vorübung zum direkten Aufsitzen aus der Bauchlage.

Ende 9. Monat

Sitzt mindestens 1 Minute lang frei.

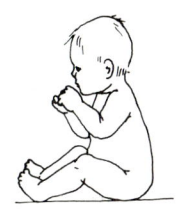

Ausführung:

Der Untersucher setzt das Kind auf eine harte, flache Unterlage, auf der die Beine aufliegen können (kein Stuhl!).

Beurteilung:

Der Säugling sitzt mindestens 1 Minute lang frei mit aufrecht gehaltenem Kopf. Der Rücken ist bis auf das kaudale Drittel gestreckt, die Beine abduziert und mehr oder weniger gebeugt. Damit ist das Ziel der Entwicklung des Aufrichtens aus Rückenlage vorerst erreicht. (In der Stichprobe 90% in der 39. Woche).

Eine leichte, noch physiologisch zu bezeichnende Lumbalkyphose sowie eine angespannte Konzentration beim Sitzen (*Peiper*) zeigen allerdings, daß die neu erworbene Funktion noch nicht vollkommen ist. Gleichgewichtsschwankungen werden durch rasches Abstützen der Arme in allen Richtungen ausgeglichen (*Milani-Comparetti* und *Gidoni*).

Ende 10. Monat

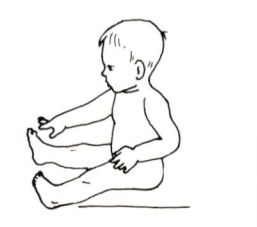

|a| Setzt sich aus Rückenlage mit Festhalten an Möbeln allein auf.
|b| Langsitz: sitzt frei mit geradem Rücken und locker gestreckten Beinen.

Ausführung:

a) Der Säugling soll sich aus Rückenlage an einem geeigneten Möbelstück (Stuhlbein, Laufstallgitterstab, Griff an der Wand etc.) allein zum Sitz hochziehen. Falls dies nicht spontan geschieht, soll er mit einem attraktiven Spielzeug zur gewünschten Bewegung animiert werden.
b) Wie im 9. Monat.

Beurteilung:

a) Das Kind kann sich nunmehr ohne Hilfe eines Erwachsenen aufsetzen. Dazu braucht es beide Hände und noch eine deutliche Anstrengung.
b) Langsitz: gerader Rücken (die gesamte Wirbelsäule ist gestreckt), mäßig abduzierte, leicht gebeugte bis locker gestreckte Beine, mäßig dorsalflektierte und leicht außenrotierte Füße. Der Rumpf steht im rechten Winkel zur Unterlage und kann im Sitzen ohne Gleichgewichtsverlust nach beiden Seiten gedreht werden. In dieser stabilen Sitzhaltung vermag das Kind über längere Zeit zu spielen. Will es einen außerhalb seiner Reichweite liegenden Gegenstand in seinen Besitz nehmen, dreht es sich meistens in den Vierfüßlerstand und krabbelt hin. Aus der Bauchlage oder dem Vierfüßlerstand gelingt es ihm, sich mit weniger Anstrengung aufzusetzen, als sich aus der Rückenlage hochzuziehen.
Bei all diesen lageändernden Bewegungen ist die außerordentliche Drehfreudigkeit des Kindes, die rotatorische Elastizität der Wirbelsäule zwischen Schultergürtel und Becken zu beachten.
(In unserer Stichprobe 90% für Aufsitzen aus Rückenlage: 43. Woche; für Langsitz: 43. Woche und für Drehen vom Sitzen auf den Bauch bzw. Vierfüßlerstand: 40. Woche).
Die angeführten zahlreichen, gut eingeübten Teilfunktionen des Sitzens beim gesunden Kind unterstreichen die Wichtigkeit einer besonders sorgfältigen Beurteilung des Sitzalters im 10. Lebensmonat.

Ende 11. und 12. Monat

Sicheres Gleichgewicht im Langsitz.

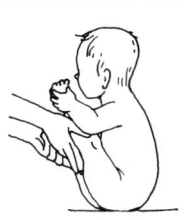

Ausführung:

Der Untersucher hebt langsam ein, dann beide Beine des Kindes im Langsitz bis zu 45° über die Unterlage.

Beurteilung:

Der Säugling beugt den Rumpf, streckt die Arme nach vorne und balanciert sicher auf der schmäler gewordenen Sitzbasis, ohne umzufallen. Wird er zur Seite oder etwas zu rasch nach hinten gekippt, so stützt er prompt mit gestrecktem Arm in die entsprechende Richtung ab. (In unserer Stichprobe 90% in der 47. Woche). Damit erreicht die Entwicklung des Sitzens im 1. Lebensjahr ihren Höhepunkt.

Grundsätzliches zur Beratung der Eltern

Die grobmotorische Entwicklung des Säuglings soll nicht durch umstrittene Hilfsmittel bzw. überholte Pflegegewohnheiten gestört werden. Ein gesundes Kind braucht nur genügend Bewegungsfreiheit und einen freundlich gestalteten Raum, um altersgerecht krabbeln, sitzen und stehen zu können. Wippliegen („Babysitter"), „Baby-Hopser", Lauflernstühle („Gehfrei"), aber auch enge Stubenwagen oder kleine Laufställe sind nicht von der Natur erfunden worden. Entwickelt sich ein Kind trotz dieser Hilfsmittel motorisch optimal, so ist das keineswegs diesen, sondern dem gesunden Organismus des Kindes zu verdanken.

Ist ein Säugling jedoch motorisch auch nur gering behindert, muß der beratende Arzt die Eltern auf die möglichen Folgen monatelanger Anwendung falscher bzw. ungeeigneter Hilfsapparate beim Kind aufmerksam machen. – Bezüglich der motorischen Deprivation im engen und behängten Stubenwagen verweisen wir auf das Kapitel „Diagnostik des Krabbelalters".

Die federnde Wippliege kann die Entwicklung des Sitzens negativ beeinflussen. Durch das Federn werden die Kinder angeregt, „mittels Extension des ganzen Körpers oft mit einem totalen Extensorspasmus mit Opisthotonus" zu schaukeln (*Aebi*). Der in der Wippliege festgebundene Säugling „verliert die Möglichkeit, seine motorischen Bedürfnisse auf natürliche Weise zu befriedigen". „Er wird aber dennoch durch die in der Nähe hantierende Mutter stark stimuliert und beginnt so unweigerlich, mit Extensorspasmen zu spielen. Lange genug in einem solchen Möbel angebunden, kann man Kinder beobachten, die bei vorhandenen Gleichgewichtsreaktionen im Sitzen mit 10–12 Monaten auch frei sitzend immer wieder zu wippen beginnen und wie Klötze nach hinten umfallen. Meistens lernen sie . . . besonders dann rasch sitzen, wenn sie häufig auf den Knien der Eltern sitzen dürfen, wo die bewegliche Sitzfläche beim ‚Reiten' die automatischen Gleichgewichtsreaktionen und Körperstellreflexe auf normalste Art und Weise kräftig fördert."

XI. Diagnostik des „Laufalters"

„Primitive Stützreaktion" – „Schreitautomatismus" – „Stehreaktion"

Bei der Bestimmung des Laufalters ist zu beobachten, daß die dem späteren Stehen und Gehen ähnelnden Bewegungsmuster der „primitiven Stützreaktion" und des „Schreitautomatismus" in den ersten Lebensmonaten primitiv-reflektorischer Natur sind und mit zunehmender Hirnreifung wieder erlöschen. Deshalb scheint auf den ersten Blick die Entwicklung des Laufens am Ende des 1. Lebensvierteljahres vorübergehend unterbrochen zu sein. Erst im 2. Lebensvierteljahr beginnt dann jene kontinuierliche Entwicklung, die über die sog. „Stehreaktion" (s. 9. Monat) mit dem Erlangen des freien Laufens ihren vorläufigen Höhepunkt erreicht.

Primitive Stützreaktion und Stehreaktion sind zwar in ihrem Erscheinungsbild recht ähnlich, müssen jedoch sorgfältig unterschieden werden, da sie völlig verschiedenen Entwicklungsstufen angehören. Während eine fehlende Stützreaktion bei einem 2 Monate alten Säugling als ein Zeichen der Reife gelten kann, muß eine fehlende Stehreaktion beim 10 Monate alten Säugling den Verdacht auf eine motorische Retardierung lenken.

Verhaltenszustand

Grundsätzlich gilt auch für die Diagnostik des Laufalters, daß ein waches, lebhaftes Kind optimal, ein schläfriges oder schlafendes Kind dagegen nicht beurteilt werden kann. In den ersten Lebensmonaten beeinträchtigt das Schreien des Säuglings den Untersuchungsgang wenig; etwa ab dem 5. Monat sollte jedoch auf eine ausgeglichene Stimmungslage geachtet werden.

Neugeborenes

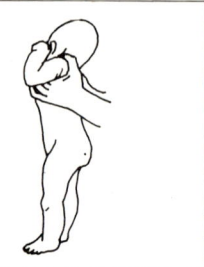

|a| Primitive Stützreaktion der Beine: Streckung von Hüfte und Knie beim Hinstellen.
|b| Bei wechselnder Gewichtsverlagerung automatische Schreitbewegungen.

Ausführung:

a) Das ausgezogene Neugeborene wird mit beiden Händen am Rumpf unter den Achselhöhlen gehalten und senkrecht auf beide Fußsohlen gestellt. Der Kopf wird dabei mit den Daumen bzw. Daumen und Zeigefinger (s. Bild) in Mittelstellung unterstützt, der Rücken ist dem Untersucher zugewandt.

b) Zur Prüfung der „automatischen (reflektorischen) Schreitbewegungen" wird – sollten diese nicht spontan erfolgen – der Körper in dieser Haltung leicht vorn übergebeugt und das Körpergewicht durch seitliches Neigen auf das linke und rechte Bein verlagert (s. Bild zu 1. Monat). Am besten läßt sich dieses Phänomen auf einer harten, glatten Unterlage (Untersuchungstisch) prüfen. Erfahrungsgemäß verstärkt ein zusätzlicher Kältereiz auf die Fußsohlen diese Reaktion.

Beurteilung:

a) Das gesunde Neugeborene zeigt die „primitive Stützreaktion der Beine" (*Peiper.*) – Synonyma in der angelsächsischen Literatur: supporting reaction, positive supporting –. Beim Hinstellen des senkrecht gehaltenen Säuglings auf die Fußsohlen kommt es zur Streckung mit Tonuserhöhung der Beine vor allem im Knie- und weniger im Hüftgelenk. Nicht selten setzt sich diese Streckung in den Rumpf- und Nackenbereich fort, so daß ein kurzes Aufrichten des Kopfes beobachtet werden kann. Bei dieser Reaktion sind die Füße dorsalflektiert und berühren mit der ganzen Sohle die Unterlage. Der Oberkörper ist dabei etwas nach vorne geneigt. Die Arme sind gebeugt und die Hände geschlossen.

b) In dieser Haltung sieht man infolge der unterschiedlichen Beinbelastung – spontan oder durch alternierendes Gewichtsverlagern provoziert – „automatische Schreitbewegungen" (marche automatique). Durch seitliches

Neigen des Rumpfes wird das mehrbelastete Bein infolge der primitiven Stützreaktion gestreckt. Das andere Bein wird in Hüfte und Knie gebeugt und – folgt man der Bewegung mit dem Rumpf – nach vorne auf die Unterlage gesetzt. Ein Verlagern des Gewichts auf dieses Bein führt zur Streckung, während das andere jetzt gebeugt wird.

Eine leichte Innenrotation der Füße kann dazu führen, daß die Beine (Füße) sich bei den alternierenden Schreitbewegungen überkreuzen und gegenseitig in der Bewegung hindern. Die Schreitbewegungen müssen an beiden Seiten gleich stark auftreten. – Die Arme verharren ohne wesentliche Mitbewegungen in Beugehaltung.

Bei müden, schläfrigen und hypotonen Neugeborenen sind diese Bewegungen meist nicht oder nur angedeutet vorhanden, während lebhafte, auch schreiende und hypertone diese meist spontan zeigen.

Ende 1. Monat

Wie beim Neugeborenen.	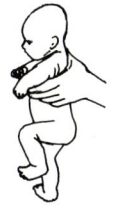

Ausführung:

Bei der Untersuchung muß auch hier auf die Mittelstellung des Kopfes geachtet werden. Bei Seitwärtsdrehung des Gesichts kann es bereits beim Neugeborenen, insbesondere aber beim gesunden jungen Säugling in den ersten Lebenswochen und -monaten, zum Erscheinungsbild des ATNR (asymmetrisch-tonischer Halsreflex) kommen: Streckung des dem Gesicht zugewandten Armes (und Beines) und Beugung des Hinterhauptarmes (-beines).

Beurteilung:

Im Laufe der ersten Lebenswochen kommt es infolge der Tonuszunahme zur deutlicheren Ausprägung der primitiven Stützreaktion der Beine und der reflektorischen Schreitbewegungen. Die Streckung in Hüfte und Kniegelenk nimmt zu, ebenso die Aufrichtung in Rumpf- und Nackenbereich. Der Kopf kann mehrere Male für 1 Sekunde gehoben werden. Die Arme sind gebeugt und die Hände gefaustet, die Füße bleiben noch dorsalflektiert.

Ende 2. Monat

Übergangsphase: Allmähliches Abklingen der Stützreaktion und des Schreitautomatismus.

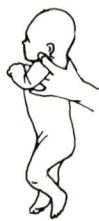

Ausführung:

S. Neugeborenes bzw. 1. Monat.

Beurteilung:

Primitive Stützreaktion und reflektorische Schreitbewegungen (s. Bild) sind im Abklingen begriffen, jedoch meist noch auszulösen. Rhythmus und Koordination des Schreitautomatismus haben nachgelassen, die Bewegungen sind weniger flüssig. Die Füße werden dabei langsamer von der Unterlage abgehoben und im Unterschied zum 1. Monat mehr plantarflektiert, so daß sie mehr mit den Zehenballen die Unterlage berühren. Der Kopf kann jetzt für wenigstens 2 Sekunden hochgehoben werden. (In unserer Stichprobe konnten 90% der Säuglinge in vertikaler Lage den Kopf für mindestens 2 Sekunden in der 6. Woche aufrecht halten.)

Ende 3. Monat

Berührt mit gebeugten Beinen die Unterlage.

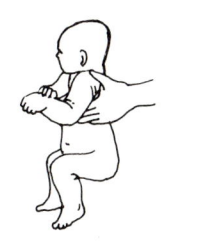

Ausführung:

S. Neugeborenes bzw. 1. Monat.

Beurteilung:

Stützreaktion und reflektorische Schreitbewegungen sind erloschen. Beim senkrechten Hinstellen des Säuglings auf die Unterlage bleiben die Beine gebeugt. Diese Entwicklungsstufe, in der keine Tendenz zum Abstützen der Beine mehr erkennbar ist, wird als „physiologische Astasie" (*A. Thomas* et al.) bezeichnet und kann nicht selten bis zum 5. und sogar 6. Monat dauern. Die Arme bleiben gebeugt und werden mehr nach vorne genommen.

Ende 4. Monat

Bei Berühren der Unterlage wiederholte Unterbrechung der Beugehaltung der Beine durch leichte Streckung vom Knie- und Sprunggelenk.

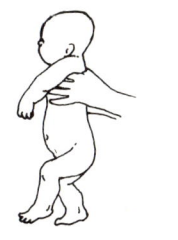

Ausführung:

Die beim Neugeborenen und jüngeren Säugling noch notwendige Unterstützung des Kopfes durch den Untersucher kann dank der ausreichenden Kopfkontrolle aufgegeben werden. Der Untersucher soll darauf achten, daß er mit seinen Finger- bzw. Daumenkuppen keinen Druck auf verschiedene Muskelpartien am Rumpf des Kindes ausübt. – Der Säugling kann jetzt auch dem Untersucher zugewandt sein.

Beurteilung:

Wie im 3. Monat verharren die Beine meist noch in Beugehaltung. Hält man das Kind vertikal hoch, ohne daß die Füße dabei die Unterlage berühren, werden diese an den Leib hochgezogen. Durch leichtes Strecken in Knie und Sprunggelenk ist ein kurzzeitiges Abstützen auf den Zehenballen möglich, das Körpergewicht wird jedoch noch nicht getragen. Der Kopf wird jetzt sicher in Mittelstellung gehalten. Die Arme sind gebeugt, die Hände bleiben halb geöffnet.

Die noch häufig anzutreffende Schablone des ATNR[1]) sollte in diesem Alter durch spontane Bewegungen überwindbar sein. Ein deutliches Persistieren dieses primitiven Musters über den 6. Monat hinaus muß als ein ernstes Zeichen einer sich pathologisch entwickelnden Motorik gedeutet werden.

Ende 5. Monat

Stützt sich auf die Zehenspitzen.

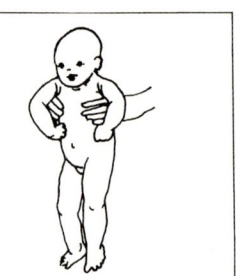

Ausführung:

Mit zunehmender Abstützfähigkeit der Beine wird der Säugling mit beiden Händen nur noch locker unter den Achseln gestützt.

Beurteilung:

Die Streckung in den unteren Extremitäten nimmt weiter zu. Eine noch leichte Beugung im Hüftgelenk (ca. 120°) bewirkt, daß ein Aufstellen auf die

---

1) Asymmetrisch-tonischer Halsreflex

Unterlage noch nicht im rechten Winkel gelingt. In der Regel stützt sich der Säugling auf die Zehen und zeigt dabei häufig das Phänomen des Zehenkrallens. Die Fußsohlen werden noch nicht belastet. (In der Stichprobe stemmten sich 90% der Säuglinge in der 20. Woche mit den Zehen gegen die Unterlage.) Die Arme sind locker gebeugt und die Hände ganz oder halb geöffnet.

Ende 6. Monat

[a] Streckt Beine in den Knien und leicht in der Hüfte, wobei das Körpergewicht mindestens für 2 Sekunden übernommen wird. [b] Zwischendurch Aufsetzer des Fußes auf ganzer Sohle.	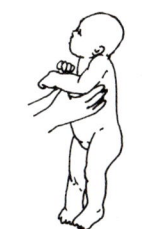

Ausführung:

Wie im 5. Monat

Beurteilung:

Die Kniegelenke ... treckt. Die Streckung im Sprunggelenk wird etwas geringer, ... n jungen Säugling gelingt, das ganze Körpergewicht für 1 S ... en Fußsohlen zu tragen. (In unserer Stichprobe 90% in der 2 ... abei bilden Rumpf und untere Extremitäten noch keine gerad ... ern durch die noch geringe Hüftbeugung wird ein Vornüberb ... erkörpers beobachtet. Ein Zehenkrallen ist zu diesem Zeitp ... aubt.

Ende 7. Monat

Federt (= tanzt) am Rumpf gehalten auf harter Unterlage.

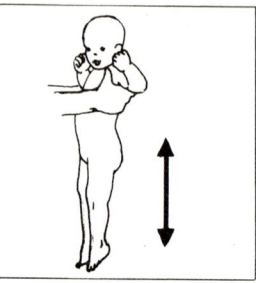

Ausführung:

Beim Federn soll der Untersucher der Bewegung locker nachgeben und darf – wenn nötig – durch Heben und Senken dieses Bewegungsmuster anregen. Es ist ratsam, die Mutter bei diesem und den folgenden Untersuchungsgängen aktiv mit einzubeziehen.

Beurteilung:

Die Streckung im Kniegelenk und die noch leichte Anbeugung im Hüftgelenk bleiben bestehen. Die Streckung in den Sprunggelenken wird zunehmend geringer.

Etwa ab 7. Monat sieht man das typische Bild des „Tanzens" am häufigsten: Hier wird die oben beschriebene Streckhaltung der Beine plötzlich unterbrochen, das Kind geht halb oder ganz in die Hocke, und von da stößt es sich durch Streckung in Hüfte, Knie- und Sprunggelenken sofort wieder ab. Dieses abwechselnde Beugen und Strecken wird oft in erstaunlichem Tempo vollführt. Das neue Bewegungsspiel scheint dem Säugling viel Spaß zu bereiten. – In unserer Stichprobe fanden wir das Tanzen bei 72% der Säuglinge bereits bei der Halbjahresuntersuchung. Die 90-Perzentile kann hier aus untersuchungstechnischen Gründen nicht angegeben werden. – Die Aufgabe ist erfüllt, wenn das Kind mindestens einmal in die Hocke- oder Halbhockestellung hinunterfedert und sich aus eigener Kraft wieder aufrichtet. Dagegen ist es kein Federn, wenn das Kind lediglich den Rumpf vornüberbeugt und aufrichtet, während die Beine ständig gestreckt bleiben.

Ende 8. Monat

Übergangsphase, s. 7. und 9. Monat.

Beurteilung:

Das Stehen auf beiden Fußsohlen ist in diesem Monat meist schon vorhanden. Die Hüftgelenke sind noch leicht gebeugt.

Ende 9. Monat

Steht mit voller Gewichtsübernahme an den Händen gehalten für wenigstens eine halbe Minute.

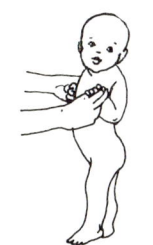

Ausführung und Beurteilung:

Hält der Untersucher (Mutter) den Säugling an den Händen, wird das gesamte Körpergewicht für mindestens eine halbe Minute übernommen. (In unserer Stichprobe 90% der Säuglinge in der 37. Woche). Nunmehr werden beide Fußsohlen voll belastet.

Mit dieser sogenannten Stehreaktion (standing reaction – *Gesell* und *Amatruda*) findet der Aufrichtungsmechanismus von Rumpf und unteren Extremitäten seinen vorläufigen Abschluß. Der Körper bildet jetzt eine bereits stabile Säule, die an Tragfähigkeit in den folgenden Monaten stetig zunimmt. – Ein Zehenkrallen sollte spätestens zu diesem Zeitpunkt verschwunden sein. Mit der Entwicklung der Stehreaktion geht eine Abschwächung des Fußgreifreflexes parallel. Steht ein Kind mit 9 Monaten noch überwiegend auf den Zehenspitzen, so ist das als Verdachtzeichen unter den „Bemerkungen" des Untersuchungsformulars einzutragen. – Steht der Säugling mit überkreuzten Beinen in einem schwer pathologischen Muster, dann gilt die Aufgabe als nicht erfüllt.

Bei hypotonen Säuglingen tritt die Stehfähigkeit oft verzögert auf. Diese Kinder können das Körpergewicht im 9. Monat noch nicht in der oben beschriebenen Weise übernehmen.

Ende 10. Monat

Steht selbständig mit Festhalten.

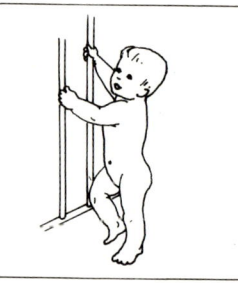

Ausführung und Beurteilung:

Die zunehmende Tragfähigkeit der Beine ermöglicht es dem 10 Monate alten Säugling – wenn hingestellt –, sich länger als eine halbe Minute an Möbeln oder geeigneten Gegenständen festzuhalten. (90% unserer Stichprobe in der 40. Woche.) Bietet der Untersucher seine Hände zum Festhalten an, gelingt es dem Säugling, sich aus dem Sitz aufzustellen. (In unserer Stichprobe 90% in der 40. Woche.)

Ende 11. Monat

a) Zieht sich an Möbeln selbständig zum Stehen hoch.
b) Alternierende Schreitbewegungen auf der Stelle und zur Seite.
c) Macht Schritte vorwärts, an beiden Händen gehalten.

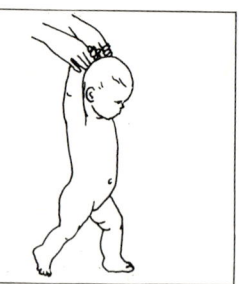

Ausführung:

a) und b) Der Säugling wird in unmittelbare Nähe eines geeigneten Möbelstücks (z. B. Stuhl, Laufstall) gesetzt und mit einem Spielzeug zum Aufstehen animiert.

114

c) Zur Prüfung der Schreitbewegungen vorwärts ergreift der Untersucher (Mutter) beide Hände oder Handgelenke des Säuglings und ermuntert ihn zu Schritten.

Beurteilung:

a) Aus dem Sitzen bzw. Vierfüßlerstand (Krabbelstand) kommt der Säugling durch Festhalten am Möbelstück selbständig zum Stehen. Aus der knienden oder halbknienden Haltung heraus bringt er ein Bein nach vorne, setzt den Fuß auf und zieht sich durch Streckung der Beine an den Händen hoch. (In der Stichprobe 90% in der 44. Woche.) Diese Fertigkeit muß beiderseits beherrscht werden.

b) Die zunehmende Stabilität, die bisher rein statischer Natur war, erlaubt durch alternierende Gewichtsverlagerung die ersten Schreitbewegungen auf der Stelle und zur Seite. (In der Stichprobe 90% in der 45. Woche).

c) Beim Ergreifen der Hände oder Handgelenke kommt es zu den ersten Gehversuchen. Diese sind noch zögernd, unsicher und breitbeinig. Die Beine sind in Abduktion und geringer Außenrotation und bleiben bei den Schrittbewegungen noch locker gestreckt. Die Füße werden leicht außenrotiert auf der ganzen Sohle belastet. (In der Stichprobe konnten 90% der Säuglinge in der 48. Woche, an beiden Händen gehalten, einige Schritte vorwärtsgehen).

Ende 12. Monat

a Geht an Möbeln entlang. b Macht Schritte vorwärts, an einer Hand gehalten.	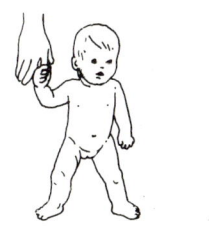

Ausführung:

a) Wie im 11. Monat a) und b).

b) Das Kind wird nur noch an einer Hand gehalten.

Beurteilung:

a) Mit vollendetem 1. Lebensjahr wird das Entlanggehen an Möbeln nach beiden Seiten sicher beherrscht (90% der Säuglinge in der 49. Woche).

b) Infolge der zunehmenden Körperbeherrschung wird das Gehen an einer Hand möglich (90% der Säuglinge in der 52. Woche). Auch hier kommen die ersten Schritte noch zögernd und breitbeinig. Bein- und Fußhaltung entsprechen der im 11. Monat. – 59% (!) unserer einjährigen Säuglinge konnten bereits frei gehen.

Grundsätzliches zur Beurteilung

Die hier gegebene zeitliche Unterteilung der Entwicklungsstufen für das Laufalter ist insbesondere beim jungen Säugling (4.–6. Monat) kritisch zu sehen. Durch die beträchtliche Schwankungsbreite im Auftreten der physiologischen Astasie bleiben die Kriterien für eine exakte Beurteilung unscharf. Dadurch wird die Diagnose einer eventuell retardierten oder pathologischen Motorik zu diesem Zeitpunkt erschwert, wenn der Untersucher nicht über genügend Erfahrung im Erkennen abnormer Bewegungsmuster verfügt. In aufrechter Haltung weist folgende typische extreme Streckschablone auf eine präspastische bzw. spastische Entwicklung hin:

Beine in hypertoner und bewegungsarmer Streckhaltung, Adduktion und Innenrotation mit Überkreuzungstendenz sowie Spitzfußhaltung. Grundsätzlich gilt, daß die Überkreuzung der Beine bei gestreckten Knien (!) immer einen auffälligen Befund darstellt. In diesem Fall ist die Diagnostik des Laufalters durch eine eingehende motoskopische oder kinesiologische Untersuchung zu ergänzen. Eine Fehldiagnose läßt noch am ehesten der 5–7 Monate alte Säugling zu, da bei diesem eine ausgesprochene Strecktendenz der Beine – nicht aber Überkreuzungstendenz – und Plantarflexion der Füße noch physiologisch sind.

Wird der ältere Säugling (etwa ab 6. Monat) in der sogenannten axillaren Hängereaktion untersucht (nach *Vojta* wird das Kind dabei unter den Achselhöhlen senkrecht in der Luft gehalten), kann dieses pathologische Bewegungsmuster besonders klar gesehen und eine eventuelle Überkreuzungstendenz der Beine verdeutlicht werden. Durch Schaukeln nach vorne und hinten bei vertikaler Haltung kann aus einem seitenungleichen Pendeln der Beine eine etwaige hemiparetische Entwicklung frühzeitig erkannt werden.

XII. Diagnostik des „Greifalters"

Während das Krabbel-, Sitz- und Laufalter das Maß der Entwicklung der sogenannten „groben Motorik" angeben, steht bei der Bestimmung des „Greifalters" die Feinmotorik (Handmotorik) im Mittelpunkt.

Das Endziel der Entwicklung des Greifens ist das willkürliche koordinierte Greifen. Diese Entwicklung wird – wie das Laufen – von einer primitiv-reflektorischen Phase („Handgreifreflex") eingeleitet. Erst nach zunehmender Hemmung dieses Reflexes kann von einer kontinuierlichen Entwicklung des willkürlichen Greifens gesprochen werden.

Zwei Faustregeln veranschaulichen die Entwicklung der Feinmotorik:
1. Die Reifung der Greifbewegung schreitet von den gröberen Muskeln der Schulter und des Oberarms zu den feineren des Handgelenks, Daumens und Zeigefingers vorwärts (*Halverson*).
2. Der Gegenstand wird zuerst mit der inneren Hand (Handfläche) ergriffen. Von hier „wandert" er im Laufe der Entwicklung allmählich zu den Fingerspitzen und gleichzeitig radialwärts zum Zeigefinger und Daumen (*Castner*) (Abb. 17).

Verhaltenszustand: Bei der Untersuchung des Greifalters muß der Säugling völlig wach sein. Optimal ist ein reges Interesse für die Umgebung, das allerdings erst im 2. Lebensquartal ausgeprägt wird und auch starken individuellen Schwankungen unterliegt. – Bei einem schreienden oder schläfrigen Säugling darf die Feinmotorik auf keinen Fall beurteilt werden.

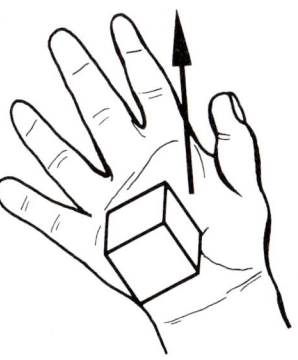

Abb. 17. Die Abbildung soll kenntlich machen, wie im Laufe der Greifentwicklung der Gegenstand von der inneren Hand allmählich zu den Fingerspitzen und gleichzeitig radialwärts zum Zeigefinger und Daumen „wandert".

Neugeborenes

|a| Hände überwiegend geschlossen.
|b| Ausgeprägter Handgreifreflex.

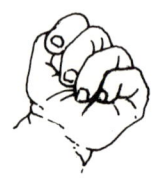

Ausführung:

a) Das ausgezogene Neugeborene liegt auf dem Rücken. Seine Bewegungen werden zunächst mindestens 2 Minuten lang beobachtet.

b) Zur Auslösung des Handgreifreflexes ergreift der Untersucher den gebeugten Unterarm des Neugeborenen scherenartig mit je zwei Fingern. Sein Daumen liegt auf der volaren Seite. Mit dem Zeigefinger fährt er über das Handgelenk auf den Handrücken, indem er die Hand des Kindes unter leichtem Druck zur volaren Seite beugt. Wenn nötig, soll der Handrücken mehrmals gestreift werden. Während dieser Manipulation öffnen sich die Finger des Neugeborenen, und der Untersucher kann seinen Daumen oder Zeigefinger von der ulnaren Seite her in den Handteller schieben. Nun wird der Greifreflex durch einen leichten Druck auf die Fingergrundgelenke ausgelöst. Der Handrücken darf jetzt nicht mehr berührt werden, denn der exterozeptive Reiz vom Handrücken wirkt dem Greifreflex entgegen. Der Kopf des Neugeborenen soll während der Reflexauslösung in Mittelstellung gehalten werden.

Beurteilung:

a) Die geschlossene Hand ist ein Teil der totalen Beugehaltung des wachen gesunden Neugeborenen (s. Diagnostik des „Krabbelalters"). Der Daumen ist eingeschlagen und der 2.–5. Finger gebeugt. Während des Trinkens verstärkt sich die Beugehaltung an allen Extremitäten, jedoch ist sie an den Armen am deutlichsten zu beobachten. Unmittelbar nach der Mahlzeit ist das Neugeborene für die Untersuchung des Greifens nicht mehr in optimalem Verhaltenszustand. – Es ist noch anzumerken, daß das Neugeborene während der reflektorischen Brustsuchbewegungen mit dem Mund öfter seine eigene Hand „findet". Es beginnt, daran sofort zu saugen – bis es sie durch eine Bewegungswelle wieder verliert. Dieses „Nuckeln" an der eigenen Hand hat mit der späteren Hand-Mund-Koordination (s. 4. Monat) nichts zu tun.

b) Der Handgreifreflex besteht aus einem prompten reflektorischen Hand-schluß und einem nachfolgenden tonischen Festhalten auf den oben beschriebenen Reiz hin (*Halverson*). Er muß auch bei unreifen, aber im übrigen gesunden Neugeborenen vorhanden sein. Erfahrungsgemäß hält der tonische Faustschluß mindestens 5 Sekunden lang an. – In unserer Stichprobe konnten wir den Handgreifreflex bei allen wachen gesunden Neugeborenen (100%) auslösen. Fehlen oder eine deutliche Asymmetrie ist stets pathologisch; in solchen Fällen gilt die Fertigkeit als nicht erfüllt.

Ende 1. und 2. Monat

Übergangsphase:
Hände häufiger leicht geöffnet.

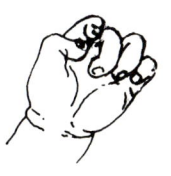

Ausführung:

Wie beim Neugeborenen

Beurteilung:

Nur während einer längeren (mehrminutigen) Beurteilung kann der Untersu-cher abschätzen, ob die Hände des jungen Säuglings noch überwiegend, d. h. fast ständig geschlossen sind. – Die totale Beugehaltung nimmt im 2. Monat an Ausprägung rapide ab. So wird auch die geschlossene Handhaltung immer häufiger unterbrochen. Die Perioden, in denen die Hand leicht geöffnet bleibt, verlängern sich zunehmend.

Auch wenn solche Abschätzungen immer subjektiv sind, kann sich der ein wenig geübte Untersucher ein orientierendes Urteil über die Entwicklungs-phase, eventuelle pathologische Grenzbefunde oder Asymmetrien bilden. Besteht ein ständiger Faustschluß, auch wenn nur an einer Seite, dann hat der Säugling ein Greifalter von 1 Monat noch nicht erreicht.

Ende 3. Monat

Bewegt halbgeöffnete Hand in Richtung auf einen vorgehaltenen roten Gegenstand zu.

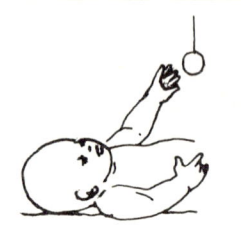

Ausführung:

Der Säugling liegt auf dem Rücken. Der Untersucher hält ihm einen roten Gegenstand (Rassel oder Greifring; Mindestdurchmesser 5 cm) etwa 25 cm vor das Gesicht und bewegt diesen leicht. Nach unseren Erfahrungen reagieren die Säuglinge auf die rote Farbe schneller als auf Blau, Gelb oder Grün. Wenn nötig, darf die Prüfung mehrmals wiederholt werden.

Beurteilung:

Ist die Aufmerksamkeit des Kindes geweckt (Fixieren!), bewirkt das Sehen eines Gegenstands eine heftige Reaktion des ganzen Körpers: lebhafte Bewegungen mit allen Extremitäten. Der Säugling ist aber auch bereits imstande, beide Hände in Richtung auf den Gegenstand hin zu bewegen. Genauer: Die Arme bewegen sich nicht mehr nur unkoordiniert im lateralen Bereich, sondern werden auch in den medialen Bereich gebracht. Die Hände sind bei diesen ersten primitiven „Greifversuchen" leicht geöffnet. – Die Fertigkeit muß beiderseits beherrscht sein. Eine Berührung („Antippen") des Gegenstands ist möglich, aber nicht erforderlich.

Ende 4. Monat

a | Hände überwiegend halb geöffnet.
b | Hände spielen miteinander.
c | Steckt Spielzeug in den Mund (Hand-Mund-Koordination).

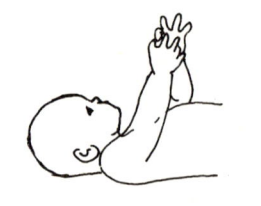

Ausführung:

a) und b) Der auf dem Rücken liegende Säugling soll zunächst mindestens zwei Minuten lang beobachtet werden. Kommt es nicht zu spontaner Zusammenführung der Hände, dürfen diese vom Untersucher miteinander in Berührung gebracht werden.

c) Zur Prüfung der Hand-Mund-Koordination wird dem Säugling in diesem Alter am besten eine Holzkugel (Durchmesser 28 mm) vorgezeigt und in die Hand gelegt. Falls er diese Kugel nicht von selbst zum Mund führt, darf der Mund des Kindes mit seiner Hand einige Male berührt werden.

Beurteilung:

a) Der 4 Monate alte Säugling hält die Hände bereits überwiegend halb geöffnet. Er vermag die Hände vor das Gesicht zu bringen und – infolge der zunehmenden Akkomodationsfähigkeit – diese wohl als sich bewegende „Gegenstände" zu betrachten. (In unserer Stichprobe 90% der Säuglinge in der 14. Woche).

b) Das Erreichen der Mittellinie wird durch die gegenseitige Berührung beider Hände markiert. Die halb geöffneten Hände greifen leicht ineinander und „spielen" mindestens 3 Sekunden lang miteinander (s. Bild). (In der Stichprobe 90% in der 16. Woche).

c) Die in der Hand gehaltene Holzkugel wird in diesem Alter zum Mund geführt und durch Lippen und Zunge „betastet". – Die Aufgabe ist mit beiden Händen zu erfüllen. – Dreht das Kind den Kopf zur Seite und möchte den Gegenstand von der Seite her in den Mund nehmen, muß der erhöhte Strecktonus der ATNR-Schablone[1]) am „Gesichtsarm" beliebig unterbrochen werden können.

---

1) Asymmetrisch-tonischer Halsreflex.

Ende 5. Monat

Führt Hand zum Spielzeug und berührt es.

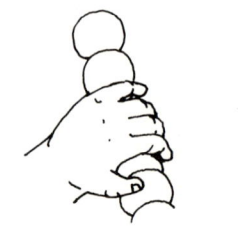

Ausführung:

S. 3. Monat. Einer der erwähnten Gegenstände (Rassel, Greifring) soll unbedingt innerhalb der Reichweite des Säuglings (maximal 25 cm vor dem Brustkorb) möglichst ruhig gehalten werden.

Beurteilung:

Die stoßartigen Bewegungen auf den Gegenstand zu erfolgen noch überwiegend mit beiden Armen. Sie sind zwar noch unkoordiniert und „dyston", jedoch bereits gezielter, so daß der Gegenstand mit den geöffneten Händen auch berührt wird. Das ist die erste, deutlich erkennbare Stufe der sog. Augen-Hand-Koordination, die sich in den nächsten Monaten ständig verfeinert. (In unserer Stichprobe 90% in der 18. Woche).

Ende 6. Monat

a Ergreift angebotenes Spielzeug gezielt.
b Palmares Greifen: mit ganzer Handfläche und gestrecktem Daumen.
c Wechselt Spielzeug zwischen den Händen aus.

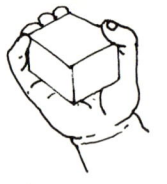

Ausführung:

a) und b) Der Säugling liegt auf dem Rücken oder wird von der Mutter in Sitzposition auf dem Schoß gehalten. Dabei sollen die Arme frei bewegt werden können (s. auch 7.–8. Monat). Der Untersucher bietet dem Kind innerhalb der Reichweite einen roten Holzwürfel (Kantenlänge 30 mm) aus dem Testbesteck an. Der Würfel soll entweder auf dem Handteller des Untersuchers liegen oder zwischen Daumen und Zeigefinger gehalten werden. Um die Aufmerksamkeit des Kindes zu wecken, sollen eventuell zwei Würfel aneinander geklopft werden. Es sind mehrere Greifversuche erlaubt; der Gegenstand darf jedoch nicht in die Hand des Kindes gelegt werden. Der Würfel ist zwar für den Säugling kein attraktives Spielzeug, eignet sich aber für Testzwecke wegen der einfachen Standardisierungsmöglichkeit gut.

c) Nachdem der Säugling den Würfel ergriffen hat, wartet der Untersucher ab, bis er diesen zwischen beiden Händen auswechselt. – Dabei soll beachtet werden, daß viele Säuglinge in diesem Alter eine Hand für das Greifen etwas bevorzugen. Der Würfel wird aus der seltener gebrauchten Hand rascher in die andere übernommen als umgekehrt. Sollte er ständig nur zum Mund geführt werden, lenkt man das Kind am besten durch einen Schnuller davon ab.

Beurteilung:

a) Der halbjährige Säugling greift überwiegend nur noch mit einer Hand gezielt nach dem angebotenen Gegenstand. Die Hand ist offen und der Handteller nach unten gewendet (Pronationsstellung) (*Vojta*). Das rechtzeitige Abbremsen der Armbewegung beim Berühren des Gegenstands einerseits und das nachfolgende Ergreifen andererseits markieren einen wichtigen Meilenstein in der Augen-Hand-Koordination.

b) Palmares Greifen (s. Bild). Der Holzwürfel wird durch alle Finger und den gestreckten Daumen gegen die Handfläche gedrückt und einige Sekunden lang gehalten. Beteiligt sich der Daumen am Greifen nicht (bleibt überwiegend gebeugt, „eingeschlagen"), dann kann man noch nicht von einem palmaren Greifen sprechen. – Bei der Untersuchung sollen beide Hände gesondert sorgfältig beobachtet werden.

c) Der Spielzeugwechsel zwischen den Händen erfordert eine weitere koordinative Leistung: Während die nehmende Hand den Holzwürfel bereits hält, soll die gebende Hand ihn innerhalb von 5 Sekunden loslassen. Die Hände erfüllen also gleichzeitig zwei unterschiedliche Funktionen!

Der Handgreifreflex ist mit vollendetem 6. Monat erloschen oder zumindest nur noch als kurze, schwache Flexion der Finger nachweisbar. Würde er noch deutlicher persistieren, könnte das Kind den ergriffenen Würfel beim Auswechseln im richtigen Moment nicht loslassen.

Für die Beurteilung genügt es, wenn der Spielzeugwechsel zwischen beiden Händen mindestens in einer Richtung beobachtet wird. Dies muß jedoch ohne Einbeziehung der Unterlage oder anderer Körperteile des Kindes (z. B. des Mundes als „dritte Hand"!) erfolgen.

Die oben beschriebenen Fertigkeiten beobachteten wir bei 90 % der Säuglinge in unserer Stichprobe bei der Halbjährigenuntersuchung. Das palmare Greifen war in 100 % vorhanden.

Ende 7. und 8. Monat

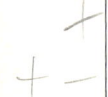

| a | Ergreift mit beiden Händen je einen Würfel und hält sie kurzfristig willkürlich fest. |
| b | Nimmt Scheibchen mit Fingern und gestrecktem Daumen ohne Berührung des Handtellers. |

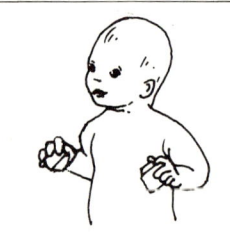

Ausführung:

a) Kind in Rückenlage oder auf dem Schoß der Mutter. Innerhalb seiner Reichweite wird ihm für jede Hand ein roter Holzwürfel gleichzeitig angeboten. (Das Anbieten der Würfel geschieht in derselben Weise wie im 6. Monat). Greift das Kind nicht gleich auch nach dem zweiten Würfel, darf der Untersucher diesen zur Anregung an der Hand des Kindes streifen.

b) Mit dieser Aufgabe wird die Greifweise genau geprüft. Der Untersucher hält ein rundes Plastikscheibchen (Durchmesser 25 mm) zwischen Daumen und Zeigefinger und bietet dieses dem Kind an. Er soll darauf achten, daß es vom Kind nicht heruntergeschluckt wird.

Beurteilung:

a) Im 6. Monat fällt noch der erste Würfel sofort aus der Hand, sobald der zweite mit der anderen Hand ergriffen wird. Bis Ende des 8. Monats vermag das Kind mit beiden Händen je einen Gegenstand gleichzeitig für einige Sekunden zu halten. (In unserer Stichprobe 90 % in der 32. Woche). Damit ist in der doppelseitigen Koordination ein Meilenstein erreicht: Der Säugling kann sich bereits auf beide Hände – auch wenn noch primitiv und nur kurzfristig – gleichzeitig „konzentrieren".

b) Das angebotene dünne Scheibchen wird mit mehreren gebeugten Fingern und dem gestreckten Daumen ergriffen. Es wird nicht mehr gegen den Handteller gepreßt: Es liegt mehr radial und näher den Fingerspitzen (distal). – Diese Fähigkeit soll von beiden Händen beherrscht sein.

Die in den „Entwicklungsphysiologischen Tabellen für das Säuglingsalter" von *Hellbrügge* und *Pechstein* enthaltene Unterteilung, nach der das oben beschriebene doppelhändige „Würfel-Greifen" als beginnende Daumen-Zeigefinger-Opposition für das Ende des 8. Lebensmonats angegeben wurde, können wir aufgrund unserer bisherigen Untersuchungsergebnisse nicht bestätigen. Die Entwicklung beider Funktionen ist so fließend, daß hierbei zwischen dem 7. und 8. Monat nicht exakt unterschieden werden kann.

Ende 9. Monat

Läßt Gegenstand absichtlich fallen.

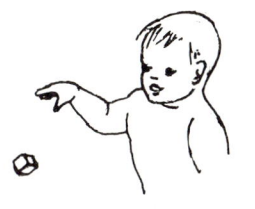

Ausführung:

Der Säugling wird von der Mutter in Sitzposition auf dem Schoß gehalten. Der Untersucher bietet ihm mehrere Würfel an und läßt einen vor dem Kind mehrmals so fallen (nicht werfen!), daß ein Geräusch entsteht. Es ist nicht gut, dem Kind die Würfel einfach auf den Tisch zu legen oder sie auf der Hand anzubieten, weil dadurch das Kind zum schwungvollen „Wegwischen" verlockt werden kann. So würde der Versuch sein Ziel verfehlen. – Es empfiehlt sich nicht, statt der Würfel attraktives Spielzeug anzubieten, denn das Kind kann davon längere Zeit fasziniert sein. Das Vormachen durch den Untersucher nützt die in diesem Alter bereits beachtliche Nachahmungsfreudigkeit des Säuglings aus.

Beurteilung:

Die Aufgabe ist erfüllt, wenn das Kind den Gegenstand ohne dystonische Arm- oder Handbewegung durch absichtliches Öffnen der Hand „einfach" fallen läßt. Der Gegenstand muß nicht gezielt in einem Behälter o. ä. landen. Falls manche Säuglinge nur zum Wegwerfen bereit sind, soll ein athetoider oder spastischer Charakter des Bewegungsablaufes ausgeschlossen werden (plötzlich einschießende Bewegung, ulnare Abduktion im Handgelenk, dystonische Fingerhaltung). Im übrigen ist das harmonische Wegwerfen am Ende des Säuglingsalters eine völlig normale, entwicklungsbedingte Erscheinung. – Das Fallenlassen muß beiderseits beherrscht sein. (In unserer Stichprobe konnten 90% der Säuglinge in der 38. Woche Gegenstände absichtlich aus der Hand fallen lassen.)

Ende 10. Monat

| a | Pinzettengriff: ergreift kleinen Gegenstand mit gestrecktem Zeigefinger und opponiertem Daumen.
| b | Klopft zwei Würfel mehrmals aneinander.

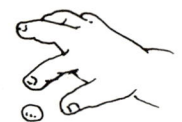

Ausführung:

a) Sitzhaltung – frei oder von der Mutter unterstützt. Der Untersucher legt einen Kekskrümel von etwa 1/2 cm Durchmesser innerhalb der Reichweite des Kindes auf den Tisch oder auf seinen Handteller.

b) Das Aneinanderklopfen der Würfel soll vom Untersucher vorgeführt werden.

Beurteilung:

a) Pinzettengriff: Der vorgestreckte forschende Zeigefinger charakterisiert die Feinmotorik des Säuglings zu Beginn des 4. Trimenons (*Peiper*). Immer kleinere Details, immer kleinere Gegenstände und kleine Löcher erwecken die Aufmerksamkeit des Kindes. Es nähert die pronierte Hand langsam dem kleinen Krümel, streckt den Zeigefinger, opponiert den Daumen und ergreift den Krümel pinzettenartig mit Zeigefinger- und Daumenspitzen. Andere Finger dürfen nicht beteiligt sein. Die Fertigkeit muß von beiden Händen beherrscht werden. (In unserer Stichprobe 90% für Pinzettengriff in der 40. Woche).

Pinzettengriff und Scherengriff werden oft als Synonyma verwendet. Richtiger ist jedoch, wenn die beiden sehr plastischen Bezeichnungen für die feinere Unterscheidung zweier Stufen des radialen Greifens benützt werden:

„Scherengriff" für die primitivere Vorstufe, wobei ein kleinerer Gegenstand durch Adduktion des gestreckten Daumens proximal an die radiale Seite des gestreckten Zeigefingers gedrückt wird. – Der Ausdruck *„Pinzettengriff"* sollte für die höhere Stufe vorbehalten werden, wobei z. B. der Krümel zwischen den Kuppen des gestreckten Zeigefingers und opponierten Daumens „aufgepickt" wird.

b) Die doppelseitige Koordination ist so weit fortgeschritten, daß beide Hände mit je einem Würfel mehrmals gezielt zusammengeführt werden können: Das Kind klopft die Würfel aneinander. (In unserer Stichprobe 90% in der 42. Woche).

Ende 11. und 12. Monat

Zangengriff: ergreift kleinen Gegenstand mit der Kuppe des gebeugtem Zeigefingers und opponierten Daumens.

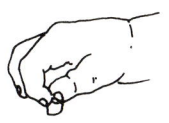

Ausführung:

Wie beim Pinzettengriff (s. 10. Monat).

Beurteilung:

Der präzise abgestufte Zangengriff ist ein neuer Meilenstein in der Entwicklung der Handmotorik: Der in der Einleitung beschriebene Entwicklungsprozeß vom ulnaren zum radialen bzw. proximalen zum distalen Greifen ist abgeschlossen.

Wir fassen diesen komplizierten Koordinationsvorgang zusammen: Der Säugling erblickt den Gegenstand und streckt diesem einen Arm entgegen. Die Hand wird zielsicher in die unmittelbare Nähe des Gegenstands geführt. Inzwischen öffnen sich die Finger und der Daumen so weit, wie es genau der Größe und Form des Gegenstands entspricht. Im Moment des „Landens" am Gegenstand wird die Hand absolut ruhig gehalten. Die Konzentration erreicht beim Kind ihren Höhepunkt. Nun schließt sich die „Zange": Der Zeigefinger wird in den Fingergelenken gebeugt und dem opponierten, leicht gestreckten oder gebeugten Daumen genähert. Schließlich wird der Gegenstand zwischen Zeigefinger- und Daumenkuppen festgehalten. Auch diese Fertigkeit – wie der Pinzettengriff – muß von beiden Händen beherrscht werden! (In unserer Stichprobe konnten wir den Zangengriff bei der Einjährigenuntersuchung bei 95% der Säuglinge beobachten).

Grundsätzliches zur Beurteilung

Die Handmotorik ist ein zuverlässiger Indikator für die Unterscheidung einer retardierten Entwicklung von pathologischen neuromuskulären Funktionsstörungen. Aufgrund der in der Einleitung erwähnten zwei Faustregeln lassen sich primitive und differenzierte Stufen des Greifens einfach erkennen.

Eine pathologische Entwicklung der Feinmotorik wird immer von zusätzlichen besonderen Merkmalen begleitet: ausgeprägte Asymmetrie, Tremor, persistierender Handgreifreflex, persistierende choreatiforme oder athetotiforme Bewegungen über den 6. Lebensmonat hinaus. Ferner sind auch eigenartige Hand- bzw. Fingerhaltungen für eine neuromuskuläre Funktionsstörung kennzeichnend: ausgeprägte Beugung oder Abduktion im Handgelenk; Mißverhältnis zwischen Beugung und Streckung in den Fingergrund- bzw. Fingergliedgelenken sowie überschießende oder zu geringe Öffnung der Finger bei Greifversuchen.

Eine mäßig ausgeprägte Übersteuerung der Fingermuskeln ist bei leicht hypotonen Säuglingen häufiger anzutreffen. Es empfiehlt sich, diese Kinder während der ersten beiden Lebensjahre überwiegend mit relativ großen und gewichtigen Spielzeugen zu beschäftigen (größere Holzformen!). Diese fördern das fein abgestufte Kräftespiel zwischen Agonist- und Antagonistmuskeln, das die unentbehrliche Grundlage für die hochdifferenzierte menschliche Handmotorik ist.

XIII. Diagnostik des „Perzeptionsalters"

In der psychologischen Literatur besteht weitgehend Unklarheit über die genaue Definition des Begriffs „Perzeption". In der Regel wird er als Sammelbegriff für verschiedenartige psychophysische Vorgänge verwendet. Wir verstehen darunter in erster Linie die Sinneswahrnehmung, das Vorstellungs- und Auffassungsvermögen des Kindes. Perzeption umfaßt also nicht nur die Wahrnehmung im Sinne der Reizaufnahme, sondern auch die weitere zentrale Verarbeitung.

In diesem Sinne knüpfen wir an neurophysiologische Konzeptionen an, wie sie in der Medizin seit jeher gebräuchlich sind. *Seguin* hat bereits in der Mitte des vorigen Jahrhunderts in seinem Buch „Die Idiotie und ihre Behandlung nach physiologischer Methode" den Begriff der Perzeption entsprechend verwendet.

„Die Perzeption, die einfache Begriffe hervorruft, und die Fähigkeit, die mehr und mehr komplexe und abstrakte Vorstellungen hervorruft, sind die Endglieder der Kette, die bei den peripherischen Nervenenden beginnt und in den Hemisphären endet. Perzeptionen werden vom Geist durch die Sinne und nicht von den Sinnen erworben."

Die Entwicklung der Perzeption erfolgt nach den Gesetzen der Differenzierung und Strukturierung, d. h. das Kind entwickelt immer mehr die Fähigkeit, verschiedene Reizqualitäten und -intensitäten zu unterscheiden sowie den Einzelreiz vom Umfeld abzuheben und in den Zusammenhang der übrigen Wahrnehmungen und bisherigen Erfahrungen einzuordnen. Von einer diffusen Reizaufnahme in den ersten Lebenswochen gelangt es einerseits zu einer deutlichen Diskrimination von optischen, akustischen und taktilen Reizen, andererseits dazu, zwischen den Einzelreizen einen Zusammenhang herzustellen und daraus Schlüsse für sein Handeln zu ziehen.

Verhaltenszustand bei der Untersuchung des 0 bis 5monatigen Säuglings:

Bei der Untersuchung der Perzeption gelten dieselben äußeren Bedingungen wie bei den übrigen Funktionsbereichen. Besonders zu achten ist auf eine gleichmäßige Verteilung des Lichtes. Eine einseitige, grelle Lichtquelle sollte vermieden werden, weil sonst die Aufmerksamkeit des Kindes zu sehr von ihr gefesselt wird. Die optimale Untersuchungszeit liegt ca. 1–2 Stunden nach dem Füttern. Während dieser Phase besteht die hohe Wahrscheinlichkeit, daß das Kind gesättigt, wach und konzentrierbar ist. Bis zum 5. Monat wird die Perzeption in Rückenlage geprüft.

Neugeborenes

Reagiert mit Unwillen auf extreme Licht-
und Geräuscheinwirkungen.

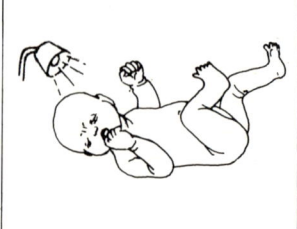

Ausführung:

Der Untersucher leuchtet bei insgesamt gedämpftem Licht mit einer starken
Lampe in die Augen des Kindes bzw. erzeugt ein lautes Geräusch durch kräftiges Händeklatschen, Fallenlassen eines Gegenstands auf eine harte Unterlage oder lautes Läuten einer Glocke. Dabei sollen taktile Reize auf das Kind
vermieden werden.

Beurteilung:

Das Neugeborene erschrickt und reagiert z. B. mit reflektorischem Lidschlag,
Stirnrunzeln und Grimassieren, Schreien oder Zusammenzucken mit der
sogenannten Schreckreaktion nach *Moro*. Bei diesem Moro-Reflex öffnet der
Säugling den Mund, die Arme werden nach außen oben bewegt, die Finger
strecken sich fächerförmig (1. Phase). Dann schließt sich der Mund wieder,
die Arme werden gebeugt und nach vorn zusammengeführt (2. Phase). Eine
solche Reaktion muß sowohl auf den optischen als auch auf den akustischen
Reiz erfolgen. Die Prüfung dieser Reaktion stellt eine grobe Untersuchung der
Funktionstüchtigkeit von Auge und Ohr dar. (Bei 90% der Neugeborenen
unserer Stichprobe konnte diese Reaktion beobachtet werden).

Ende 1. Monat

Folgt mit den Augen einer roten Rassel nach beiden Seiten bis 45°.

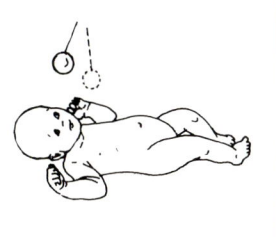

Ausführung:

Der Säugling liegt auf dem Rücken, den Kopf häufig noch zur Seite gedreht. Die Lage des Kopfes spielt keine Rolle, da nur die Augenbewegungen, nicht die Kopfdrehung beurteilt werden. Der Untersucher hält die rote Rassel vor die Augen des Kindes, 15–20 cm vom Gesicht entfernt. Er wartet, bis das Kind die Rassel fixiert, und führt sie, wenn das Kind den Kopf in Mittellage hält, ruhig und langsam zur einen und zur anderen Seite. Hat das Kind den Kopf zur Seite gedreht, so führt er die Rassel nach vorn zur Körperlängsachse und wieder zur Seite.

Beurteilung:

Das Kind fixiert die Rassel und folgt ihr mit den Augen nach jeder Seite bis zu 45°. Der Versuch muß unter Umständen einige Male wiederholt werden, bis er gelingt.

Ende 2. und 3. Monat

a Folgt mit den Augen einer roten Rassel von einem bis zum anderen Augenwinkel.
b Reagiert auf Glockenton durch Innehalten des Blicks oder der Bewegung.

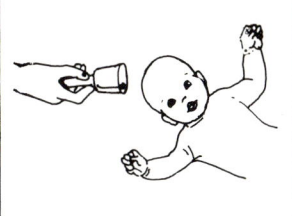

Ausführung:

a) Das Kind liegt auf dem Rücken. Der Untersucher hält die rote Rassel vor die Augen des Kindes in einer Entfernung von 15–20 cm. Er wartet, bis das Kind die Rassel fixiert und führt sie dann ruhig und langsam zur einen wie zur anderen Seite, jeweils bis zur Unterlage.

b) Der Untersucher läutet die Glocke einmal neben dem rechten, dann neben dem linken Ohr des Kindes, so daß sie von ihm nicht gesehen werden kann.

Beurteilung:

a) Das Kind fixiert die Rassel und folgt ihr mit dem Blick. Meistens wird dabei auch der Kopf mitgedreht. Ausschlaggebend ist jedoch, daß die Augen die Bewegung zu beiden Seiten bis in die Augenwinkel mitvollziehen (90% der Stichprobe in der 13. Woche). Der Versuch muß unter Umständen mehrmals wiederholt werden.

b) Das Lauschen auf den Glockenton zeigt sich in einem Innehalten des Blicks oder der Bewegungen des Kindes. Es muß sowohl rechts als auch links auslösbar sein. Bei leicht erregbaren Kindern kann auch eine Schreckreaktion, wie sie beim Neugeborenen beschrieben wurde, auftreten. In diesem Falle muß der Versuch aus größerer Entfernung und mit sanfterem Läuten wiederholt werden.

Ende 4. Monat

Betrachtet Spielzeug in seiner Hand.

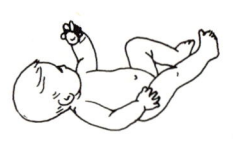

Ausführung:

Dem Kind wird am besten die Rassel oder ein Würfel (Seitenlänge 3 cm) in die Hand gegeben. Der Untersucher beobachtet, was es damit macht. Sofern der Säugling das Spielzeug gleich fallen läßt, wird es ihm nochmals angeboten.

Beurteilung:

Das Kind hält den Gegenstand fest und betrachtet ihn. Dabei kann es ihn auch drehen oder wenden (90% unserer Stichprobe in der 18. Woche).

Ende 5. Monat

Sucht durch Kopfwendung nach Papierrascheln.

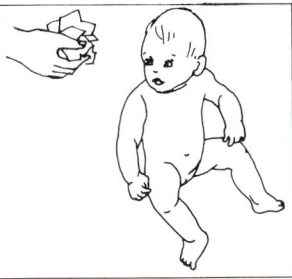

Ausführung:

Das Kind liegt auf dem Rücken. Der Untersucher steht an der Kopfseite des Kindes. Er vergewissert sich, daß im Raum vollkommene Ruhe herrscht und sich im Blickfeld des Kindes keine Personen oder sonstige stark ablenkende optische Reize befinden. Ist das Kind zur Ruhe gekommen und hält in seinen Bewegungen inne, so raschelt er unmittelbar neben seinem rechten Ohr mit einem Seidenpapier, so daß das Kind es nicht sehen kann. Das Rascheln wird ebenso neben dem linken Ohr ausgeführt.

Beurteilung:

Das Kind wendet seinen Kopf und seine Augen suchend nach der Seite, aus der das Rascheln gekommen ist. Der Versuch muß unter Umständen mehrmals wiederholt werden. Die Reaktion muß auf beiden Seiten positiv sein. Ein Ausfall der Reaktion oder eine eindeutige Seitendifferenz läßt eine Hörstörung oder mangelnde akustische Aufmerksamkeit (z. B. bei geistiger Behinderung) vermuten und bedarf einer genauen Abklärung durch weitere exakte Beobachtungen bzw. audiometrische Untersuchungen.

Verhaltenszustand bei der Untersuchung des 6 bis 12monatigen Säuglings:

Auch der ältere Säugling darf bei der Untersuchung nicht schläfrig oder hungrig sein. Außer durch diese inneren physiologischen Bedingungen kann die Konzentrierbarkeit auch immer mehr durch äußere Ablenkungen beeinflußt werden. Alle das Kind stark interessierenden Reize, seien es Gegenstände oder Personen, müssen daher unter Umständen aus der unmittelbaren Nähe des Kindes entfernt werden.

Die Prüfung der Perzeption vom 6.–12. Monat erfolgt im Sitzen auf dem Schoß der Mutter.

Ende 6. Monat

Blickt nach hinuntergefallenem Spielzeug.

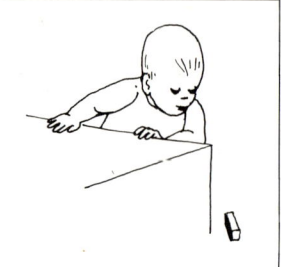

Ausführung:

Die Mutter sitzt mit dem Kind auf dem Schoß am Tisch. Sie hält das Kind so, daß es die Arme frei bewegen und am Tisch hantieren kann. Der Untersucher setzt sich gegenüber von Mutter und Kind. Er achtet darauf, daß nichts auf der Tischplatte liegt, was das Kind ablenken könnte. Dann nimmt er einen roten oder gelben Würfel und legt ihn unmittelbar vor das Kind. Sobald es diesen fixiert und eventuell danach greifen möchte, schiebt er ihn vor den Augen des Kindes über die Tischkante hinaus, so daß er auf den Boden fällt.

Beurteilung:

Der Säugling fixiert den Würfel, folgt ihm mit den Augen, während er über den Tisch geschoben wird und schaut über die Tischkante, sobald er aus dem Gesichtsfeld verschwunden ist. Hierbei beugt sich das Kind in aller Regel mit seinem Oberkörper in die Richtung des hinuntergefallenen Spielzeugs. (92% unserer Stichprobe zeigten die Reaktion bei der Untersuchung in der 26. Woche.)

Mit der jetzt möglichen Sitzhaltung bzw. der vertikalen Aufrichtung im Raum eröffnen sich dem Kind weitere Wahrnehmungsdimensionen. Es beginnt, die räumlichen Beziehungen der Gegenstände zueinander zu erfassen.

Ende 7. und 8. Monat

Bemüht sich, einen Gegenstand heranzu-
holen, den es nur durch Lageveränderung
erreichen kann.

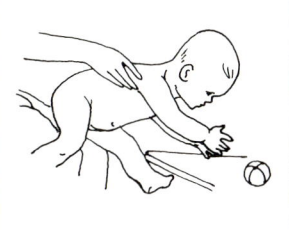

Ausführung:

Das Kind sitzt auf dem Schoß der Mutter am Tisch. Der Untersucher hält das
Auto oder die Puppe in Augenhöhe und Reichweite des Kindes und wartet,
bis es das Spielzeug bemerkt. Sobald der Säugling das Auto oder die Puppe
fixiert hat und danach greifen will, zieht der Untersucher das Spielzeug ein
Stückchen weg und legt es etwas außer Reichweite, aber für das Kind deutlich sichtbar, auf den Tisch.

Beurteilung:

Das Kind fixiert den Gegenstand, versucht ihn zu erlangen und verändert
wegen der Entfernung des Spielzeugs seine Lage: es beugt sich nach vorn,
streckt seine Arme danach aus und angelt es heran.

Die steigende Differenzierung der Wahrnehmung gibt dem Kind die
Möglichkeit, einen weiteren Umkreis zu überblicken, räumliche Entfernungen
genauer abzuschätzen und die Beziehungen der Gegenstände im Raum deutlicher zu erfassen. Gleichzeitig nimmt das Interesse an der Umwelt ständig
zu. Da außerdem die fortschreitende motorische Entwicklung dem Kind
Lage- und Ortsveränderungen ermöglicht, werden komplexe Reaktionsket-
ten im Sinne der beschriebenen Aufgabe auslösbar.

Ende 9. Monat

Nimmt Würfel im Behälter wahr und greift hinein.

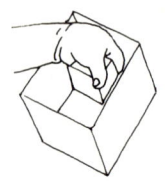

Ausführung:

Das Kind sitzt auf dem Schoß der Mutter am Tisch, von dem alle ablenkenden Dinge entfernt sein sollen. Der Untersucher setzt sich gegenüber und läßt einen Würfel vor den Augen des Kindes in einen Hohlwurfel (Kantenlänge 8 cm) fallen. Der Würfel sollte sich farblich vom Hohlwürfel gut abheben. Sodann hält der Untersucher den Hohlwürfel so hin, daß das Kind gut hineinschauen kann, und fordert es auf, den Würfel herauszuholen. Er kann das Interesse und die Aufmerksamkeit des Kindes dadurch anregen, daß er mit dem Behälter klappert oder selbst den Würfel einige Male herausholt und wieder hineinfallen läßt.

Beurteilung:

Das Kind schaut in den Behälter und greift hinein. Das Herausholen des Würfels wird noch nicht verlangt. Greift es jedoch nach dem Behälter selbst, anstatt die Hand hineinzustecken, so wird die Aufgabe negativ bewertet. Die räumliche Wahrnehmung hat sich inzwischen soweit differenziert, daß das Kind den Unterschied zwischen außen und innen registriert.

Ende 10. und 11. Monat

a Wirft Spielzeug absichtlich weg.
b Berührt mit dem Zeigefinger Details an Gegenständen.

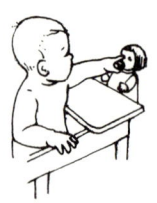

Ausführung:

a) Das Kind sitzt auf dem Schoß der Mutter am Tisch. Der Untersucher setzt sich Mutter und Kind gegenüber und legt in Reichweite vor das Kind einige Würfel. Sofern das Kind nach 1–2 Minuten Beschäftigung mit den Würfeln nicht mit dem Hinunterwerfen beginnt, nimmt der Untersucher selbst einen Würfel und wirft ihn vor den Augen des Kindes auf den Boden.

b) Für die zweite Aufgabe eignen sich am besten die Puppe oder auch die Glocke. Der Untersucher hält dem Kind die Puppe vor und lenkt sein Interesse darauf. Er kann ihm auch die Glocke in die Hand geben und seine Aufmerksamkeit auf den Klöppel lenken.

Beurteilung:

a) Das Kind nimmt einen oder mehrere Würfel und wirft sie sofort oder nach einigen Sekunden des Spiels mit sichtlichem Vergnügen im Bogen weg. (90% unserer Stichprobe erfüllten die Aufgabe in der 43. Woche.)
Es sind wohl verschiedene Momente, die dem Kind bei diesem Spiel Freude machen. Das Erleben der räumlichen Beziehungen mag dabei eine Rolle spielen, der Krach, der ausgelöst wird, sowie die Erfahrung, über Gegenstände aktiv verfügen zu können. Außerdem erhält das Kind meist durch die Umwelt soziale Verstärkung, da sie sich über sein Verhalten belustigt zeigt und ihm die weggeworfenen Gegenstände zurückgibt.

b) Das Kind tastet mit ausgestrecktem Zeigefinger nach Details an der Puppe, z. B. dem Mund oder den Augen. Erregt die Glocke mehr sein Interesse, so fährt es mit dem ausgestreckten Zeigefinger in die Glocke hinein und betastet den Klöppel. (90% unserer Stichprobe in der 41. Woche.)
Die Differenzierung der Wahrnehmung ist jetzt so weit forgeschritten, daß das Kind nicht nur global eine Gestalt erfaßt, sondern auch einzelne Details an ihr bemerkt und optisch und taktil zu erforschen sucht.

Ende 12. Monat

> |a| Zieht begehrtes Spielzeug an Schnur heran.
> |b| Läßt Scheibchen in kleine Schachtel fallen.

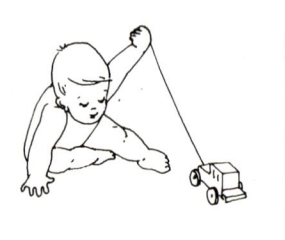

Ausführung:

a) Das Kind sitzt auf dem Schoß der Mutter am Tisch. Der Untersucher sorgt für eine völlig leere Tischplatte und setzt sich den beiden gegenüber. Dann legt er das Spielzeug (Auto), an dem eine Schnur befestigt ist, so vor das Kind, daß es zwar die Schnur, nicht aber das Auto erreichen kann. Durch leichtes Hin- und Herschieben macht er auf das Auto aufmerksam. Er darf dem Kind jedoch nicht das Heranziehen an der Schnur vormachen.

b) Der Untersucher läßt zunächst selbst eines der kleinen Scheibchen (Durchmesser 25 mm) vor den Augen des Kindes in die kleine Schachtel fallen, in der sich die Scheibchen im Testkoffer befinden. Dann reicht er dem Kind ein Scheibchen, hält ihm die Schachtel hin und fordert es durch Wort und Geste auf, das Scheibchen hineinzutun.

Beurteilung:

a) Das Kind faßt nach der Schnur, richtet seinen Blick auf das Auto, zieht an der Schnur und verfolgt mit seinem Blick, wie das Auto herankommt. Die Aufgabe muß wiederholt werden, wenn sich das Kind nur für die Schnur interessiert und sie nicht deutlich als Mittel zum Heranholen des Autos benutzt.

b) Das Kind ergreift das Scheibchen im Zangengriff, steckt es in die Schachtel und läßt es hineinfallen. Häufig wird die Aufgabe erst nach mehrmaliger Aufforderung erfüllt.

Diese Aufgabe erfordert eine hohe optische und taktile Koordination. Sie zeigt auch, wie sehr Perzeption und motorische, insbesondere feinmotorische Fertigkeiten verflochten sind. (Die beiden Aufgaben wurden von 90% unserer Stichprobe bei der Untersuchung in der 52. Woche erfüllt).

Grundsätzliches zur Beurteilung

Die Untersuchung der Perzeption kann bei exakter Beobachtung verschiedenartige Hinweise auf den Entwicklungsstand eines Kindes bzw. mögliche Behinderungen geben. Zunächst impliziert sie eine grobe Prüfung von Gehörs- und Gesichtssinn. Das Kind kann daraufhin bei entsprechenden Verdachtszeichen bereits im Säuglingsalter einer fachärztlichen Diagnostik und frühestmöglich speziellen therapeutischen Maßnahmen zugeführt werden.

Der Grad der Aufmerksamkeit für die Umwelt und des Erfassens von Zusammenhängen läßt aber auch Rückschlüsse zu auf die geistige Entwicklung des Kindes. Dabei ist jedoch daran zu denken, daß ein Rückstand in der Perzeption in diesem Alter noch keinen eindeutigen Rückschluß auf eine geistige Behinderung zuläßt, zumal die Gründe für einen solchen Rückstand mannigfaltig sein können (z. B. motorische Behinderung, Deprivation, sinnesphysiologische Schädigungen).

XIV. Diagnostik des „Sprechalters"

Bei näherer Beobachtung der lautlichen Äußerungen eines Säuglings ergeben sich für den Untersucher mehrere Aspekte, wonach er diese gliedern und beschreiben kann. In erster Linie fällt ihm auf, w a s das Kind von sich gibt, welche Laute, Silben oder Worte es hervorbringt. Darüber hinaus beobachtet er, w i e diese Laute geäußert werden, das heißt, in welcher Lautstärke, Tonhöhe, welchem Rhythmus usw. Als letztes schließlich wird er diese Äußerungen auf ihren Bedeutungsgehalt hin beurteilen, das heißt, er wird zu verstehen suchen, was der Säugling mit seinen Lauten ausdrücken bzw. kundtun möchte.

Leider wird bis heute der Entwicklung frühkindlicher Sprachäußerungen in der einschlägigen Literatur ein äußerst kleiner Raum zugewiesen. Es besteht jedoch kein Zweifel daran, daß die v o r s p r a c h l i c h e n Äußerungen den Grundstock für den späteren Spracherwerb darstellen und zwar in doppelter Hinsicht: Zum einen lernt das Kind Laute zu bilden (p h o n e t i s c h e r A s p e k t), zum anderen lernt es bereits im 1. Lebensjahr, durch diese Äußerungen Gefühle und Bedürfnisse auszudrücken und sich, wenn auch noch undifferenziert, mitzuteilen (e m o t i o n a l - s o - z i a l e r A s p e k t).

In der „Münchener Funktionellen Entwicklungsdiagnostik" werden alle diese Aspekte jeweils berücksichtigt, sie treten jedoch bei der Beurteilung in unterschiedlicher Weise in den Vordergrund. Die Entwicklung der sprachlichen Äußerungen vollzieht sich im 1. Lebensjahr vom heftigen, undifferenzierten Schreien bis hin zum gezielten Gebrauch erster sinnvoller Silben, die das Kind zur Bezeichnung eines bestimmten Zusammenhangs einsetzt und verwendet.

Verhaltenszustand:

Abgesehen von der Äußerung von Unlustempfindungen, gilt auch für die Untersuchung der Sprachäußerungen des Säuglings, daß das Kind wach und gesättigt sein sollte.

Grundsätzliches zur Untersuchung der frühkindlichen Sprachäußerungen

Die Untersuchung und Beurteilung der Sprachäußerungen gestaltet sich äußerst schwierig, da dem Untersucher – im Gegensatz zu den anderen psychomotorischen Funktionen – nur ein geringes Repertoire an Stimulationsmöglichkeiten zur Verfügung steht, um einen Säugling zu Lautäußerungen zu bringen. Er wird also neben den detaillierten eigenen Beobachtungen *während der ganzen Untersuchung* in erheblichem Maße auf die Angaben der Mutter angewiesen sein.

Um zumindest ein gewisses Maß an Objektivität bei der Beurteilung mütterlicher Aussagen zu erreichen, sollte Wert darauf gelegt werden, daß alle Untersucher stets *die Fragen in gleicher Form* an die Mütter richten. Wir haben zu diesem Zweck bei der Durchführung der einzelnen Aufgaben auch Anweisungen für die Befragung beigefügt.

Erschwerend bei der Untersuchung kommt ferner die unterschiedliche Beobachtungs- und Verbalisationsfähigkeit der Mütter hinzu. Außerdem sind die Lautäußerungen des Säuglings sehr schwer zu beschreiben und für einen Erwachsenen wiederzugeben. Zahlreiche Lautäußerungen des Säuglings kommen nämlich in der Erwachsenensprache nicht vor und lassen sich daher kaum nachahmen. Die Laute müssen deshalb, wie jeweils im einzelnen dargestellt, umschrieben werden.

Neugeborenes

a Schreien bei Unlustempfindungen
b Kräftiges Saugen

Ausführung:

a) Will der Untersucher den Säugling zum Schreien bringen, erzeugt er ein lautes Geräusch durch kräftiges Händeklatschen, Türzuschlagen oder das Fallenlassen der Glocke auf eine harte Unterlage, oder er wechselt plötzlich die Lage des Säuglings, indem er ihn rasch von der Unterlage hochhebt.

b) Um das Saugen eines Neugeborenen auszulösen, legt der Untersucher seinen kleinen Finger locker zwischen die Lippen des Kindes und führt ihn in den vorderen Mundraum ein.

Beurteilung:

a) Schreien: Das Kind schreit lauthals und kräftig. Dieses Schreien ist beim Neugeborenen gepreßt und nasal. Es tritt in jeder beliebigen Körperlage auf und erfolgt immer dann, wenn der Säugling Kälte, Hunger oder Schmerzen verspürt oder anderen unangenehmen Reizen ausgesetzt ist.

b) Saugen: Das Neugeborene führt unmittelbar nach dem Einführen des Fingers in den Mund kräftige Saugbewegungen aus, die der Untersucher wie einen Sog erlebt.

Während des Saugens können beim Kind, insbesondere bei nicht optimaler Fütterung, Schmatzlaute entstehen.

Der Saugreflex stellt eine der wichtigsten motorischen Voraussetzungen für den späteren Sprechvorgang dar.

Ende 1. Monat

> Vokallaute zwischen   a   und   ä, häufig mit   h   verbunden
> (ä,   a,   ä h ä,   h ä).

Ausführung:

Der Untersucher fordert die Mutter auf, den Säugling auf den Arm zu nehmen, das Kind anzulächeln und immer wieder ein paar Worte an das Kind zu richten. Die Provokation der Vokallaute gelingt nicht immer auf Anhieb und sollte von der Mutter mindestens 5 Minuten lang probiert werden. Sofern sich jedoch das erwünschte Verhalten während dieser Zeit nicht einstellt, wird der Untersucher während der Durchführung der anderen Aufgaben auf die lautlichen Äußerungen des Kindes achten und sie registrieren.

Bleibt das Kind während der gesamten Untersuchung stumm, wird die Mutter befragt:

„Gibt ihr Kind bei Zufriedenheit irgendwelche Laute von sich?" Wenn ja: *„Wie hören sich diese an?"*

Beurteilung:

Das Kind gibt in Rückenlage bei leicht geöffnetem Mund Laute von sich, die am ehesten an Vokale zwischen   a   und   ä   erinnern. Zwischendurch werden diese mit   h   verbunden, so daß es zu Lautäußerungen kommt, die wie   h ä   oder   ä h ä   klingen.

Erst wenn die Mutter keinerlei Vokallaute beim Kind gehört hat und angibt, es könne nur schreien, ist der Stand der Sprechentwicklung nicht altersgemäß.

Ende 2. Monat

Kehllaute: e-c h e, e k-c h e, e-r r h e.

Ausführung:

Um die Kehllaute e-c h e, e k-c h e, e-r r h e zu provozieren, legt man das Kind auf den Rücken. Man kann es freundlich ansprechen, manche Kinder reagieren jedoch eher, wenn man sie ungestört läßt. Sofern der Säugling während der gesamten Untersuchung keinerlei Kehllaute geäußert hat, wird die Mutter befragt:

„*Gibt ihr Kind bei Zufriedenheit Laute von sich?*" Wenn ja: „*Wie hören sie sich an?*"

Beurteilung:

Die bereits im 1. Monat beobachteten Vokallaute werden nun zunehmend mit Konsonanten verbunden. Diese Kombinationen sind jedoch noch relativ unartikuliert und undifferenziert, so daß eine Beschreibung im Sinne von e-c h e-, e k-c h e-, e-r r h e-Lauten nur annähernd präzise ist. Wichtig bei der Beurteilung ist, daß diese Laute einige Sekunden lang wiederholt geäußert werden.

Das Sprechalter gilt als normal, wenn die Mutter die beschriebenen oder zumindest ähnliche Laute wiedergibt. Im Zweifelsfalle sollte der Untersucher die Aufgabe als nicht beurteilbar und nicht als ungelöst bewerten.

Von besonderer Wichtigkeit ist, daß der Säugling bereits im 2. Lebensmonat die Häufigkeit seiner lautlichen Äußerungen durch Ansprache erhöht, das heißt, je häufiger ein Kind in diesem Alter angesprochen wird, desto häufiger äußert es sich, und man kann bereits ab jetzt von einem rudimentären Zwiegespräch zwischen Bezugsperson und Säugling sprechen.

Ende 3. Monat

---

a Erste Silbenketten.
b r r r-Ketten.

Ausführung:

a) und b) Der Säugling liegt auf dem Rücken, da in dieser Lage die zu erwartenden Laute optimal gebildet werden können. Als Anregung „zum Sprechen" fordert der Untersucher die Mutter auf, sich über das Kind zu beugen und mit ihm freundlich zu plaudern. Zwischendurch sollte sie Pausen von wenigstens 10 Sekunden einlegen, um dem Kind Gelegenheit zu geben, sich zu äußern. Diese Stimulation sollte mindestens 5 Minuten dauern.

Falls die Mutter Hemmungen zeigt, vor dem Untersucher liebevoll mit ihrem Kind zu sprechen, kann er es selbst tun. In diesem Alter reagiert ein Säugling auch auf freundliche Zuwendung einer fremden Person positiv.

Sofern das Kind während der Untersuchung nicht die erwarteten Laute geäußert hat, sollte die Befragung der Mutter zur Klärung einbezogen werden:

Gibt Ihr Kind, außer Schreien, irgendwelche Laute von sich?« Wenn ja: *„ Wie hören sich diese an?"*

Sofern die Mutter nicht in der Lage ist, die Laute näher zu beschreiben, darf ihr der Untersucher behilflich sein. Als Beispiel spricht er der Mutter r r r-Ketten und an e j - e j, e j -ö - w e, e j - g e anklingende Silben vor.

Beurteilung:

a) Erste Silbenketten: Das Kind reiht zusammenhängende Vokale – insbesondere e- und i-ähnliche – aneinander. Hin und wieder werden auch Konsonanten eingefügt, so daß Lautgebilde entstehen wie e j - e j e, e j - d i, ö - w e, e j - g e. Diese Silben sind noch nicht ganz klar artikuliert, teilweise lassen sie sich gar nicht reproduzieren.

b) rrr-Ketten: Das im 2. Monat immer wiederkehrende r wird nun häufig in rascher Folge aneinandergereiht und hört sich wie Gurgeln an. Bei diesen r r r-Folgen hört man dem Kind ganz besonders die Freude an der eigenen Lautbildung an.

Nur wenn niemals erste Silbenketten oder rrr-Ketten zu Hause von der

Mutter gehört wurden, ist der Stand der Sprechentwicklung nicht altersgemäß. Auch hier empfiehlt es sich, im Zweifelsfalle die Aufgabe als nicht beurteilbar zu bewerten.

Ende 4. Monat

> a Blasreiblaute (w-artig).
> b Lippenverschlußlaute (m, b).
> c Juchzen.

Ausführung:

a) und b) Für Blasreib- und Lippenverschlußlaute gilt bei der Durchführung: Im häuslichen Milieu treten diese Lautäußerungen sowohl im ausgeruhten Zustand als auch vor dem Einschlafen auf. Das Kind braucht als Anregung nicht unbedingt ein Gegenüber, das mit ihm spricht, freut sich jedoch über sprachliche Zuwendung. Während der Untersuchung soll, wie bei den vorausgehenden Monaten, jede vom Kind spontan geäußerte Lautgruppe registriert werden. Sofern es jedoch während der Untersuchung nicht gelingt, entsprechende Laute zu hören, sollte die Mutter oder der Untersucher sich über das Kind beugen und mit ihm freundlich sprechen. Während dieses mindestens 5 Minuten währenden „Gesprächs" mit dem Kind, sollten immer wieder Pausen eingelegt werden, in denen es sich äußern kann.

Falls der Säugling bis zur Beendigung der Untersuchung keine entsprechenden Lautbildungen zeigt, wird die Mutter gefragt:

„Gibt Ihr Kind, außer Schreien, irgendwelche Laute von sich?" Wenn ja: *„Wie hören sie sich an?"*

Sofern die Mutter Schwierigkeiten zeigt, die Äußerungen ihres Kindes zu beschreiben, hilft der Untersucher, indem er sie danach fragt, ob das Kind zwischendurch Laute von sich gibt, die an w, das englische th, b oder m erinnern.

c) Um das Juchzen zu provozieren, beugt sich die Mutter oder der Untersucher über das Kind, scherzt mit ihm und kitzelt es gegebenenfalls ein wenig.

Falls das Kinder während der Untersuchung nicht juchzt, wird die Mutter befragt:

„Kann Ihr Kind laut juchzen oder ‚krähen', wenn es lustig und vergnügt ist?" Wenn ja: *„Können Sie es nachahmen?"*

Beurteilung:

a) Blasreiblaute: Durch Auspressen der Luft zwischen den geschlossenen Lippen entstehen Laute, die w - bis f -artig sind, aber auch s - bzw. dem englischen th ähnlich klingen können.

b) Lippenverschlußlaute: Während bei den Blasreiblauten die Lippen nur locker aufeinanderliegen, so daß die Luft noch zwischendurchtreten kann, liegen die Lippen bei den Lippenverschlußlauten, die m - und b -ähnlich sind, wie der Name sagt, fest aneinander.

c) Juchzen: Im Juchzen kommen ein allgemeines Wohlbehagen sowie die Freude über die Möglichkeiten der eigenen Lautbildung zum Ausdruck. Es ist gekennzeichnet durch kurze ausbruchartige Laute mit plötzlichem Stimmlagewechsel.

Ende 5. Monat

> Rhythmische Silbenketten.

Ausführung:

Die Silbenketten gehören zu den Lauten, die am häufigsten spontan zu hören sind. Meistens treten sie auf, wenn das Kind in Ruhe gelassen wird und sich wohlfühlt. Sind solche Laute nicht spontan zu hören, so soll der Untersucher oder die Mutter versuchen, das Kind durch Vorsprechen von Silbenketten, z. B. g e - g e - g e, m e m - m e m - m e m, d e i - d e i - d e i, anzuregen.

Gelingt dies nicht während der Untersuchung, so muß auf die Angaben der Mutter zurückgegriffen werden:

„Welche Art von Lauten äußert Ihr Kind, wenn es sich wohlfühlt und vergnügt ist?"

Bei der Beschreibung der Mutter ist darauf zu achten, ob die nachgeahmten Silben in kettenartiger Aneinanderreihung geäußert werden. Wenn dies nicht der Fall ist, ahmt der Untersucher einige Silbenketten nach (z. B. d e - d e - d e, m e m - m e m - m e m usw.) und fragt die Mutter, ob sie ähnliche Laute bei ihrem Kind schon hören konnte.

Beurteilung:

Das Kind reiht immer wieder dieselben Silben aneinander, wie z. B. g e -
g e - g e,   d a - d a - d a,   m e m - m e m - m e m   usw. Manchmal werden einzelne Silben betont, so daß es zu einer rhythmischen Gliederung der
Lautfolge kommt.

Ende 6. und 7. Monat

> Plaudern: Aneinanderreihung verschiedenartiger deutlicher Silben bei
> wechselnder Lautstärke und Tonhöhe.

Ausführung:

Am liebsten plaudert das Kind bei behaglicher Stimmung, wenn es in seiner
gewohnten Umgebung und allein ist. Der Untersucher bringt das Kind in
diesem Alter kaum mehr durch Ansprache zum Sichäußern, da der Säugling
nun beginnt, Fremde von Vertrauten zu unterscheiden und auf unbekannte
Menschen mit Zurückhaltung zu reagieren. Um das Plaudern beobachten zu
können, ist es am besten, das Kind mit einem attraktiven Spielzeug auf eine
Matte auf den Boden zu legen und es für einige Minuten sich selbst zu über-
lassen.

Sofern der Säugling nach ca. 5 Minuten nicht mit dem „Erzählen" beginnt,
muß die Mutter befragt werden:

„Welche Laute gibt Ihr Kind von sich, wenn es sich wohlfühlt?"

Falls die Mutter größere Schwierigkeiten hat, die gehörten Laute zu reproduzieren, darf ihr der Untersucher als Beispiel folgende Lautreihe vorsprechen: b a - b a - b a, d ä - d ä, m e m - m e m - m e m, g r r r. Er sollte darauf
achten, daß diese Laute in einem Zug gesprochen werden, das heißt, daß sie
als Lautfolge von der Mutter wiederkannt werden.

Beurteilung:

Das Kind bringt im P l a u d e r n sein sämtliches Lautrepertoire zum
Ausdruck. Es werden V o k a l e,   r r r-Ketten, B l a s r e i b l a u t e,
L i p p e n v e r s c h l u ß l a u t e aneinandergereiht und mit wechselnder
Lautstärke und Tonhöhe geäußert. Einzelne Laute werden dabei vom Kind
durch besondere Betonung unterstrichen. Es entstehen Lautgebilde, die
immer wieder durch deutliche Pausen voneinander abgehoben werden und

sich so ähnlich anhören wie: e e e, h ä, h ä, ä, h e, e - p a, d a - d ä, d a - t a, g r r r, m e m - m e m - m e m.

Bei der Beurteilung des Sprechalters kommt es nicht so sehr darauf an, daß alle angeführten Vokale oder Konsonanten auftreten, sondern vielmehr auf deren Aneinanderreihung bei Tonhöhe- und Lautstärkewechsel.

Die Sprechentwicklung gilt nicht als altersgemäß, wenn weder Mutter noch Untersucher jemals das Plaudern gehört haben.

Ende 8. Monat

Flüstern.

Ausführung:

Das Kind befindet sich in diesem Alter normalerweise in der „Fremdel-Phase", das heißt, es wendet sich freudig vertrauten Erwachsenen zu und angstvoll von Fremden ab. Dem Untersucher gelingt es in der Regel also nicht, das Kind zu Lautäußerungen zu animieren, und er muß von allem Anfang an die Mitarbeit der Mutter einbeziehen:

„Äußert Ihr Kind manchmal flüsternd irgendwelche Laute?"

Beurteilung:

Beim Flüstern äußert sich das Kind mit leiser Stimme. Es beginnt nun, selbst die unterschiedliche Lautstärke seiner Äußerungen zu entdecken und durchzuspielen.

Im übrigen übt das Kind während dieser Entwicklungsphase ständig die bereits gekonnten Lautäußerungen und deren Kombinationen.

Ende 9. Monat

Deutliche Silbenverdoppelungen.

Ausführung:

Das Kind durch die Mutter zum Plaudern anregen zu lassen, hat sich in der Untersuchungssituation in diesem Alter als wenig erfolgreich erwiesen. Der Säugling reagiert mit Angst auf die ungewohnte Umgebung und ist in seinen Lautäußerungen gehemmt. Der Untersucher muß also die Mutter explorieren, um die Aufgabe beurteilen zu können:

„Verbindet Ihr Kind hin und wieder zwei gleiche Silben miteinander, so daß sie ähnlich klingen wie ein Wort, z. B. m a - m a, t a - t a?"

Beurteilung:

Das Kind hatte schon ab dem 5. Monat begonnen, gleiche Silben aneinanderzureihen. Der Unterschied zu den d e u t l i c h e n S i l b e n v e r d o p p e - l u n g e n liegt jedoch darin, daß nun der Säugling immer mehr dazu übergeht, nur zwei gleiche – sehr klar artikulierte – Silben aufeinander folgen zu lassen (90 % der Säuglinge aus der Münchener Stichprobe in der 38. Woche). Diese Silbenverdoppelungen werden gleichsam in Stakkatomanier geäußert und können als erste „Wortabgrenzung" verstanden werden. Die am häufigsten zu beobachtenden Silben sind: m a - m m a, d a - d d a, b a - b b a, d e i - d e i.

Ende 10. Monat

Dialog: Lautlich richtige Nachahmung gekonnter Silben.

Ausführung:

Infolge des Fremdelns des Kindes (s. 6., 7. und 8. Monat) ist diese Aufgabe von vornherein mit Hilfe der Mutter durchzuführen. Sie setzt am besten das Kind auf ihren Schoß, so daß es sie anschaut und achtet darauf, daß der Säugling möglichst aufmerksam ist. Dann spricht sie ihm langsam und deutlich immer wieder die gleiche Silbe oder Doppelsilbe vor, die das Kind selbst schon des öfteren geäußert hat. Zwischen ihren einzelnen vorgesprochenen Lauten sollte sie immer eine Pause von mindestens 10 Sekunden einlegen. Diese Stimulation zum „Dialog" muß mindestens für 5 Minuten fortgesetzt werden, falls sich zunächst die erwartete Reaktion nicht einstellt.

Wenn das Kind in der Untersuchungssituation nicht die vorgesprochenen Silben deutlich und klar nachspricht, muß der Untersucher wieder die Mutter um Auskunft bitten:

„Sprechen Sie hin und wieder Ihrem Kind Silben oder Doppelsilben vor, die es bereits selbst schon geäußert hat?" Wenn ja: *„Konnten Sie beobachten, daß Ihr Kind Sie genau mit denselben Silben nachahmt?"*

Beurteilung:

Das Kind fixiert die Mutter und w i e d e r h o l t d e u t l i c h die vorgesprochenen Silben, so daß das Rede- und Antwortspiel zwischen Mutter und Kind einem „Dialog" vergleichbar ist.

Wichtig dabei ist, daß es nunmehr dem Kind gelingt, die Silben so zu formulieren, wie sie ihm vorgesprochen werden, sofern sie natürlich aus seinem derzeitigen Lautbestand stammen. Die Sprechentwicklung gilt als nicht altersgemäß, wenn das Kind andere als die vorgesprochenen Silben erwidert oder wenn es lediglich den Tonfall des Vorgesprochenen imitiert.

Ende 11. und 12. Monat

Erste sinnvolle Silbe.

Ausführung:

Der Untersucher beobachtet das Kind während der ganzen Untersuchungszeit und achtet darauf, ob der Säugling zwischendurch einen Gegenstand, eine Situation oder eine Person spontan mit einer bestimmten Silbe benennt: z. B. „b r r r" für Auto, „b a - b a" für Ball oder „a t a" für das Anziehen und Weggehen usw. Wenn die Anwendung einer oder mehrerer sinnvoller Silben in der Untersuchungssituation nicht beobachtet werden kann (das Kind braucht in diesem Alter häufig noch den gesamten, ihm vertrauten häuslichen Rahmen, um spontan eine Situation, eine Person oder ein Objekt sicher wiederzuerkennen und zu benennen), muß die Mutter befragt werden:

„Benutzt Ihr Kind ein bestimmtes ‚Kinderwort' für einen bekannten Gegenstand, eine Person oder eine ganze Situation, z. B. ‚brrr' oder ‚dodo' für Auto, ‚ata' für Fortgehen, oder sagt es ‚pa-pa', wenn der Vater oder ein Mann zur Tür hereinkommt?"

Beurteilung:

Das Kind verwendet spontan für bekannte Situationen, Objekte oder Personen eine konstante Silbe, Doppelsilbe oder eine andere Lautäußerung. Diese ersten „Worte" haben in der Regel noch ein weites Begriffsumfeld, d. h. das Kind verwendet z. B. „w a u - w a u" nicht nur für einen Hund, sondern für jedes vierbeinige Tier, „b r r r" nicht nur für ein Auto, sondern für jedes Geräusche von sich gebende Kraftfahrzeug, oder „p a - p a" für jeden Mann. (In der Münchener Stichprobe verwendeten die 12 Monate alten Kinder zu 85% mindestens *eine* sinnvolle Silbe.)

Grundsätzliches zur Beurteilung

Die Entwicklung kindlicher Sprachäußerungen gehört zu den komplexesten Funktionen der menschlichen Entwicklung schlechthin. Der enge Zusammenhang zwischen physiologischen, emotionalen, kognitiven und sozialen Bedingungen erschwert die Herauslösung dieser Funktion aus dem Umfeld der gesamten kindlichen Entwicklung.

Liegt eine Retardierung im „Sprechalter" vor, so ist es unbedingt erforderlich, die Befunde der anderen Funktionsbereiche mitheranzuziehen, um diesen Rückstand erklären zu können:

Liegt z. B. eine **Hörstörung** vor, so tritt diese wahrscheinlich auch bei der Perzeptions- und gegebenenfalls bei der Sprachverständnisdiagnostik zutage.

Besteht die Ursache in einer **pathologischen Mundmotorik** (z. B. zerebrale Bewegungsstörung), so wird in der Regel eine Retardierung in allen motorischen Funktionsbereichen zu beobachten sein.

Liegt die Ursache in einer **geistigen Behinderung,** so werden wir einen Entwicklungsrückstand auch in allen übrigen Funktionsbereichen vorfinden.

Hängt der Rückstand in den Sprachäußerungen schließlich mit einer **Deprivation** zusammen, so wird das Kind zumindest auch in der Sozialentwicklung zurückgeblieben sein.

Ein isolierter Rückstand im „Sprechalter" sollte nicht voreilig interpretiert werden, aber unter laufender Kontrolle bleiben.

XV. Diagnostik des „Sprachverständnisalters"

Die Diagnostik des Sprachverständnisses stößt im Säuglingsalter verständlicherweise auf erhebliche Schwierigkeiten. Wenn wir wissen wollen, ob ein Säugling versteht, was man zu ihm spricht, so können wir es nicht wie beim Erwachsenen unmittelbar an seiner Antwort erkennen. Die Reaktionen des Säuglings sind noch nicht verbal, bestehen also nicht in entsprechenden Worten. Sie können in Veränderungen seines Verhaltens oder auch schon in gewissen Lautäußerungen liegen. Grundsätzlich sind diese Reaktionen zunächst noch global und nicht immer eindeutig interpretierbar. Denken wir beispielsweise an den jungen Säugling, der auf die Ansprache der Mutter hin strampelt oder lallt.

Zur Entwicklung des Sprachverständnisses

Die Entwicklung des Sprachverständnisses erfolgt also ganz allmählich, von globalen, emotional betonten Reaktionen zur eindeutigen Beantwortung bestimmter, in Worten ausgedrückter Inhalte.

Während zunächst der **Ausdrucksaspekt** (emotional-sozialer Aspekt) der Sprache im Vordergrund steht, gewinnt später der **inhaltliche Aspekt** immer mehr an Bedeutung.

Ausdrucksaspekt. Der Säugling drückt mit seinen Lauten zunächst Stimmungszustände, also Wohlbehagen oder Mißbehagen, aus. Auch seine Reaktionen auf eine Ansprache hin sind zunächst Äußerungen von Emotionen, z. B. wenn das Kind lächelt und freudig strampelt, wenn die Mutter zu ihm spricht. Die Ansprache der Mutter wird im frühen Säuglingsalter noch nicht als spezifisch verbaler Reiz erlebt, sondern das Kind reagiert auf die gesamte Kontaktaufnahme, die mit dem Ansprechen verbunden ist. „Verstanden" wird also zunächst nicht, *was* die Mutter sagt, sondern *wie* sie es sagt.

Inhaltlicher Aspekt. Etwa ab dem fünften Monat reagiert das Kind z. B. ganz deutlich unterschiedlich auf freundliches bzw. strenges Ansprechen. Oft berichten Mütter, daß der Säugling das Gesicht verziehe oder zu weinen beginne, wenn sie mit ihm selbst oder auch nur mit einem Geschwister schimpften. Hierbei ist sicherlich nicht der Inhalt des Gesagten ausschlaggebend, sondern der Ausdruck, also Tonfall, Lautstärke, Mimik. Diese rein emotionalen Reaktionen des Kindes, die mehr vom Ausdruck des Sprechens abhängen als vom Inhalt, sollen jedoch der „Diagnostik der Sozialentwicklung" zugeordnet werden.

Daß enge Beziehungen zwischen der Entwicklung des Sprachverständnisses und der Sozialentwicklung bestehen, haben vor allem die Untersuchungen von *Hellbrügge* und *Pechstein* mit Hilfe der „Entwicklungsphysiologischen Tabellen im Säuglingsalter" gezeigt (zusammenfassende Darstellung bei *Pechstein*). Insbesondere zeigen die Erfahrungen bei Heimkindern, daß die Entwicklung des Sprachverständnisses ebenso wie die Sozialentwicklung streng an genügend quantitative und qualitative Zuwendung durch eine mütterliche Person gebunden ist (*Damborska*).

Notwendigkeit der konstanten personalen Zuwendung

Bei der Entwicklung des Sprachverständnisses im ersten Lebensjahr scheint noch hinzuzukommen, daß neben der Konstanz der mütterlichen Person als wichtigste emotionale Grundlage für eine Anbahnung der Begriffsbildung auch die Konstanz der Umgebung, ferner die Konstanz der Sprache (Muttersprache) und die Konstanz der verwendeten Begriffe gewährleistet sein muß. Die Anbahnung des frühen Sprachverständnisses erfolgt optimal, wenn die gleiche mütterliche Person dem Säugling regelmäßig den gleichen Gegenstand zeigt und in der gleichen Sprache mit der gleichen Stimme und dem gleichen Wort benennt.

Hieraus wird deutlich, wie sehr die ersten Begriffe von der emotionalen Beziehung des Kindes zu einer Bezugsperson und zu seiner Umgebung abhängig sind. So ist häufig „Papa" eines der ersten Worte, die das Kind versteht, weil die Mutter beim Erscheinen des Vaters immer wieder „Papa" sagt. Auch Spielgegenstände, wie z. B. der Ball, die Uhr oder andere Dinge seiner engsten Umgebung, welche die Mutter dem Kind immer wieder zeigt und benennt, prägen sich im Sprachverständnis ein.

Schwierigkeiten der Diagnostik des Sprachverständnisses

Die Konstanz von Person und Umgebung scheint so bedeutsam, daß fremde Personen sogar bei der Diagnostik des frühen Sprachverständnisses stören. So hatte *Damborska* bei ihren Untersuchungen an Heimsäuglingen große Schwierigkeiten, entsprechende Reaktionen in den ersten Lebensmonaten zu objektivieren, wenn fremde Personen anwesend waren.

Damborska ließ Säuglinge sich an eine bestimmte Schwester gewöhnen, die ihnen regelmäßig bestimmte Gegenstände zeigte und jeweils mit dem gleichen

Wort belegte. Als besonders geeignet erwies sich eine Kuckucksuhr, denn sie ist für den Säugling nicht nur als Gegenstand sichtbar, sondern imponiert auch akustisch durch ihr Ticken und durch das Erscheinen des Kuckucks in bestimmten Abständen mit dem entsprechenden Kuckucksgeräusch.

Damborska konnte nun nachweisen, daß Säuglinge gelegentlich schon im 7. Monat ein Sprachverständnis für das Wort „Kuckuck" hatten. Wenn sie auf dem Arm nicht in die gewohnte Blickrichtung zur Kuckucksuhr gehalten wurden, wandten sie sich regelmäßig zur Kuckucksuhr hin, sobald die Schwester das Wort „Kuckuck" sprach. Diese Reaktion ließ sich nicht nachweisen, wenn eine fremde Person im Zimmer war. Sie konnte nur dadurch objektiviert werden, wenn die registrierende Kamera unsichtbar für den Säugling hinter einer Wand aufgestellt wurde.

Diese Untersuchungen machen deutlich, daß die Prüfung des frühen Sprachverständnisses, z. B. in der ärztlichen Sprechstunde, auf fast unüberwindliche Schwierigkeiten stoßen muß und daß es deswegen nicht möglich ist, die frühen Stadien des Sprachverständnisses außerhalb der gewohnten Umgebung des Säuglings, ohne die gewohnte Bezugsperson, ja in der dem Säugling erkennbaren Anwesenheit des Untersuchers, zu diagnostizieren.

Aus diesen Gründen ist die Diagnostik des Sprachverständnisalters in der Praxis erst ab dem 10. Lebensmonat sinnvoll.

Prüfung des Sprachverständnisses

Verhaltenszustand

Die Prüfung des Sprachverständnisses ist besonders störanfällig. Das Kind darf nicht müde sein, sondern aufmerksam und konzentrierbar und muß sich vor allem in der Untersuchungssituation wohlfühlen. Das Sprachverständnis sollte daher weder erst am Ende der Entwicklungsdiagnostik geprüft werden, noch gleich zu Anfang, wenn sich das Kind noch nicht an den Untersucher und die neue Situation gewöhnt hat.

Ende 10. Monat

Sucht auf Befragen nach bekannter Person oder bekanntem Gegenstand durch Kopfdrehen.

Ausführung:

Bevor der Untersucher die Aufgabe durchführt, bespricht er mit der Mutter, welche Gegenstände im Raum dem Kind bekannt sein dürften. In Frage kommen vor allem Spielgegenstände, wie ein Ball, eine Puppe, ein Teddybär, ein Auto, aber auch die Lampe, die Uhr usw. Ist der Vater oder ein Geschwister bei der Untersuchung dabei, so kann auch nach einem von ihnen gefragt werden. Der Untersucher bittet also die Mutter, das Kind zu fragen: „Wo ist . . .?" Die Frage muß meistens mehrmals wiederholt werden, bis Interesse und Aufmerksamkeit des Kindes dafür gewonnen sind.

Beurteilung:

Das Kind dreht suchend den Kopf nach der Person oder dem Gegenstand, wonach die Mutter gefragt hat. Wenn es ihn gefunden hat, bleibt sein Blick mindestens einen Augenblick darauf ruhen, oder es lächelt die betreffende Person an (90% der Säuglinge aus der Münchener Stichprobe zeigten diese Reaktion in der 40. Woche).

Gelingt es in der Untersuchungssituation nicht, die gewünschte Reaktion hervorzurufen, berichtet die Mutter jedoch konkrete Beispiele, die ein entsprechendes Verhalten des Kindes in der häuslichen Umgebung bestätigen, so gilt ebenfalls ein Sprachverständnisalter von 10 Monaten.

Ende 11. Monat

Reagiert auf Verbote durch Unterbrechung seiner Tätigkeit.

Ausführung:

Der Untersucher fragt zunächst die Mutter, ob sie dem Kind schon einmal etwas verboten habe. Bejaht sie dies, so wird, wenn möglich, dieselbe Situation wie zu Hause provoziert und die Mutter aufgefordert, im entsprechenden Moment „Nein, nein!" zu sagen.

Ist dies nicht möglich, so muß der Untersucher eine andere Situation herstellen, in welcher dem Kind sinnvoll ein Verbot gegeben werden kann. Z. B. kann das Kind in die Nähe einer mit Schutzplatte verdeckten Steckdose gebracht werden. Die Bezugsperson spricht das Verbot am besten mit einem pointierten „Nein" oder „Nein, nein" aus. Sie tut dies in dem Moment, in welchem das Kind nach dem verbotenen Gegenstand greift.

Beurteilung:

Das Kind hält inne und läßt für einen Augenblick von seiner Tätigkeit ab. Häufig blickt es dabei die Person an, die das Verbot ausgesprochen hat. Meist versucht es nach kurzer Zeit von neuem, sein Vorhaben auszuführen.

Kann das Sprachverständnis in der Untersuchungssituation nicht geprüft werden, weil sich das Kind nicht zu Tätigkeiten anregen läßt, auf die ein Verbot folgen kann, so muß die Mutter befragt werden. Berichtet sie mehrere Beispiele, die eine entsprechende Reaktion auf Verbote zeigen, so gilt ebenfalls ein Sprachverständnisalter von 11 Monaten.

Das Wort „Nein" tritt sowohl im Sprachverständnis als auch im Sprechen früher auf als das Wort „Ja". Dies hängt zweifelsohne damit zusammen, daß der begleitende Tonfall, die Mimik und Gestik bei einem „Nein" viel ausdrucksvoller sind als bei einem „Ja", und daß Verbote in der Regel häufiger ausgesprochen werden als ein bestätigendes „Ja" (90% der Säuglinge in der Munchener Stichprobe reagierten auf Verbote in der 47. Woche).

Ende 12. Monat

Befolgt einfache Aufforderungen.

Ausführung:

Zunächst werden mehrere Gegenstände, die das Kind kennt, im Zimmer ausgelegt. Dann bittet der Untersucher die Mutter, das Kind aufzufordern, ihr einen dieser Gegenstände zu bringen. Sie sagt z. B.: „Bring mir den Ball!" oder „Bring mir die Puppe!" o. ä., ohne dabei auf das Spielzeug zu zeigen.

Beurteilung:

Das Kind krabbelt oder geht zu dem verlangten Gegenstand hin, nimmt ihn in die Hand und streckt ihn der Mutter entgegen. Es ist nicht verlangt, daß das Kind den Gegenstand bis zur Mutter hinbringt. (90% der Säuglinge in der Münchener Stichprobe erfüllten die Aufgabe in der 52. Woche.)

Grundsätzliches zur Beurteilung

Obwohl wir eigentliches Sprachverständnis erst vom 10. Monat an prüfen, ist es für die Beurteilung der Entwicklung eines Kindes, vor allem für eine differenzierte Diagnostik beim behinderten Kind von wesentlicher Bedeutung. Allerdings zeigt sich hier im besonderen, daß die Trennung verschiedener Funktionsbereiche immer eine gewisse Willkür an sich hat. So läßt sich, wie bereits erwähnt, z. B. die Reaktion des Kindes auf Ansprache durch die Mutter entweder der Sozialentwicklung oder dem Sprachverständnis zuordnen. Auch die Reaktion auf Töne, die wir der Diagnostik des Perzeptionsalters zugeteilt haben, könnte beim Sprachverständnisalter untersucht werden. Das Sprachverständnis des jungen Kindes wird sich somit nie prüfen lassen, ohne auch die Wahrnehmung sowie den sozialen Kontakt mit in Betracht zu ziehen. Nur wenn wir diese anderen Funktionsbereiche mitberücksichtigen, können wir ggf. auch beurteilen, warum das Sprachverständnis retardiert ist.

Hinweise auf Hörstörungen. Insbesondere ist dies zu berücksichtigen bei der Diagnostik einer Hörstörung. Da die gesprochene Sprache immer begleitet ist von mimischem und gestischem Ausdruck, ist es im Säuglings- und Kleinkindalter außerordentlich schwer, eine Hörstörung vor allem über die Prüfung des Sprachverständnisses zu entdecken. Ein hörbehindertes, geistig normales Kind reagiert auf kleinste mimische und gestische Zeichen des Erwachsenen, um seine Hörstörung zu kompensieren. Hinweise auf eine Hörstörung können daher in diesem Alter eher durch eine genaue Beobachtung der akustischen Wahrnehmung (s. „Perzeptionsalter") gewonnen werden.

XVI. Diagnostik des „Sozialalters"

Die Sozialentwicklung des Kindes umfaßt im Prinzip zwei Grundvorgänge, die allerdings eng miteinander verflochten sind:

1. Die Entwicklung der Fähigkeit, entsprechend seinem Alter und seinem Entwicklungsstand unterschiedliche Beziehungen zu anderen Erwachsenen und Kindern aufzunehmen, sowie
2. den allmählichen Ablösungsprozeß des Kindes von Hilfestellungen bis zur personalen Selbständigkeit.

Auch im Verlauf des 1. Lebensjahrs lassen sich beide Grundvorgänge schon erkennen. In den „Entwicklungsphysiologischen Tabellen für das Säuglingsalter" hatten deshalb *Hellbrügge* und *Pechstein* für den Bereich der Sozialentwicklung sowohl den personalen Bezug zu Erwachsenen (z. B. soziales Lächeln) als auch bestimmte Verhaltensmerkmale der Selbständigkeit (z. B. selbständiges Trinken aus der Tasse) beschrieben.

Bei der Diagnostik des Sozialalters haben wir jedoch in der „Münchener Funktionellen Entwicklungsdiagnostik des 1. Lebensjahres" nur jene Komponenten der Sozialentwicklung festgehalten, welche die Reaktionen des Säuglings auf seine mitmenschliche Umwelt wiedergeben, d. h. die Art und Weise, in der das Kind Kontakt zu vertrauten und fremden Personen aufnimmt.

Hierfür schienen uns vor allem folgende Beweggründe maßgeblich:

Die Fähigkeiten, welche die Verselbständigung des Kindes betreffen, sind ganz besonders abhängig von der motorischen Entwicklung (Statomotorik, Handmotorik und Mundmotorik), d. h. bei Störungen der motorischen Entwicklung wird die Beurteilung des Sozialalters beeinträchtigt. Außerdem ist die Entwicklung der Selbständigkeit in erheblichem Maße von erzieherischen Einflüssen abhängig.

Wenn aus diesem Grunde bei der Diagnostik des Sozialalters also einige Verhaltensweisen der Verselbständigung des Kindes nicht mitaufgenommen werden, soll damit nicht ausgedrückt werden, daß dieser Prozeß der Sozialentwicklung von zweitrangiger Bedeutung ist.

Im Gegenteil: Wir halten diese „Teilfunktion" der Sozialentwicklung für so wichtig, daß sie als eigener Bereich angesehen und geprüft werden muß. Dem wurde in der Münchener Funktionellen „Entwicklungsdiagnostik" des 2. und 3. Lebensjahres Rechnung getragen. Die Entwicklung der Selbständigkeit gewinnt überdies erst in diesem Alter ihren vollen Stellenwert. Bislang liegen auch über diesen Bereich noch wenig exakte Aussagen vor. Daher soll dies im Rahmen weiterer Forschungen zur Sozialentwicklung und Sozialisation des Kindes von uns weiter untersucht werden.

Verhaltenszustand des Kindes bei der Diagnostik

Um die Reaktionen auf die mitmenschliche Umwelt beobachten zu können, muß der Säugling ebenso wie bei der Diagnostik der anderen Funktionsbereiche wach, wohlauf und nicht hungrig sein. Ist das Kind schläfrig oder hungrig, so stehen diese Bedürfnisse so sehr im Vordergrund, daß sonst als freudig erlebte Ereignisse, wie sie die Kontaktaufnahme zu einer Bezugsperson normalerweise darstellt, nicht mehr in Erscheinung treten.

Neugeborenes

> Beruhigt sich, wenn es auf den Arm genommen wird.

Ausführung:

Für die Beobachtung dieser Reaktion nutzt man die Situation aus, wenn der Säugling gerade weint. Notfalls kann man ein Weinen durch eine abrupte Lageveränderung des Kindes oder ein lautes Geräusch provozieren. Sobald der Säugling schreit, nimmt der Untersucher das Kind auf den Arm und drückt es an sich. Er kann auch die Mutter dazu auffordern.

Beurteilung:

Durch den warmen Hautkontakt beruhigt sich das Kind. Das Weinen wird leiser, und sofern nicht Schmerz oder starker Hunger die Ursache dafür sind, hört es schließlich völlig auf.

Ende 1. Monat

> Beim Erblicken eines Gesichts hält es einen Augenblick inne.

Ausführung:

Der Untersucher oder die Mutter beugt sich über das Kind, lächelt und spricht es an. Dabei muß der Kopf bewegt werden.

159

Beurteilung:

Der Säugling hält kurzfristig in seinen Bewegungen an. Die Reaktion auf das menschliche Gesicht kann jedoch nicht nur in einem Innehalten von Bewegungen der Extremitäten, sondern auch von Mund und Augen zum Ausdruck kommen.

Ende 2. Monat

Fixiert ein bewegtes Gesicht und folgt ihm.

Ausführung:

Der Untersucher beugt sich über das Kind und nimmt Kontakt mit ihm auf. Dann bewegt er in dieser Haltung sein Gesicht langsam zur einen und zur anderen Seite.

Beurteilung:

Das Kind fixiert das Gesicht des Untersuchers und folgt ihm mit den Augen (90% unseres Stichprobenkollektivs zeigten diese Reaktion in der 7. Woche). Der Versuch der visuellen Kontaktaufnahme muß unter Umständen mehrmals wiederholt werden, bis er gelingt.

Ende 3. Monat

„Soziales Lächeln".

Ausführung:

Der Untersucher beugt sich über den Säugling, bewegt den Kopf in vertikaler oder horizontaler Richtung, lächelt und spricht mit ihm.

Beurteilung:

Das Kind lächelt zurück, während der Untersucher es anschaut und dabei den Kopf bewegt. Häufig drückt es seine Freude außerdem durch lebhafte Bewegungen der Extremitäten aus (90% unseres Stichprobenkollektivs zeigten „Soziales Lächeln" erstmals eindeutig in der 12. Lebenswoche).

In diesem Alter kann das Lächeln durch jede beliebige Person ausgelöst werden. Das Kind macht noch keinen Unterschied zwischen vertrauten und fremden Personen. Der entscheidende Auslöser ist das Schema eines sich bewegenden menschlichen Anlitzes. Wie die Untersuchungen von *Spitz* und *Wolf* nachgewiesen haben, besteht das Lächeln auslösende Signal aus beiden Augen und Nasenpartie.

Das soziale Lächeln darf nicht mit dem sog. „Engellächeln" oder „Steupchen" (*Peiper*) verwechselt werden. Dieses kann schon bei Neugeborenen ganz flüchtig auftreten und ist dadurch gekennzeichnet, daß es ohne jeden sozialen Bezug erfolgt.

Ende 4. und 5. Monat

Lacht stimmhaft, wenn es geneckt wird.

Ausführung:

Das Kind sollte bei der Durchführung dieser Aufgabe ausgezogen sein. Der Untersucher fordert die Mutter auf, sich über das Kind zu neigen, mit ihm zu reden, es zu kitzeln und zu necken.

Beurteilung:

Das Kind verzieht nicht nur den Mund, sondern lacht hörbar. (90% der Säuglinge aus der Münchener Stichprobe zeigten diese Reaktion im Alter von 19 Wochen). Bei den meisten Säuglingen kommen lebhafte Bewegungen hinzu, die der Freude Ausdruck verleihen.

Sofern das Lachen in der Untersuchungssituation nicht ausgelöst werden kann, wird die Mutter gefragt, ob sie zu Hause beim Necken ihres Kindes hörbares Lachen schon beobachtet habe. Kann die Mutter diese Frage bejahren, gilt dieses Verhalten als altersentsprechend, d. h. das Kind erhält ein Sozialalter von 5 Monaten. Zeigt es dieses Verhalten nicht, wird ein Sozialalter von 3 Monaten angesetzt.

Ende 6. Monat

Benimmt sich gegenüber Bekannten und Unbekannten unterschiedlich.

Ausführung:

Eine Prüfung der unterschiedlichen Reaktion des Kindes auf bekannte und unbekannte Personen ist am besten zu Beginn der Untersuchung möglich. Der Untersucher selbst tritt dem Kind als unbekannte Person gegenüber. Er beugt sich über das Kind und spricht es freundlich an, wobei die Mutter etwas abseits steht. Im Anschluß daran fordert er die Mutter auf, sich in derselben Weise dem Kind zuzuwenden. Er entfernt sich aus dessen unmittelbarem Gesichtsfeld und beobachtet seine mimische Reaktion.

Beurteilung:

Bei der Ansprache durch den fremden Untersucher hält das Kind zunächst in seinen Bewegungen inne und schaut ihn aufmerksam an. Erst nach einigen Sekunden hellt sich das Gesicht des Säuglings freundlich auf.

Auf die Ansprache der Mutter reagiert das Kind dagegen sofort mit lebhaften Bewegungen, Lächeln, zum Teil auch schon mit spontanem Plaudern.

Bei dieser Untersuchung kommt es ganz besonders darauf an, daß der Untersucher genau das Mienenspiel und die spontanen Bewegungen des Kindes ins Auge faßt und die Unterschiede seiner Zuwendung registriert.

Während der Säugling bisher auf das Schema des menschlichen Gesichts schlechthin mit freudigem Entgegenlächeln reagierte, beginnt er nun, individuelle Unterschiede in Aussehen und Mimik von Personen wahrzunehmen. Für das Wiedererkennen eines bestimmten Gesichts ist außerdem eine gewisse Gedächtnisleistung Voraussetzung, die das Kind in diesem Alter in zunehmendem Maße entwickelt.

Ende 7. Monat

Verfolgt eingehend Tätigkeiten der Bezugsperson.

Ausführung:

Der Untersucher fordert die Mutter auf, in etwa 2 m Entfernung vom Kind ein großes Tuch oder eine Windel vor dessen Augen zusammenzulegen. Er selbst soll sich währenddessen ruhig im Hintergrund halten. Das Kind darf nicht durch andere Personen oder interessante Dinge abgelenkt sein.

Beurteilung:

Das Kind wendet sich der Mutter zu, richtet seine Augen auf die Hände, den eigentlichen Mittelpunkt des Geschehens, und beobachtet eingehend das, was die Mutter tut. Das Kind ist also nicht mehr wie in den Monaten vorher in erster Linie auf das Gesicht fixiert, sondern wendet sich jetzt auch mit Interesse einzelnen Körperteilen und deren Bewegungen zu.

Ende 8. Monat

Reagiert freudig auf Versteckspiel hinter Möbeln.

Ausführung:

Der Untersucher bittet die Mutter, sich hinter einem Möbelstück zu verstek- ken, auf einer Seite hervorzuschauen und dabei das Kind zu rufen. Dann versteckt sie sich wieder und schaut danach an der anderen Seite hervor. Sie wiederholt dieses Spiel mehrere Male.

Beurteilung:

Das Kind lacht, wenn die Mutter hinter ihrem Versteck hervorschaut und blickt suchend in die Richtung, wohin sie wieder verschwunden ist. Voller Spannung wartet es auf das Erscheinen der Mutter. Es ist dies der Beginn des sozialen Spiels, bei dem das Kind ganz aktiv die Rolle des „Mitspielers" übernimmt.

Ende 9. und 10. Monat

Deutliches Fremdeln.

Ausführung:

Die Untersuchung dieser Reaktion sollte allen übrigen vorangestellt werden, da das „Fremdeln" am besten zu beobachten ist, solange der Untersucher dem Kind noch fremd ist, also noch keinen verbalen oder spielerischen Kontakt zu ihm aufgenommen hat.

Der Untersucher nähert sich dem Kind, deutet durch ausgestreckte Arme und freundliche Aufforderung („Komm her!") an, daß er das Kind aufnehmen will. Zeigen sich schon bei dieser Form des Kontaktes deutliche Reaktionen wie Weinen, Abwehr oder Hinwendung zur Mutter, bittet der Untersucher die Mutter das Kind aufzunehmen und zu beruhigen. Erfolgen die beschriebenen Reaktionen nicht sofort, nimmt der Untersucher das Kind auf seinen Arm[1]).

Beurteilung:

Die Reaktion ist deutlich mit Angst und Fluchttendenz gekoppelt (90% der Säuglinge aus der Münchener Stichprobe zeigten in der 43. Woche deutliches Fremdeln).

Der Grad des Fremdelns ist bei den einzelnen Kindern unterschiedlich ausgeprägt. Zum deutlichen Fremdeln reicht aber nicht, wenn das Kind zwar etwas verwundert schaut, sich aber dann rasch mit dem Untersucher anfreundet.

Typisch für das deutliche Fremdeln ist dagegen, daß das Kind auch nach längerer Zeit des Beisammenseins Hautkontakt mit einem Fremden noch ablehnt und sich nur in unmittelbarer Nähe der Mutter sicher genug fühlt, um sich der unbekannten Person im Spiel zuzuwenden.

Ende 11. und 12. Monat

> Reicht der Bezugsperson einen Gegenstand, wenn es durch Gesten oder Worte dazu aufgefordert wird.

---

1) Das Kind beginnt spätestens auf dem Arm des Untersuchers sich deutlich abzuwenden oder zu weinen oder sich der Mutter zuzuwenden. Ein Erstarren der Mimik, Ernst-Werden oder lediglich den Kopf-zur-Seite-Drehen bzw. ein Innehalten in den Bewegungen sind nicht charakteristisch für „Fremdeln".

Ausführung:

Die Mutter fordert das Kind mit den Worten: „Gib mir's!" oder „Schenk mir's!" auf, ihr einen Gegenstand zu geben, den es gerade in der Hand hält. Sie streckt ihm dabei die offene Hand hin.

Häufig muß das Kind jedoch mehrere Male aufgefordert werden. Ist das Interesse an dem betreffenden Gegenstand allzu groß, so kann es sein, daß ihn das Kind nicht hergibt. Man sollte dann mit einem neutraleren Gegenstand den Versuch wiederholen.

Beurteilung:

Das Kind legt den Gegenstand in die Hand der Bezugsperson. (90% der Säuglinge aus der Münchener Stichprobe zeigten dieses Verhalten in der 52. Woche.)

Mit diesem Spiel beginnt das Kind jene Phase zu überwinden, in der es freudig jeden Gegenstand weggeworfen hatte. An dessen Stelle tritt nun allmählich das gezielte und kooperative soziale Spiel, bei dem das Kind zwischendurch selbst die Initiative übernimmt.

Grundsätzliches zur Beurteilung

Einen isolierten Entwicklungsrückstand im Sozialverhalten kann man in der Praxis so gut wie nie feststellen. Regelmäßig ist die Reife des Sozialverhaltens mit entsprechenden psychomotorischen Funktionen gekoppelt, so daß sich Reife bzw. Rückstand in Lautäußerungen, im Sprachverständnis und in der Perzeption in ähnlichem Ausmaß finden.

Die Ursache für einen Rückstand des Sozialalters liegt in der Regel bei einem gesunden Säugling in einer **quantitativ oder qualitativ unzureichenden personalen Zuwendung** durch eine konstante mütterliche Hauptbezugsperson: sei es, daß der Säugling von ständig wechselnden Bezugspersonen betreut wird, sei es, daß er in einer Tageskrippe oder einem Pflegenest untergebracht ist oder daß er vernachlässigt wird.

Sofern keine Störfaktoren in der mitmenschlichen Umwelt des Kindes auszumachen sind, muß an eine **geistige Retardierung** gedacht werden, durch die das Kind am Aufbau eines differenzierten menschlichen Kontakts gehindert wird.

Denkbar sind auch evtl. Nebenwirkungen gewisser Neuropsychopharmaka, die zu Störungen im sozialen Kontakt führen können. Schließlich muß auch an ein seltenes, aber nicht zu unterschätzendes Krankheitsbild, an den **früh-kindlichen Autismus** (*Kanner*), gedacht werden.

Eine Differentialdiagnose der Ätiologie einer Störung in der Sozialentwicklung läßt sich zum Teil aus der Anamnese ableiten. In der Regel wird aber erst die Entwicklungstherapie (S. 177) abklären können, ob der Rückstand in der Sozialentwicklung allein infolge eines Deprivationssyndroms zustandekam oder ob bei dem Kind eine mentale Retardierung vorliegt.

XVII. Bedeutung der „Münchener Funktionellen Entwicklungsdiagnostik" für die Behindertenhilfe

Grundlage eines neuen Weges der Behindertenhilfe

Die „Münchener Funktionelle Entwicklungsdiagnostik", wie sie in diesem Band der „Fortschritte der Sozialpädiatrie" für die kinderärztliche und kinderpsychologische Praxis erläutert ist, wurde zur Grundlage eines neuen Weges der Behindertenhilfe, der seit 1960 an der ehemaligen Forschungsstelle für Soziale Pädiatrie und Jugendmedizin, (seit 1975 Institut für Soziale Pädiatrie der Universität München) konzipiert und seit 1968 im „Kinderzentrum München" mit Hilfe eines gemeinnützigen Vereins der ‚Aktion Sonnenschein' realisiert wurde.

Dieser Weg unterscheidet sich als Hilfe für das mehrfachbehinderte Kind schon vom Ansatz her von den bisher üblichen Wegen der Behindertenhilfe. Er geht nämlich nicht aus von einer isolierten Behinderung wie Blindheit, Taubheit oder geistiger Störung, sondern entstammt Erkenntnissen, die durch Entwicklungsforschungen beim gesunden Kind gewonnen wurden. Er versucht auch weniger, etwa Kompensationstechniken für eine spezielle Behinderung zu üben, sondern stellt vielmehr die gesamte Entwicklung des Kindes in den Mittelpunkt der Diagnostik und daraus ableitend auch der Therapie.

Dabei bezieht er systematisch die Erkenntnisse ein, die in den vergangenen Jahren im Rahmen der internationalen Child-Development-Forschung gewonnen wurden und nutzt konsequent die in der frühen kindlichen Entwicklung gelegenen einzigartigen Chancen der Therapie.

Der Münchener Weg der Behindertenhilfe unterscheidet sich auch von der Institution her von bislang realisierten Hilfen, bei denen die betroffenen Kinder je nach Art ihrer körperlichen, geistigen oder Sinnesbehinderung in speziellen Institutionen der Behindertenhilfe oder Sonderschulen für Körperbehinderte, Lernbehinderte, Sprachbehinderte, Verhaltensgestörte, Erziehungsschwierige, Schwerhörige, Gehörlose, Blinde und geistig Behinderte gefördert werden. Bei dem neuen Münchener Weg der Behindertenhilfe steht nicht so sehr die institutionale, sondern vielmehr die personale Hilfe im Vordergrund. Dies wird dadurch erreicht, daß konsequenterweise die Hilfe und Therapie in die Familie, vor allem in die Hand der Mutter gelegt wird.

Die Konzeption der Behindertenhilfe im „Kinderzentrum München" als Modell einer sozialpädiatrischen Klinik beruht auf der mehrdimensionalen

Diagnostik und darauf aufbauend der mehrdimensionalen Therapie. Auf der Basis der „Münchener Funktionellen Entwicklungsdiagnostik", welche die wichtigsten psychomotorischen Funktionen des Kindes berücksichtigt, arbeiten Pädiater, Kinderneurologen, Kinderpsychiater, Psychologen, Pädagogen, Heilpädagogen und Sonderpädagogen, Physiotherapeuten, Ergotherapeuten, Logopäden und Musiktherapeuten auf das engste zusammen. Der Mutter wird ein konkretes therapeutisches Programm vermittelt, bei dem der Entwicklungsstand des betreffenden Kindes die Grundlage für die einzelnen therapeutischen Schritte bildet.

Dabei besteht das sozialpädiatrische Anliegen vor allem in der Frühdiagnostik der Entwicklungsstörungen, der Frühtherapie der zurückgebliebenen bzw. gestörten Funktionen und nicht zuletzt in der frühen sozialen Eingliederung des Kindes.

Die so komplexe „Münchener Funktionelle Entwicklungsdiagnostik" vermag sowohl den diagnostischen als auch den therapeutischen Rahmen für spezielle Behandlungen zu setzen. Bei Vorliegen von Rückständen, insbesondere bei pathologischen Veränderungen der Grobmotorik, ergibt sich ohne Schwierigkeit der Einsatz einer speziellen Krankengymnastik, die im Kinderzentrum München seit Jahren optimal in der sogenannten Vojta-Therapie stattfindet. Bei Rückständen und krankhaften Veränderungen der Feinmotorik wird zusätzlich die Beschäftigungstherapie – im Kinderzentrum München mehr und mehr im Sinne der Entwicklungstherapie – eingesetzt.

Bei Rückständen und krankhaften Veränderungen der Sprache wird eine entsprechende spezielle logopädische Behandlung durchgeführt. Bei Rückständen in der Sozialentwicklung, insbesondere bei Vorliegen eines Deprivationssyndroms, ist die spezielle Behandlung durch den Psychologen notwendig, der gleichzeitig auch die Erziehungsberatung der Eltern durchführt.

Die ethologische Diagnostik wie die „Münchener Funktionelle Entwicklungsdiagnostik" ermöglicht es, diese therapeutischen Aktivitäten im Rahmen der kindlichen Entwicklung und im Hinblick auf die kindliche Entwicklung zu koordinieren und abzustimmen. So ist die „Münchener Funktionelle Entwicklungsdiagnostik" geradezu ein ideales Instrument auch für die Frühtherapie, in welche die frühe soziale Eingliederung mehrfach und verschiedenartig behinderter Kinder eingeschlossen ist.

Ausgangspunkt: Erkenntnisse bei gesunden Heimsäuglingen und Kleinkindern

Ausgangspunkt für die neue Münchener Konzeption der Behindertenhilfe waren Ergebnisse systematischer Entwicklungsstudien bei gesunden Heimsäuglingen und Kleinkindern. Hierbei zeigte sich, daß der Mangel und der Wechsel von personaler Zuwendung, wie dies in Fremdpflege und Massenpflege üblich ist, auch bei völlig gesunden Kindern zu schweren Entwicklungsstörungen führen können.

Nach alter pädiatrischer Erfahrung (zusammenfassende Darstellungen bei *Uffelmann, Neumann, Tugendreich, v. Pfaundler* 1915, 1924) werden junge Kinder in Säuglingsanstalten und Heimen erheblich geschädigt und bleiben in ihrer Entwicklung zurück. Um diesen Entwicklungsrückstand näher zu präzisieren, wurden – wie im vorstehenden bereits ausgeführt – von *Hellbrügge* und *Pechstein* die „Entwicklungsphysiologischen Tabellen für das Säuglingsalter" zusammengestellt. Mit dieser ethologischen Entwicklungsdiagnostik und einem zugehörigen diagnostischen Besteck wurden nach und nach 3000 Säuglinge und Kleinkinder in Heimen, Tagesstätten und Familien untersucht. Eine zusammenfassende Übersicht über die dabei gewonnenen Ergebnisse wurde von *Pechstein* (1975) veröffentlicht.

Bei diesen Untersuchungen zeigte sich als wichtigste Erkenntnis, daß von allen Funktionen, die der gesunde Säugling im 1. Lebensjahr erwirbt, die Sozialentwicklung derjenige Funktionsbereich ist, der bei mangelnder personaler Zuwendung durch eine konstante mütterliche Bezugsperson (Sozialmutter) zuerst und am schwersten geschädigt wird.

Die Beeinträchtigung wurde besonders deutlich beim Vergleich gesunder Säuglinge, die in der Familie aufwuchsen, gegenüber ebenfalls organisch gesunden Heimsäuglingen. Abb. 18 zeigt die typischen Entwicklungsprofile eines 13 Monate alten, gesunden Familienkindes und eines ebenfalls 13 Monate alten, gesunden Heimkindes.

Neben der Sozialentwicklung war – wie die Abbildung erkennen läßt – stets auch die frühe Sprachentwicklung deutlich beeinträchtigt. Außerdem blieb die Entwicklung der Perzeption erheblich zurück. Am wenigsten störanfällig erwiesen sich die grobmotorischen Funktionen wie Krabbeln, Sitzen und Laufen.

Das immer wieder beobachtete Zurückbleiben der Sozialentwicklung, sowie auch der Sprachentwicklung bei völlig gesunden Säuglingen ohne neurologische, insbesondere motoskopische bzw. kinesiologische Befunde, ohne Sinnesstörungen oder sonstige körperliche oder geistige Mängel, mußte zwangsläufig zum Nachdenken über eine neue Konzeption der Behindertenhilfe führen. Wenn schon ein völlig gesundes Kind ohne jegliche organische

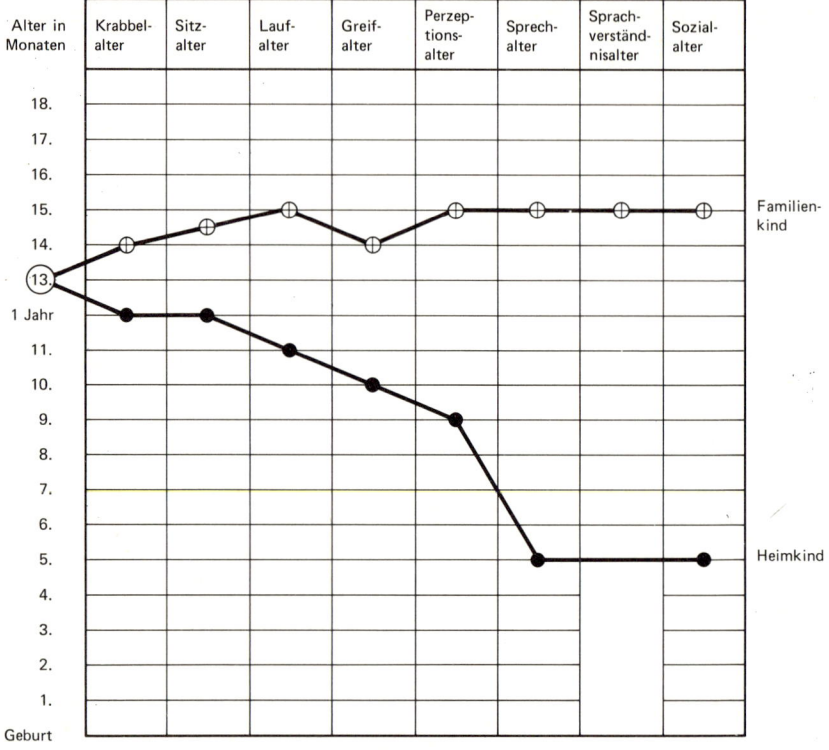

Abb. 18. Vergleich zwischen einem gesunden Familienkind und einem gesunden Heimkind. Beachte die unterschiedliche Entwicklung, vor allem die starke Beeinträchtigung der Sozial- und Sprachentwicklung eines gesunden Kindes in der Massenpflege, wenn seine Pflege und Erziehung nicht durch eine konstante mütterliche Bezugsperson erfolgen kann.

Schädigung bei institutionaler Erziehung zu einem in seiner Sozial- und Sprachentwicklung schwer behinderten Kind wurde, um wieviel mehr war zu erwarten, daß geschädigte Kinder in ihrer Entwicklung zurückblieben, wenn sie frühzeitig außerhalb der Familie in institutionalisierte Pflege gegeben werden.

Die Konsequenz aus diesen Überlegungen konnte nur darin bestehen, diese Erkenntnisse zur Grundlage eines neuen Konzepts der Behindertenhilfe zu machen und statt der üblichen institutionellen Hilfe in Tagesstätten, Ganztagssonderschulen oder Heimen in erster Linie die personale Hilfe in den Mittelpunkt zu stellen und möglichst die gesamte Therapie in die Familie bzw. in den Tagesablauf des behinderten Kindes zu verlagern (*Hellbrügge*, 1973).

Mehrdimensionale Entwicklungsdiagnostik als Hilfe für mehrfach behinderte Kinder

Darüber hinaus hatten wir – ohne daß dies ursprünglich beabsichtigt war – mit der „Münchener Funktionellen Entwicklungsdiagnostik" eine mehrdimensionale Diagnostik des mehrfachbehinderten Kindes im Säuglingsalter entdeckt. Mit Hilfe dieser Diagnostik konnten Störungen der Grobmotorik, der Feinmotorik, der Perzeption, der Sprachentwicklung und nicht zuletzt auch der Sozialentwicklung schon zu einer Zeit diagnostiziert werden, in der eine bislang noch kaum erkannte und deshalb praktisch nicht genutzte Chance für die Therapie lag, nämlich im Säuglingsalter.

Die Bedeutung einer solchen mehrdimensionalen Diagnostik für die Behindertenhilfe in unserem Lande haben wir anfangs selbst nicht genügend abschätzen können. Wohl war uns aus der kinderärztlichen Praxis heraus klar, daß Kinder mit Mehrfachschädigungen, die also gleichzeitig an mehr als einer körperlichen oder geistigen Störung leiden und bei denen mehrere Schäden oder Störungen in verschiedenen Kombinationen und Schweregraden zusammenkommen, unzulänglich betreut waren. Für sie gab es praktisch keine Institutionen, ja, für sie war auch niemand so recht verantwortlich.

Die ärztliche und auch die fürsorgerische Betreuung des infolge einer Störung oder Schädigung behinderten Kindes richtete sich fast ausschließlich nach medizinischen Fachdisziplinen bzw. nach speziellen körperlichen oder geistigen Mängeln. Es gab keine Organisation, die sich um die mehrfach behinderten Kinder kümmerte, es gab keine Einrichtungen, welche die verschiedenen Behinderungen beim einzelnen Kind in Diagnostik und Therapie genügend berücksichtigt hätten. Eltern mit einem mehrfachgeschädigten Kind eilten von Klinik zu Klinik, von Institution zu Institution und erhielten bezüglich der Hilfe oftmals sich widersprechende Auskünfte und Ratschläge.

Mit Hilfe der „Münchener Funktionellen Entwicklungsdiagnostik" hatten wir aber eine mehrdimensionale Diagnostik erarbeitet, die es dem Kinderarzt und dem Kinderpsychologen erlaubte, Mehrfach-Störungen der kindlichen Entwicklung festzustellen und zu differenzieren. Je nach Art der Störung bzw. Behinderung in Grobmotorik, Feinmotorik, in Sprach- oder Sozialentwicklung konnten nun Spezialisten mit ihren speziellen Kenntnissen therapeutisch eingesetzt werden, die auf der Basis der „Münchener Funktionellen Entwicklungsdiagnostik" als Koordinationsgrundlage eine umfassende Therapie aufbauen konnten.

Welche Bedeutung dieser Einsatz der mehrdimensionalen Diagnostik für das ganze System der Behindertenhilfe in unserem Lande hatte und noch hat, kann nur derjenige ermessen, der beobachtete, wie sich die Spezialisierung in den vergangenen Jahren auf dem Gebiet der Behindertenhilfe auch in unserem Lande vollzog.

Das hör- und sprachbehinderte Kind wird vom Hals-Nasen-Ohren-Arzt, das sehbehinderte Kind vom Augenarzt, das geistigbehinderte Kind vom Psychiater oder Kinderpsychiater, das körperbehinderte Kind vom Orthopäden, das lernbehinderte Kind vom Pädagogen bzw. Heilpädagogen, das erziehungs- und verhaltensgestörte Kind vom Psychologen betreut.

Auch die fürsorgerische und die soziale Hilfe für behinderte Kinder ist bisher ausschließlich in der Hand von Organisationen, die sich um speziell behinderte Kinder kümmern. Letztlich geht das gesamte System der Behindertenhilfe in unserem Lande, weitgehend auch international, auch heute noch von der Vorstellung aus, daß angeborene oder früherworbene Behinderungen in der Regel Einfachbehinderungen sind, welche bestimmte Organe oder Funktionen betreffen.

Auch unsere Schulgesetze sehen praktisch nur Sonderschulen für Blinde bzw. Sehbehinderte, Schwerhörige, Sprachbehinderte, Körperbehinderte, Geistigbehinderte und Lernbehinderte vor. Für mehrfachbehinderte Kinder wird lediglich festgestellt, daß sie „in jene Sonderschule aufzunehmen sind, in der nach dem Schweregrad der Behinderung die beste Betreuung und Förderung erwartet werden kann".

Die Vorstellung, daß spezielle Behinderungen die Regel, Mehrfachbehinderungen dagegen eher einen Ausnahmefall darstellen, muß aus sozialpädiatrischer Sicht revidiert werden. Durch die mehrdimensionale Diagnostik, wie sie aus der Funktionellen Entwicklungsdiagnostik heraus entstand, stellte sich nämlich bald heraus, daß Einfachbehinderungen selten, Mehrfachbehinderungen dagegen die Regel sind (*Hellbrügge*, 1973).

Dies gilt selbst für solche Behinderungen, die in der Sicht der Öffentlichkeit, aber auch aus den Vorstellungen der Sonderpädagogik heraus, als „einfach" angesehen werden, wie z. B. Blindheit. So zeigte sich z. B., wie an anderer Stelle (*Hellbrügge*, 1973) näher erläutert, daß von 100 blinden Kindern, die im Münchener Kinderzentrum einer mehrdimensionalen Diagnostik unterzogen wurden, nur 11 ausschließlich blind waren. Die übrigen 89 Kinder hatten mindestens 2, in der Regel 3, 4 oder 5 zusätzliche Störungen. Auch bei über 400 Kindern mit zerebraler Bewegungsstörung fand sich nur in rund 9% ausschließlich eine zerebrale Bewegungsstörung, 91% waren mehrfachbehindert, davon über 32% dreifach, 28% vierfach!

Betrachtet man unter diesen Umständen den Ansatz der „Münchener Funktionellen Entwicklungsdiagnostik", welche alle wichtigen Funktionsbereiche der kindlichen Entwicklung in die Diagnostik mit einbezieht, dann wird verständlich, welche Bedeutung diese mehrdimensionale Diagnostik für das mehrfachbehinderte Kind hat und – da Mehrfachbehinderungen als Regelfall anzusehen sind – für die Neuorientierung der Behindertenhilfe in unserem Lande.

Mit Hilfe der „Münchener Funktionellen Entwicklungsdiagnostik" verfügt der Kinderarzt über ein diagnostisches Instrumentarium, das ihm schon beim Säugling erlaubt, mehrfach und verschiedenartig behinderte Kinder frühzeitig zu erkennen und sie einer gezielten Diagnostik durch den Spezialisten zuzuführen.

Sozialentwicklung als diagnostische Aufgabe

Das eigentlich Gewichtige mit Einführung der „Entwicklungsphysiologischen Tabellen für das Säuglingsalter" als Grundlage der „Münchener Funktionellen Entwicklungsdiagnostik" durch *Hellbrügge* und *Pechstein* lag von Anfang an darin, daß die frühe Sozialentwicklung als eigener Funktionsbereich einen besonderen Stellenwert in der pädiatrischen bzw. klinisch-psychologischen Diagnostik erhielt. Es wurde bereits erläutert, daß die Sozialentwicklung derjenige Funktionsbereich ist, der besonders empfindlich auf Umwelteinflüsse reagiert und deshalb schon bald schwer beeinträchtigt wird, wenn die Umweltbedingungen nicht die für die gesunde Sozialentwicklung des Kindes notwendigen Voraussetzungen bieten.

Wenngleich seitens der Kinderpsychologie in den vergangenen Jahrzehnten mehr und mehr auf die Bedeutung der Mutter-Kind-Beziehung in den ersten Lebensjahren und die Zusammenhänge mit späteren Verhaltensstörungen, auch Asozialität und Kriminalität, vielfältig hingewiesen wurde (*Bowlby, Spitz, Biermann, Burlingham* und *Freud, Meierhofer*), so ist doch die frühkindliche Sozialentwicklung nicht Gegenstand einer eingehenden pädiatrischen oder klinisch-psychologischen Diagnostik geworden. Aus der Sicht der Kinderheilkunde waren die etwa von der Tiefenpsychologie ausgehenden Thesen, nach denen eine frühe Mutterentbehrung später zu schwerwiegenden Verhaltensstörungen führt, eher eine unbewiesene Hypothese denn ein wissenschaftlich nachgewiesenes Faktum.

Auch heute noch besteht in der klinischen Kinderheilkunde unseres Landes zumindest noch Skepsis, ob Zusammenhänge etwa zwischen der Mutterentbehrung während eines Klinikaufenthalts und danach auftretenden akuten oder chronischen Auffälligkeiten der Kinder wirklich so schwerwiegend sind, daß daraus etwa Konsequenzen für die Mitaufnahme von Müttern in die Pflege ihrer Kinder gezogen werden müssen, oder daß Eltern systematisch Gelegenheit gegeben werden sollte, ihre Kinder in der Klinik zu pflegen.

Damit wird erläutert, was die Einführung einer Diagnostik der frühkindlichen Sozialentwicklung im Rahmen der „Münchener Funktionellen Entwicklungsdiagnostik" bedeutet. Erstmals erhielt die kinderärztliche und kinderpsychologische Diagnostik unseres Landes die Möglichkeit, Abweichungen in der kindlichen Sozialisation und Sozialentwicklung frühzeitig festzustellen und entsprechende therapeutische Folgerungen zu ziehen, bevor manifeste Schäden in der kindlichen Sozialisation etwa im Sinne von „Soziosen" (*Hellbrügge*, 1975) oder einer schweren „sozialen Behinderung" (*Pechstein*, 1975) eintreten.

Das Einbeziehen der „Sozialentwicklung" im Rahmen der „Münchener Funktionellen Entwicklungsdiagnostik" eröffnete und eröffnet für den Kinderarzt und den Kinderpsychologen eine diagnostische Dimension, deren Konsequenzen auch für die Prophylaxe des Deprivationssyndroms, etwa bei Säuglingen und Kleinkindern in Heimen oder Tageskrippen, als kinderärztliche Aufgabe hier nur angedeutet werden können.

Die Diagnostik der kindlichen Sozialentwicklung hat ihre Konsequenzen auch für die Beurteilung des gesunden Kindes. Mehr und mehr stellt sich heraus, daß auch scheinbar gesicherte familiäre Verhältnisse schlechte Grundbedingungen für die Entwicklung gesunder Kinder bieten, etwa wenn die Mutter tagsüber außer Haus arbeitet oder die Pflegepersonen häufig wechseln. Mit Hilfe der „Münchener Funktionellen Entwicklungsdiagnostik", unter Einbeziehung der Diagnostik der Sozialentwicklung, vermag der Kinderarzt bzw. der Kinderpsychologe die Gefährdung solcher Kinder frühzeitig zu erkennen, um daraus auch im sozialen Bereich Maßnahmen zu empfehlen, die der Prophylaxe von Entwicklungsstörungen dienen (s. auch *Langmeier* und *Matějček*).

Die Einführung der Dimension „Sozialentwicklung" in die Kinderdiagnostik eröffnet nicht zuletzt auch für die Behindertenhilfe in unserem Lande einen bislang kaum erkannten und deswegen kaum verstandenen Aufgabenbereich der Therapie und Prophylaxe. Allzuwenig ist in der Praxis der Behindertenhilfe bislang erkannt worden, daß das wie auch immer behinderte Kind in den meisten Fällen in seiner Sozialentwicklung benachteiligt ist. Allzuwenig werden bei spezieller Betrachtung von Behinderungen, etwa durch den Facharzt oder durch den Fachpädagogen, nur die speziellen Schäden bzw. das Training von Kompensationstechniken zu ihrem Ausgleich gesehen. Die Dimension „Sozialentwicklung" fällt lediglich bei der Feststellung von „Verhaltensstörungen" auf, obwohl mehr und mehr erkannt wird, daß in den meisten Fällen spezieller Behinderungen das Auftreten von Störungen des Sozialverhaltens das eigentliche und schwerstwiegende Problem der Behindertenhilfe darstellt.

Hier spielt die Pathologie der sozialen Interaktionen eine bisher kaum erkannte Rolle. Sie betreffen die soziale Erlebniswelt des behinderten Kindes, das infolge seiner Körperbehinderung an vielen Spielen seiner Geschwister und seiner Mitschüler nicht teilnehmen kann. Sie betreffen die Verhaltensstörungen, die reaktiv durch falsches Verhalten der Umgebung des behinderten Kindes entstehen; sie betreffen auch die Pathologie des Sozialverhaltens etwa der Geschwister, die nicht selten – wie unsere Studien an Dysmelie-Kindern gezeigt haben – in ihrer Sozialentwicklung schwerer beeinträchtigt sind als das behinderte Kind selbst.

Sozialpädiatrische Zentren

So wird es verständlich, daß mit der „Münchener Funktionellen Entwicklungsdiagnostik" unter Einbeziehen der Dimension „Sozialentwicklung" eine neue sozialpädiatrische Grundlage für die Behindertenhilfe gelegt wurde, bei der die soziale Entwicklung des Kindes im Mittelpunkt steht. Diese sozialpädiatrische Konzeption unterscheidet sich – wie *Pechstein* (1976) dargelegt hat – z. B. entscheidend von den „Minikonzeptionen" etwa der Neuropädiatrie, wie sie in den vergangenen Jahren über Risikokinder-Sprechstunden sowie Frühdiagnostikzentren für behinderte Kinder an den Kinderkliniken eingeführt wurden.

Das Prinzip dieser neuen sozialpädiatrischen Konzeption ist dadurch gekennzeichnet, daß die Sozialentwicklung und Sozialisation des Kindes Ausgangspunkt der diagnostischen und darauf aufbauend der therapeutischen Konsequenzen in der Rehabilitation bzw. Habilitation mehrfach und verschiedenartig behinderter Kinder ist.

Aus diesem Grunde arbeiten in einem „Sozialpädiatrischen Zentrum" Kinderärzte, Kinderpsychologen, Kindertherapeuten, Krankengymnasten und Heilpädagogen auf das engste zusammen. Sozialpädiatrische Zentren in diesem Sinne bedeuten aber mehr das Prinzip der Zusammenarbeit der verschiedenen Disziplinen und nicht unbedingt ein festes organisatorisches Schema. Sozialpädiatrische Zentren in diesem Sinne sind dann gegeben, wenn die Zusammenarbeit der verschiedenen Disziplinen, insbesondere der Medizin und der Psychologie, optimalerweise auch der Heilpädagogik und der Pädagogik, räumlich und personell gewahrt ist.

Diese Konzeption der Behindertenhilfe in „Sozialpädiatrischen Zentren" erhielt eine amtliche Unterstützung durch die Empfehlung der Gesundheitsministerkonferenz der Bundesrepublik Deutschland vom 2. Juni 1977. In einer Entschließung zur Sicherung konsequenter Frühbehandlung behinderter Kinder durch nachgehende Gesundheitsfürsorge hielt die Gesundheitsministerkonferenz „ein umfassendes und koordiniertes Angebot nachgehender Hilfen für eine gesundheitspolitische vorrangige Aufgabe, deren sachgerechte

Lösung nicht nur zu den rechtsstaatlichen Pflichten unserer Gesellschaft gehört, sondern langfristig auch erhebliche Kostenersparnisse erwarten läßt".

Sie stellte mit Besorgnis fest, „daß eine Vielzahl unterschiedlicher Leistungs- und Funktionsträger in diesem Bereich zu räumlich und fachlich isolierten Angeboten in der Praxis geführt hat, die aufgrund fehlender Koordination eine wirksame Frühförderung erschweren. Sie begrüßt es daher, daß kompetente Fachgremien der Behindertenhilfe in letzter Zeit nachdrücklich eine Zusammenfassung von Beratungs- und Frühförderungsangeboten in sozialpädiatrischen Zentren fordern, in denen die Möglichkeit zu mehrdimensionaler Diagnostik und Behandlung geboten wird".

Als Vorbild für derarige sozialpädiatrische Zentren, in denen mehrdimensionale Frühdiagnostik und darauf aufbauend eine entsprechende mehrdimensionale Therapie durchgeführt wird, sind das Kinderzentrum München und das daraus entstandene Kinderneurologische Zentrum Mainz, auch das Werner-Otto-Institut in Hamburg sowie neuerlich errichtete sozialpädiatrische Zentren im Haus der Behindertenhilfe in Bonn und in Bremen anzusehen.

Das Problem dieser sozialpädiatrischen Zentren liegt darin, daß sie nicht immer genügend patientennah arbeiten können. Um der Sozialentwicklung der Kinder willen liegt das Schwergewicht auf der Frühtherapie und der frühen sozialen Eingliederung in der Familie. Deshalb müssen sich Eltern stets neue Programme für die häusliche Behandlung holen. Die erreichten Therapieerfolge müssen diagnostisch überwacht und daraus entsprechende therapeutische Konsequenzen gezogen werden.

Aus diesem Grunde ist es zu begrüßen, daß mehr und mehr in der kinderärztlichen Praxis sozialpädiatrisch gearbeit wird in dem Sinne, daß Kinderärzte gemeinsam mit Kinderpsychologen und Therapeuten sowie Heilpädagogen auf das engste auch räumlich zusammenarbeiten. Die Grundlage für diese Zusammenarbeit stellt – wie im vorstehenden genügend erläutert – maßgeblich die „Münchener Funktionelle Entwicklungsdiagnostik" dar.

Außerdem entstehen derzeitig, – nicht zuletzt auf Empfehlung der Gesundheitsministerkonferenz – in dazu geeigneten Kinderkliniken mehr und mehr sozialpädiatrische Abteilungen, in denen neben der ambulanten auch eine klinische Betreuung von behinderten Kindern möglich ist. Die Deutsche Gesellschaft für Sozialpädiatrie hat zu dieser Neuorientierung der Kinderheilkunde im Sinne der Sozialpädiatrie ein Gutachten an das Bundesministerium für Arbeit und Sozialordnung abgegeben, das im Februar 1978 veröffentlicht wurde (*Hellbrügge*, 1978).

XVIII. Grundlagen einer funktionellen Entwicklungstherapie und Prophylaxe

Über diese organisatorischen Konsequenzen hinaus, welche sich beinahe zwangsläufig mit dem System der „Entwicklungsphysiologischen Tabellen für das Säuglingsalter" nach *Hellbrügge* und *Pechstein* ergaben, wurde die „Münchner Funktionelle Entwicklungsdiagnostik" auch zur Grundlage eines neuen Prinzips der Therapie, die wir „Entwicklungstherapie" (*Hellbrügge*, 1971) nennen.

Einzigartige Chance einer frühen Entwicklungstherapie

In den ersten Kapiteln wurden die biologischen Grundlagen der kindlichen Entwicklung dargelegt. Insbesondere aus den Zusammenhängen zwischen Wachstum und Differenzierung ließ sich ableiten, daß in den frühen Entwicklungsstadien noch ein relativ ungehemmtes Wachstum besteht, das erst mit zunehmender Differenzierung nachläßt. In dieser Gesetzmäßigkeit liegt nicht nur für die morphologische, sondern auch bezüglich der physiologischen und ethologischen Entwicklung offensichtlich eine einzigartige Chance der Frühtherapie. Bevor ein Organ, ein Organsystem oder eine Funktion endgültig ausdifferenziert ist, besteht eine hohe Plastizität, d. h. eine große Um- und Anpassungsfähigkeit.

In der Literatur finden sich zahlreiche Hinweise auf die Plastizität des frühkindlichen Organismus. Früher schon hat *Hilber* durch seine eingehenden Studien bei lobektomierten Tieren das enorme kompensatorische Wachstum in den frühen Entwicklungsstadien nachweisen können. Auch bezüglich der funktionellen Entwicklung gibt es zahlreiche Hinweise auf eine große An- und Umpassungsfähigkeit in den frühen Entwicklungsstufen. Dies hängt offensichtlich mit der stürmischen Entwicklung des zentralen Nervensystems zusammen. So hat *Köng* die Plastizität des Gehirns als Grundlage der neurophysiologischen Therapie hervorgehoben. Aus der Sicht der Neuropathologie hat *Seitelberger* hierzu folgendes ausgeführt:

„Der Begriff der ‚Plastizität des Gehirns' stammt von dem Physiologen *Bethe*. Er bezeichnete damit die Wiederherstellung von Bewegungen, die Rekoordination nach Störungen der normalen Vollzugsmöglichkeiten, sei es durch Verstümmelung der Glieder, Läsionen der bewegenden Muskeln oder der peripheren Nerven bzw. des zentralen Nervensystems" (zitiert nach *Seitelberger*).

„Das strukturelle Substrat solcher neuen Schaltpläne ist nicht etwa die Bildung neuer Zellgruppen und neuer Nervenbahnen, sondern sind subtile Veränderungen in den neuronalen Kontaktapparaten, in der Verzweigung der Dendriten, in der Zahl und Verteilung der Synapsen, und sind die noch unbekannten molekularen Änderungen, die in dem Synapsenraster das bestimmte Muster aktivieren und als Funktionseinheit verfügbar machen.

Weiteres sind die lebenszeitlichen Bedingungen im Nervensystem für das Ausmaß der Rekoordination maßgebend. Nach dem bisher Gesagten ist offensichtlich, daß sie den größten Spielraum vor und um jene Zeit haben wird, in der die Nervenzellverbindungen unter dem Reiz der Umwelteinflüsse den gegebenen Bedürfnissen entsprechend installiert werden; also bis zum Ende der postnatalen Differenzierungsphase vom Ende des ersten bis etwa ins vierte oder fünfte Lebensjahr."

Nach diesen Ausführungen von *Seitelberger* besteht kein Zweifel, daß diese Gesetzmäßigkeiten für die funktionale Entwicklung und für eine funktionale Entwicklungstherapie in der ersten Lebenszeit die größte Bedeutung haben. Es läßt sich ohne Schwierigkeiten daraus die sozialpädiatrische Erkenntnis ableiten, daß eine Funktion, je weniger sie sich ihrem Endziel, d. h. ihrer Ausdifferenzierung genähert hat, umsomehr noch wandelbar ist; d.h. eine Entwicklungstherapie hat ihre größte Chance im Säuglingsalter.

Prinzipien der Entwicklungstherapie

Aus diesen Überlegungen heraus wurden die „Entwicklungsphysiologischen Tabellen für das Säuglingsalter" (*Hellbrügge* und *Pechstein*) ebenso wie die daraus entstandene „Münchener Funktionelle Entwicklungsdiagnostik" von vornherein als Basis für eine gezielte Entwicklungstherapie angelegt. Damit unterscheidet sich die „Münchener Funktionelle Entwicklungsdiagnostik" grundsätzlich von bisher veröffentlichten Entwicklungstests oder Entwicklungsskalen für das Säuglingsalter.

Die bisher gebräuchlichen Entwicklungstests waren in der Regel rein unter diagnostischen Gesichtspunkten konzipiert. Ein Zusammenhang zwischen Diagnose, bzw. Prognose und Therapie wurde allenfalls in allgemeiner Form gesehen, so etwa bei *Gesell*. Die Entwicklungstherapie stellt jedoch zusammen mit der „Münchener Funktionellen Entwicklungsdiagnostik" ein geschlossenes System dar. Dabei bildet die Entwicklungsdiagnostik zum einen die unabdingbare Grundlage für die Therapie, zum anderen beinhaltet sie als Skala der Normalentwicklung gleichzeitig die therapeutischen Ziele, bzw. groben therapeutischen Schritte.

Diese Funktion kann nur eine Entwicklungsdiagnostik erfüllen, die einen hohen Differnzierungsgrad sowohl in der Einteilung von Funktionsbereichen, als auch in der Altersabstufung vornimmt. Dies wurde bei der Konstruktion der „Münchener Funktionellen Entwicklungsdiagnostik" berücksichtigt. Auf diese Weise kann die Therapie gezielt sowohl die spezifischen Behinderungen als auch die Gesamtentwicklung berücksichtigend angesetzt werden.

Bei jedem Kind, bei dem eine Entwicklungstherapie vorgesehen ist, wird zunächst die „Münchener Funktionelle Entwicklungsdiagnostik" durchgeführt. Das Entwicklungsprofil macht die Schwerpunkte der Störung oder Behinderung deutlich, also die Bereiche, die grundsätzlich der Therapie bedürfen. Das Entwicklungsalter zeigt das Niveau an, auf dem die Therapie in dem jeweiligen Bereich anzusetzen hat. Die Therapie geht also nicht vom chronologischen Alter des Kindes, sondern von seinem Entwicklungsalter aus. Wird dies nicht berücksichtigt, so wird das Kind entweder über- oder unterfordert. Damit aber kann kein Entwicklungsanreiz gesetzt werden. Diese Gesetzmäßigkeit ist desto sorgfältiger zu beachten, je schwerer die Behinderung des Kindes ist. Denn je stärker der Behinderungsgrad, umso weniger ist das Kind in der Lage, sich die Umweltreize selbst anzupassen.

Die entwicklungsdiagnostische Ausgangsbasis soll aber auch verhindern, daß isoliert einzelne Bereiche therapiert werden. Zwischen den verschiedenen Funktionsbereichen bestehen enge Zusammenhänge, ohne deren Kenntnis die Therapie nicht sinnvoll und gezielt aufgebaut werden kann. So sind zum Beispiel Funktionen der perzeptiven und kognitiven Verarbeitung kaum angehbar ohne Einbeziehen der Handmotorik. Daher ist es in diesem Fall wichtig, auch den Stand der Entwicklung des Greifens genau zu kennen.

Um eine Sprachtherapie durchzuführen, genügt es nicht zu wissen, daß das Kind im Sprechen nicht altersgemäß entwickelt ist. Die Therapie wird nämlich beispielsweise anders angelegt werden müssen, wenn die Sprachstörung motorisch bedingt ist, etwa im Zusammenhang mit einer zerebralen Bewegungsstörung, als wenn sie im Rahmen einer geistigen Behinderung auftritt. Dem Entwicklungsprofil können solche differentialdiagnostischen Hinweise entnommen werden, woraus sich sodann auch der spezifische therapeutische Ansatz ergibt.

Der Aufbau der Entwicklungstherapie in den einzelnen Bereichen erfolgt entlang der vorgegebenen Entwicklungsskala. Entwicklungstherapie bedeutet jedoch nicht, einfach die diagnostischen Items nachzuvollziehen. Vielmehr muß immer gefragt werden, welche Funktionen und Inhalte diese repräsentieren und welche Anteile der komplexen Aufgabe vom Kind nicht beherrscht werden. Sodann müssen Teilschritte herausgelöst und parallele, demselben Ziel dienende Übungen gefunden werden. Über die systematische Durchführung der Entwicklungstherapie und ihre Ergebnisse bei Kindern mit Down-Syndrom hat *Schamberger* (1978) berichtet.

Die Entwicklungstherapie vereint in sich zwei Vorteile: Zum einen setzt sie ganz spezifisch bei den individuellen Beeinträchtigungen des Kindes an, zum anderen ist sie immer auf seine Gesamtentwicklung ausgerichtet. Dies soll dadurch erreicht werden, daß nicht nur zu Beginn der Therapie eine Gesamtentwicklungsdiagnostik durchgeführt wird, sondern auch im Therapieverlauf aufgrund von entwicklungsdiagnostischen Kontrollen immer wieder die Zusammenhänge betrachtet werden.

Diese Zusammenschau aller Funktionsbereiche ist für die derzeitig geübte Praxis der Behindertenhilfe besonders notwendig. Es besteht die Gefahr, daß immer mehr spezialisierte Therapiearten isoliert nebeneinander herlaufen, ohne daß sie genügend aufeinander abgestimmt werden. Diese Gefahr ist dann gegeben, wenn beispielsweise die Logopädin ohne Kenntnis der Programme der Krankengymnastik, die Krankengymnastin ohne Kenntnis der Ansätze der Logopädie, die Beschäftigungstherapeutin ohne genügende Berücksichtigung der Sprache oder die verschiedenen speziellen Therapeuten ohne Wissen über die Sozialentwicklung des Kindes behandeln. Diese Gefahren einer einseitigen Funktionstherapie vermag eine Entwicklungsdiagnostik, welche alle wichtigen Funktionsbereiche umfaßt, weitgehend zu vermeiden. Die Notwendigkeit, verschiedene Spezialtherapien einzusetzen, soll hiermit nicht bestritten werden. Die „Münchener Funktionelle Entwicklungsdiagnostik" bietet sich als Koordinationsbasis dieser verschiedenen Therapien an. Sie ist deshalb eine wichtige Hilfe, die Komplexität der Mehrfachbehinderungen in den Griff zu bekommen.

Prophylaxe bei entwicklungsgefährdeten Kindern

Die „Münchener Funktionelle Entwicklungsdiagnostik" wurde konzipiert, um Säuglinge und Kleinkinder in Heimen und anderen Institutionen auf ihren Entwicklungsstand hin zu untersuchen. Dieses diagnostische Verfahren ist jedoch für die Beurteilung der Entwicklung aller Kinder geeignet. Da die meisten Kriterien der „Münchener Funktionellen Entwicklungsdiagnostik" nach entsprechender Instruktion auch durch Eltern prüfbar und beobachtbar sind, wurde diese gleichzeitig zur Basis einer „Elterndiagnostik". Dies war ohne Gefahr dadurch möglich, daß wir jeweils diejenigen Verhaltensweisen als unauffällig erklärten, die von 90% der gesunden Kinder in einem bestimmten Lebensmonat beherrscht werden.

Es entstand ein „Elternbuch" mit dem Titel: „Die ersten 365 Tage im Leben eines Kindes – Die Entwicklung des Säuglings" (*Hellbrügge* und *von Wimpffen*). In diesem Elternbuch sind die charakteristischen Verhaltensweisen in den Funktionsbereichen der „Münchner Funktionellen Entwicklungsdiagnostik" als Abbildungen festgehalten und beschrieben. Die Eltern haben die Möglichkeit, das Verhalten ihres Kindes in den wichtigsten Funktionsbereichen mit den Verhaltensweisen zu vergleichen, die in dem jeweiligen Lebensmonat dargestellt sind.

Entsprechend der Anlage der „Münchener Funktionellen Entwicklungsdiagnostik" werden 90% der Eltern feststellen, daß ihr Kind diese Verhaltensweisen bereits beherrscht oder in seinem Verhalten wesentlich weiter entwickelt ist. 10% der Eltern werden erwartungsgemäß feststellen, daß ihr Kind ein bestimmtes Verhalten noch nicht oder gerade erst erreicht. Diese Eltern möchten wir bewußt aufmerksam machen, damit sie früh genug einen Kinderarzt zur weiteren Untersuchung aufsuchen, bzw. ihm über die Entwicklung ihres Kindes ihm Rahmen der gesetzlichen Krankheitsfrüherkennungsuntersuchungen genaue Angaben machen.

Um diesen Effekt zu verstärken, haben wir den Eltern in dem genannten Buch bestimmte Anhaltspunkte gegeben. Sie werden aufgefordert, zu registrieren, in welcher Woche das Kind in einem Entwicklungsbereich erstmals einen bestimmten Entwicklungsschritt erreicht hat. Darüber hinaus wurden Angaben gemacht, wann die Eltern den Kinderarzt unbedingt aufsuchen sollen, wenn ein Kind ein bestimmtes Verhalten nicht beherrscht. Zur Erläuterung seien aus dem Buch im Folgenden zwei Seiten festgehalten, auf denen Hinweise zur Entwicklung des Sitzens und zur Entwicklung des Greifens gegeben sind (Abb. 19 und Abb. 20).

Diese „Elterndiagnostik" hat nach unserer Erfahrung gleichzeitig aber noch einen weiteren Effekt im Hinblick auf die Sozialentwicklung des Kindes. Durch das Buch bzw. durch die dort in Wort und Bild festgehaltenen Verhaltensweisen beobachten die Eltern ihre Kinder wesentlich genauer und erleben die Entwicklungsvorgänge bei ihnen aktiver. Wenn ein Entwicklungsschritt eher eintritt, als dies in dem Buch beschrieben ist, – und dies ist bei 90% der Kinder der Fall – wird er mit besonderer Freude und Anerkennung registriert.

Es ist verständlich, daß eine solche „Elterndiagnostik" ohne Schwierigkeiten auch bei Heimkindern oder Tageskrippenkindern von Kinderkrankenschwestern, Kinderpflegerinnen, Sozialpädagogen, Sozialarbeitern und anderen mit Säuglingen und Kleinkindern beschäftigten Personen durchgeführt werden kann. Damit bietet sie gleichzeitig den Ansatz für prophylaktische Maßnahmen.

Jedes auffällige Verhalten, jeder Rückstand in einem bestimmten Funktionsbereich kann auf diese Weise frühzeitig entdeckt werden. Die Kinder können dann anschließend einer entsprechenden kinderärztlichen oder kinderpsychologischen Untersuchung zugeführt werden. Werden bei einem Kind Entwicklungsrückstände oder -störungen festgestellt, so können daraus therapeutische Maßnahmen abgeleitet werden. Diese können sich auf Veränderun-

Sitzen

Legen Sie Ihr Kind auf den Rücken.

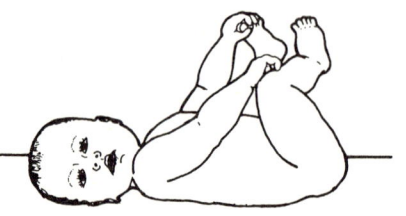

•• Berührt Ihr Kind bis zur 35. Woche mit seinen Händen auch die Knie noch nicht oder vernachlässigt es ein Bein auffallend, fragen Sie Ihren Kinderarzt.

Mein Kind spielt in Rückenlage mit seinen Füßen. – Sowohl mit dem rechten als auch mit dem linken erstmals in der ☐ Woche.

Halten Sie Ihre Daumen oder Zeigefinger dem auf dem Rücken liegenden Kind hin. Ergreift es das „Finger-Reck" nicht spontan, dürfen Sie die Finger in seine Hände legen. Sie sollten es jedoch nicht hochziehen.

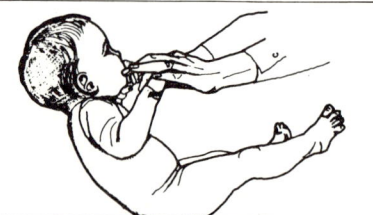

Mein Kind zieht sich am „Finger-Reck" selbst zum Sitzen hoch. – Erstmals in der ☐ Woche.

Setzen Sie ihr Kind auf eine feste Unterlage ohne Rückenstütze.

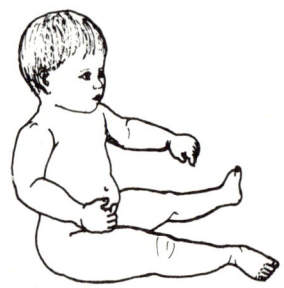

•• Sitzt das Kind bis zur 48. Woche noch nicht sicher, fragen Sie Ihren Kinderarzt nach dem Grund.

Mein Kind sitzt frei mit geradem Rücken und locker gestreckten Beinen. – Mindestens 1 Minute lang erstmals in der ☐ Woche.

Abb. 19. Hinweise zur Verhaltensdiagnostik durch die Eltern. Beispiel „Entwicklung des Sitzens" (Abbildung aus *Hellbrügge* und *v. Wimpffen*, Hrsg.: „Die ersten 365 Tage im Leben eines Kindes". TR-Verlagsunion 1976).

Greifen

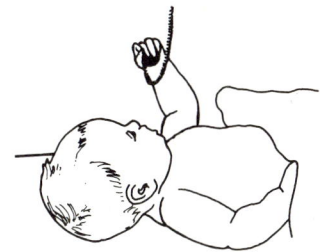

Legen Sie Ihr Kind auf den Rücken, oder nehmen Sie es auf Ihren Schoß, und halten Sie es im Sitzen so, daß es die Arme frei bewegen kann. Dann bieten Sie ihm innerhalb seiner Reichweite einen roten Würfel oder eine Rassel an.

●● Ergreift Ihr Kind den Baustein beziehungsweise ein anderes Spielzeug bis zur 30. Woche noch nicht, fragen Sie Ihren Kinderarzt nach dem Grund.

Mein Kind führt die Hand zum Baustein und ergreift ihn. Aus seinem Zappeln ist eine gezielte Bewegung geworden! – Sowohl mit der rechten als auch mit der linken Hand erstmals in der ☐ Woche.

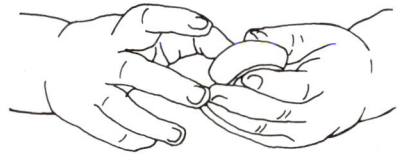

Geben Sie Ihrem Kind einen Würfel in seine bevorzugte Hand, und beobachten Sie, was es damit tut.

●● Kann das Kind ein Spielzeug bis zur 30. Woche nicht von einer in die andere Hand geben, fragen Sie Ihren Kinderarzt nach dem Grund.

Mein Kind wechselt den Baustein zwischen den Händen aus. Es tut dies bereits frei ohne Einbeziehung des Mundes oder der Unterlage. – Mindestens in einer Richtung erstmals in der ☐ Woche.

Abb. 20. Hinweise zur Verhaltensdiagnostik durch die Eltern. Beispiel „Entwicklung des Greifens" (Abbildung aus *Hellbrügge* und *v. Wimpffen*, Hrsg.: „Die ersten 365 Tage im Leben eines Kindes". TR-Verlagsunion 1976).

gen der Umweltbedingungen (z. B. Vermittlung zu einer Pflegefamilie oder Adoption), ebenso wie auf bestimmte Übungsbehandlungen erstrecken.

Grundlage der Adoptions- und Pflegekinderbetreuung

Schließlich sei erwähnt, daß die „Münchener Funktionelle Entwicklungsdiagnostik" seit Jahren in der Adoptionsbetreuung des Münchner Kinderzentrums eingesetzt wird. Sie ist wesentlicher Bestandteil einer Adoptivkinderuntersuchung, wie sie schon vor Jahren mit dem Stadtjugendamt München vereinbart wurde. Die „Münchener Funktionelle Entwicklungsdiagnostik" bildet bei der Beratung der Adoptiveltern über das zu adoptierende Kind eine wesentliche Grundlage, dies vor allem auch bei der von *Pechstein* geforderten Früh- und Frühestadoption. Verlaufsbeobachtungen zu Beginn der Adoption oder vor der Adoption geben darüber hinaus den Eltern Hinweise für die Prognose des Kindes.

Es ist deswegen zweckmäßig, daß die „Münchener Funktionelle Entwicklungsdiagnostik" bei Adoptionskinderuntersuchungen auch an anderen Orten eingesetzt wird. Insbesondere bei Säuglingen und Kleinkindern aus Heimen ergibt sich aus dieser Untersuchung eine Grundlage für die Adoptionsvermittlung und darüber hinaus für eine fortlaufende und langfristige Adoptionsbetreuung. Diese schließt bei Entwicklungsrückständen des Kindes eine Entwicklungstherapie ein, wie es von *Menara* beschrieben wurde. Die fortlaufende Betreuung und weitere Untersuchungen mit der „Münchener Funktionellen Entwicklungsdiagnostik" erlauben es, die Therapieerfolge, bzw. -mißerfolge zu kontrollieren und den Adoptionseltern entsprechende Hinweise zu geben.

Darüber hinaus bietet die „Münchener Funktionelle Entwicklungsdiagnostik" die Möglichkeit, Säuglinge und Kleinkinder, welche in Pflegestellen untergebracht sind und als Risikokinder bezüglich ihrer Sozialentwicklung angesehen werden müssen, wiederholten Kontrollen zu unterziehen. Auf diese Weise läßt sich relativ leicht feststellen, ob eine Pflegestelle den Grundbedingungen genügt, die für die gesunde Entwicklung eines Säuglings als notwendig angesehen werden müssen. Wenn zum Beispiel die Sozialentwicklung oder die Sprachentwicklung bei einem solchen Pflegekind auffällig zurückbleibt, könnte dies der Grund sein, die Bedingungen der Pflegestelle näher zu untersuchen und daraus prophylaktische oder therapeutische Schlüsse zu ziehen.

XIX. Abrechnungsfragen

Pädiatrie in der ärztlichen Abrechnung

Die Einführung der Entwicklungsdiagnostik in die kinderärztliche und kinderpsychologische Praxis, auf deren Notwenigkeit im Rahmen dieser Monographie mehrfach hingewiesen wurde, wird nur dann erfolgreich sein, wenn es gelingt, den verschiedenen diagnostischen Ansätzen auch in der Leistungsbeurteilung ein genügendes Ansehen zu geben. Da die Entwicklungsdiagnostik für die internationale Kinderheilkunde zu den grundlegenden diagnostischen Leistungen gehört, wird es notwendig sein, daß auch die deutschsprachige Kinderheilkunde ihre Leistungen auf dem Gebiet der Entwicklungsdiagnostik im weitesten Sinne als ureigenste pädiatrische Leistungen anerkannt bekommt.

Hierzu muß z. B. die amtliche Gebührenordnung für Ärzte (GOÄ) Leistungspositionen erhalten, die sich mit der Diagnostik der kindlichen Entwicklung und der Diagnostik von Entwicklungsstörungen beschäftigen. Der bisherige Zustand, daß pädiatrische Leistungen, auch solche, die ausschließlich am Kind zu erbringen sind, in der Gebührenordnung in einer Rubrik „Innere Medizin, Kinder, Haut" zusammengefaßt sind, beweist überzeugend, daß diagnostische und therapeutische Aufgaben am Kind nicht kindesspezifisch gesehen werden. Dies ist für das Selbstverständis der Kinderheilkunde und für die praktische kinderärztliche Tätigkeit untragbar.

Es bedeutet eine Benachteiligung der kinderärztlichen Tätigkeit allein schon, wenn für die gleiche ärztliche Tätigkeit beim Kind und beim Erwachsenen gleiche Gebührenordnungspositionen angesetzt werden, denn die gleiche Leistung ist in der Regel beim Kind langwieriger und meist schwieriger.

Zur Diagnostik der kindlichen Entwicklung und Entwicklungsstörungen sind vielfältige ärztliche Maßnahmen notwendig, und diese müssen auch als spezifische pädiatrische Leistungen in der Gebührenordnung ihren Niederschlag finden. So wie Gesundheitsstörungen, z. B. an den verschiedensten Körperregionen, nur durch vielfältige Untersuchungen am Herzen, an der Lunge, an der Muskulatur, an den Gelenken etc. diagnostiziert werden können, so müssen auch Entwicklungsstörungen durch vielfältige diagnostische Maßnahmen, welche die Entwicklung des Kindes im morphologischen, physiologischen und psycho-sozialen Bereich betreffen, aufgedeckt werden.

So wenig es im Rahmen der ärztlichen und klinisch-psychologischen

Leistungsbeurteilung denkbar wäre, eine Leistungsposition wie „Diagnostik der Gesundheit" zu schaffen, so wenig ist es im pädiatrischen und pädopsychologischen Bereich möglich, einen Leistungsansatz „Diagnostik der Entwicklung" oder „Entwicklungsdiagnostik" zu formulieren. Da sich Untersuchungen der kindlichen Entwicklung nicht auf ähnliche oder gleiche Untersuchungen beim Erwachsenen beziehen können, müssen also die kinderärztlichen und kinderpsychologischen Leistungen auf dem Gebiete der Entwicklungsdiagnostik neu formuliert werden.

An anderer Stelle (*Hellbrügge*, 1974) haben wir versucht, Erkenntnisse aus der internationalen Child-Development-Forschung für die Praxis der Leistungsbeurteilung der Entwicklungsdiagnostik zu formulieren. Dabei haben wir gefordert, im Rahmen der ärztlichen Gebührenordnung einen neuen großen Bereich mit dem Titel:

„Entwicklungsdiagnostik, Entwicklungstherapie, entwicklungsneurologische Untersuchungstechniken"

einzuführen. Im Rahmen eines solchen großen Leistungsbereiches wären etwa folgende pädiatrische Leistungen näher zu präzisieren, die sich auf die Entwicklung des Kindes beziehen. Dabei kann diese Aufzählung keineswegs Vollzähligkeit beanspruchen:

Entwicklungsdiagnostische Leistungen

Diagnostik des Längenalters
Diagnostik des Gewichtsalters
Diagnostik des Proportionsalters
Diagnostik des Körperoberflächenalters
Diagnostik des Fettgewebsalters (Droese)
Diagnostik des Kopfwachstumsalters
Diagnostik des neurologischen Alters
Diagnostik des Skelettalters
Diagnostik des Zahnalters
Diagnostik der Längenalter-Prognose (einschließlich Bestimmung des
        Längen- und Skelettalters)
Diagnostik des Geschlechtsreifealters
Diagnostik von Störungen der grobmotorischen Entwicklung durch Suchtests
        (Denver-Skalen)
Diagnostik von Störungen der Entwicklung von Feinmotorik und Adaption
        durch Suchtests (Denver-Skalen)
Diagnostik von Störungen der Entwicklung des Sozialkontakts (Denver-Skalen)
Diagnostik von Störungen der Sprachentwicklung durch Suchtests (Denver-
        Skalen)
Diagnostik des Zeichenalters (Mann-Zeichentest s. Vogt 1976)

Im Rahmen einer solchen Leistungsbeurteilung ist auch die Diagnostik der „Münchener Funktionellen Entwicklungsdiagnostik" anzusetzen, und zwar mit den Leistungspositionen
Diagnostik des Krabbelalters
Diagnostik des Sitzalters
Diagnostik des Laufalters
Diagnostik des Greifalters
Diagnostik des Perzeptionsalters
Diagnostik des Sprechalters
Diagnostik des Sprachverständnisalters
Diagnostik des Sozialalters

Einzelheiten dieser diagnostischen Leistungen werden im Folgenden beschrieben. Es sei aber festgestellt, daß jede einzelne Leistung definiert ist und ihr eigener Bereich gegenüber anderen Leistungen der Entwicklungsdiagnostik abgegrenzt werden kann.

Entwicklungsdiagnostik in der Kassenabrechnung

Da bislang im Rahmen der ärztlichen Gebührenordnung die Entwicklungsdiagnostik nicht mit einer einzigen Gebührenordnungsposition leistungsmäßig anerkannt wurde und nicht einmal die international üblichen Routinemethoden der Entwicklungsdiagnostik, wie z. B. die Diagnostik des Skelettalters, eine eigene Gebührenordnungsposition haben, bedeutete es für die Anerkennung pädiatrischer Leistungen auf dem Gebiete der Entwicklungsdiagnostik einen entscheidenden Fortschritt, als es gelang, die Entwicklungsdiagnostik wenigstens in Teilbereichen gebührenordnungsmäßig anerkannt zu bekommen.

Ersatzkassen: Im Jahre 1974 tagte der Ausschuß § 19 Arzt/Ersatzkassen, um sich mit der Frage neuer Gebührenordnungsziffern für die Entwicklungsdiagnostik im Rahmen der Ersatzkassen-Gebührenordnung zu beschäftigen. Nach eingehenden Beratungen mit Sachverständigen, von denen *Inge Flehming*/Hamburg, *Theodor Hellbrügge*/München, *Rudolf Reue*/Köln, *Jochen Siebert*/Hamburg und *Otto Sprockhoff*/Essen namentlich genannt seien, wurden folgende Ziffern in die Allgemeine Deutsche Gebührenordnung (ADGO) eingeführt:

83 a: Prüfung der kindlichen Entwicklung nach Denver-Skalen unter Einschluß der grobmotorischen, feinmotorischen, sprachlichen und sozialen Entwicklung   DM 22,—
83 b: Prüfung der funktionellen Entwicklung, wie Krabbelalter, Sitzalter, Laufalter, Greifalter, Perzeptionsalter beim Säugling oder Kleinkind nach standardisierten Methoden, je Untersuchungsgang   DM 6,90

83 c: Prüfung der funktionellen Entwicklung, wie Sprechalter, Sprachverständnisalter, Sozialalter bei einem Kleinkind nach standardisierten Methoden, je Untersuchungsgang   DM 11,—
83 d: Höchstbetrag bei den Untersuchungen nach den Ziffern 83 b bis 83 c, auch bei deren Nebeneinander-Berechnung   DM 25,10
Neben den Leistungen nach den Ziffern 83 a bis 83 d sind die Ziffern 642 und 643 nicht berechnungsfähig.

RVO-Kassen: Diese zunächst nur für den Bereich der Ersatzkassen geltende Anerkennung entwicklungsdiagnostischer und entwicklungstherapeutischer Leistungen wurde im Jahre 1974 auch auf den Bereich der sogenannten RVO-Kassen (RVO = Reichsversicherungsordnung – RVO-Kassen sind: Orts-, Betriebs-, Innungs-, Landkrankenkassen) ausgedehnt. Der „Ausschuß nach §5 der Anlage gemäß § 28 Abs. 3 des Bundesmantelvertrages, Ärzte" hat nach langen Beratungen auf seiner Sitzung am 10./11. Dezember 1974 erstmalig Gebührenordnungsziffern auf dem Gebiete der Entwicklungsdia-gnostik und Entwicklungstherapie auch für die RVO-Kassen beschlossen. Unter dem „Beschluß B 55" wurden folgende Gebührenordnungspositionen festgelegt:

2141 Prüfung der kindlichen Entwicklung bezüglich der Grobmotorik, der Feinmotorik, der Sprache und des sozialen Verhaltens nach standardisierten Skalen mit Dokumentation des entsprechenden Entwicklungsstandes   DM 10,70
Neben der Leistung nach Nr. 2141 ist die Nr. 25 nicht berechnungsfähig
2142 Prüfbar der funktionellen kindlichen Entwicklung,
Krabbelalter   DM 4,—
2143 Prüfung der funktionellen kindlichen Entwicklung,
Sitzalter   DM 4,—
2144 Prüfung der funktionellen kindlichen Entwicklung,
Laufalter   DM 4,—
2145 Prüfung der funktionellen kindlichen Entwicklung,
Greifalter   DM 4,—
2146 Prüfung der funktionellen kindlichen Entwicklung,
Perzeptionsalter   DM 4,—
2147 Prüfung der funktionellen kindlichen Entwicklung,
Sprechalter   DM 6,—
2148 Prüfung der funktionellen kindlichen Entwicklung,
Sprachverständnisalter   DM 6,—
2149 Prüfung der funktionellen kindlichen Entwicklung,
Sozialalter   DM 6,—
2150 Höchstbetrag für die Untersuchungen nach den
Nummern 2142 bis 2149   DM 17,—

Diese Gebührenordnungspositionen haben dabei aber folgende Anmerkungen erfahren:

„Bei Abrechnung der Nr. 2150 sind die Arten der Untersuchungen anzugeben.
Der Leistungsinhalt der Nummern 2142 bis 2150 umfaßt Untersuchungen nach standardi-sierten Methoden mit Dokumentation des entsprechenden Entwicklungsstands.

Neben den Nummern 2141 bis 2150 ist eine eingehende psychiatrische Untersuchung nach Nr. 740b nicht berechnungsfähig.

Die Leistungen nach den Nummern 2141 bis 2150 können im Behandlungsfall nur je einmal, bei Kindern bis zum vollendeten 9. Lebensmonat je zweimal abgerechnet werden. Ist in Ausnahmefällen eine weitere Untersuchung nach den Leistungen der Nummern 2142 bis 2149 erforderlich, so können die Nummern 2142 bis 2149 im Behandlungsfall noch ein weiteres Mal, ggf. bis zum Höchstbetrag nach der Nr. 2150, berechnet werden. Bei der Abrechnung bedarf es in diesem Fall einer besonderen Begründung."

Bei Betrachtung dieser Beschlüsse erscheint es vom pädiatrischen Standpunkt aus bemerkenswert, mit welchen Schwierigkeiten die deutschsprachige Kinderheilkunde zur Zeit zu kämpfen hat, um charakteristische pädiatrische Leistungen anerkannt zu bekommen. So sehr es zu begrüßen ist, daß es überhaupt gelang, die Entwicklungsdiagnostik in den Leistungskatalog der ärztlichen Gebührenordnung aufzunehmen, so merkwürdig erscheint es, daß selbst im Bereich der gesetzlichen Krankenkassen verschiedene Krankenkassen für die gleiche ärztliche Leistung unterschiedliche Honorarsätze beschlossen haben.

Für die „Münchener Funktionelle Entwicklungsdiagnostik" erscheint dabei die Feststellung erlaubt, daß es völlig unverständlich ist, warum bestimmte Kombinationen in verschiedenen Funktionsbereichen aus der Sicht der Leistungsbeurteilung nicht kombiniert werden können, und ferner, warum der Höchstbetrag für eine Gesamtuntersuchung z. B. im Rahmen der RVO mit DM 17,— um DM 21,— geringer ist als die Summe der diagnostischen Einzelleistungen, welche DM 38,— ausmachen würde.

Ein Überblick über diese für die kinderärztliche Praxis fast verwirrende Anerkennung entwicklungsdiagnostischer Leistungen im Rahmen der „Münchener Funktionellen Entwicklungsdiagnostik" in der Gebührenordnung vermittelt der nachfolgende Vergleich:

BMÄ			*E-Adgo*	
2142	4,— DM	Krabbelalter	83b	6,90 DM
2143	4,— DM	Sitzalter	83b	6,90 DM
2144	4,— DM	Laufalter	83b	6,90 DM
2145	4,— DM	Greifalter	83b	6,90 DM
2146	4,— DM	Perzeptionsalter	83b	6,90 DM
2147	6,— DM	Sprechalter	83c	11,— DM
2148	6,— DM	Sprachverständnis	83c	11,— DM
2149	6,— DM	Sozialalter	83c	11,— DM

Erläuterungen für die BMÄ:

Nach dem o. b. ist ein Ansatz neben 2141 (Denver-Test) möglich.
Übersteigt der Betrag der Einzeluntersuchungen den Höchstbetrag, zusammengefaßt in der Ziffer

2150	17,—	Funktioneller Entwicklungstest	83d 25,10 DM

nach *Hellbrügge* und *Pechstein*, so kann nur ein Betrag bis zur Höchstsumme von 17,— DM/25,10 DM gefordert werden.

Die Arten der Untersuchungen müssen durch die entsprechende Ziffer angegeben werden. Ansatzfähig auch neben BMÄ 25

                        740a

                        742, sofern erforderlich

Dagegen nicht neben BMÄ   751

                        752

                        753 s. Denver-Test.

Häufigkeit: nur je einmal im Quartal, bei Kindern bis zum 9. Monat jedoch zweimal im Quartal, sofern eine Notwendigkeit vorliegt.

Im Dringlichkeitsfalle (Milieuwechsel, zunehmende Retardierung trotz Therapie u. ä.) sogar dreimal mit Begründung.

Erläuterungen für die E-Adgo

Hier gelten die entsprechenden Erläuterungen, die für den Denver-Test angegeben wurden; auch hier ist ein Ansatz neben diesem möglich.

Auch für die Ziffern E-Adgo 83 b und c gilt das gleiche Prinzip zur Honorarbestimmung (wie bei BMÄ):

übersteigt der Betrag mehrerer Einzeluntersuchungen den Höchstbetrag der Ziffer 83 d, kann nur das Honorar für den Höchstbetrag von 25,10 DM angefordert werden.

Bezüglich der Dokumentation und der Häufigkeit findet sich keine spezielle Aussage bei *Brück*. Man darf allerdings eine einmalige Untersuchung im Quartal voraussetzen, eine zweite wohl nur in begründbaren Ausnahmefällen.

Es ergibt sich dabei übrigens, daß die Entwicklungsdiagnostik nach *Hellbrügge* und *Pechstein* (83c) in der Höchstsumme höher liegen als der Denver-Test.

Neue Gebührenordnungsziffern

Ab 1. Juli 1978 wurde ein einheitlicher Bewertungsmaßstab für kassenärztliche Leistungen geschaffen.

Für die RVO-Krankenkassen ist die Bezeichnung BMÄ'78 eingeführt worden. Die Leistungen werden nach Punkten bemessen.

Für die Ersatzkassen wurde die Bezeichnung E-GO (Ersatzkassen-Gebührenordnung) eingeführt. In der Ersatzkassen-Gebührenordnung erfolgt die Leistung nach wie vor in DM-Beträgen.

Die rechtliche Grundlage des Bewertungsmaßstabes für kassenärztliche Leistungen 1978 (BMÄ'78) wurde zwischen der Kassenärztlichen Bundesvereinigung und den Bundesverbänden der Orts-, Betriebs-, Innungs- und Landwirtschaftskrankenkassen auf der Grundlage von § 368 f Abs. 2 und § 368 g Abs. 1 und 3 RVO in Verbindung mit § 26 Abs. 2 des Bundes-Mantel-Vertrages/Ärzte als vereinbarte Abrechnungsgrundlage gelegt. Er gilt ferner für die Bewertung gegenüber der Bundesknappschaft und den Sozialhilfeträgern.

Der Bewertungsmaßstab für kassenärztliche Leistungen 1978 setzt sich zusammen aus dem Leistungsverzeichnis des einheitlichen Bewertungsmaßstabes gemäß § 368 g Abs. 4 RVO in der Fassung des Beschlusses des Bewertungsausschusses nach § 368 i Abs. 8 RVO vom 21. 3. 1978 und den zwischen den Partnern des Bundes-Mantel-Vertrages/Ärzte vereinbarten Abrechnungsbestimmungen.

Die rechtliche Grundlage der Ersatzkassengebührenordnung (Stand 1. Juli 1978) ist die in § 9 des Vertrages vom 20. Juli 1973 zwischen der Kassenärztlichen Bundesvereinigung (KBV) und dem Verband der Angestelltenkrankenkassen e. V. (VdAK) sowie dem Verband der Arbeiter-Ersatzkassen (AEV) für Ersatzkassen vereinbarte Gebührenordnung (E-GO).

Die Leistungsstaffeln sind nunmehr auch für den Bereich Entwicklungsdiagnostik in beiden Gebührenordnungen gleichlautend. Die nachfolgende Tabelle gibt die entsprechenden Ziffern und Leistungsansätze in Punkten und DM-Werten für die entwicklungsdiagnostischen Leistungen wieder:

Entwicklungsdiagnostische Leistungen	BMÄ'78 Punkte	E-GO DM
715 Prüfung der kindlichen Entwicklung nach Denverskalen unter Einschluß der grobmotorischen, feinmotorischen, sprachlichen und sozialen Entwicklung . . . . *Neben der Leistung nach Nr. 715 sind die Leistungen nach den Nrn. 65 und 65 a nicht berechnungsfähig.*	220	22,—
716 Prüfung der funktionellen Entwicklung, wie Krabbelalter, Sitzalter, Laufalter, Greifalter, Perzeptionsalter, bei einem Säugling oder Kleinkind, nach standardisierten Methoden, je Untersuchungsgang	69	6,90
717 Prüfung der funktionellen Entwicklung, wie Sprechalter, Sprachverständnis, Sozialalter, bei einem Kleinkind, nach standardisierten Methoden, je Untersuchungsgang	110	11,—
718 Höchstwert bei den Untersuchungen nach den Nrn. 716 und 717, auch bei deren Nebeneinanderberechnung	251	25,10

Bei Berechnung der Nr. 718 sind die Arten der Untersuchungen anzugeben.

Neben der Leistung nach Nr. 718 ist die Leistung nach Nr. 1555 nicht berechnungsfähig.

Der Leistungsinhalt der Nrn. 716 bis 718 umfaßt Untersuchungen nach standardisierten Methoden mit Dokumentation des entsprechenden Entwicklungsstandes.

Neben den Leistungen nach den Nrn. 715 und 718 ist die Leistung nach Nr. 857 nicht berechnungsfähig.

Die Untersuchungen nach den Nrn. 715 bis 718 können im Behandlungsfall nur je einmal, bei Kindern bis zum vollendeten 9. Lebensmonat je zweimal abgerechnet werden. Sind in Ausnahmefällen weitere Untersuchungen nach den Nrn. 716 und/oder 717 erforderlich, so können diese Nummern im Behandlungsfall für jede einzelne Untersuchung noch ein weiteres Mal, gegebenenfalls bis zum Höchstwert nach Nr. 718, berechnet werden. In diesen Fällen bedarf es bei der Abrechnung einer besonderen Begründung.

Entwicklungstherapie in der Gebührenordnung

Die aus verschiedenen entwicklungsdiagnostischen Ansätzen, insbesondere auch aus der „Münchener Funktionellen Entwicklungsdiagnostik", entstandene Entwicklungstherapie hat bislang ebenfalls in der amtlichen Gebührenordnung Ärzte (GOÄ) noch keine Anerkennung gefunden.[1]) Es ist aber festzuhalten, daß im Rahmen der gesetzlichen Krankenversicherung sowohl im Bereich der Ersatzkassen als auch im Bereich der sogenannten RVO-Kassen (Orts-, Betriebs-, Innungs und Landkrankenkassen) auf der Vertragsebene zwischen der kassenärztlichen Bundesvereinigung und den Krankenkassenverbänden entwicklungstherapeutische Positionen beschlossen wurden. Diese entwicklungstherapeutischen Positionen seien nachstehend festgehalten.

Ersatzkassen. Die folgende Übersicht gibt zunächst die Leistungen bei den Ersatzkrankenkassen wieder:

83 e: Funktionelle Entwicklungstherapie bei Ausfallerscheinungen in der Motorik, im Sprachbereich und/oder Sozialverhalten als Einzelbehandlung,
Dauer 45 Minuten   DM 25,10
Dabei wurde einschränkend festgelegt, daß neben der Leistung nach Ziffer 83 e Gebührenordnungsziffern aus dem übrigen Bereich der Gebührenordnung, nämlich 640 b, 640 c, 668 und 669 nicht berechnungsfähig sind.

640 b: Therapeutische Verhaltensmodifikation bei neurotischen Symptomen, Dauer mindestens 20 Minuten   DM 20,—
640 c: Psychotherapeutische Behandlung bei psychoreaktiven, psychosomatischen oder neurotischen Störungen
668   Systematische sensomotorische Entwicklungs- und Übungsbehandlung von Ausfallserscheinungen am zentralen Nervensystem als zeitaufwenige Einzelbehandlung, gegebenenfalls einschließlich individueller Beratung der Betreuungsperson. Dauer mindestens 45 Minuten.   DM 30,—
669   Systematische sensomotorische Behandlung von zentral bedingten Sprachstörungen (einschließlich aller etwa dazugehörender psychotherapeutischer, atemgymnastischer, physikalischer und sedierender Maßnahmen, gegebenenfalls auch Dämmerschlaf, als zeitaufwendige Einzelbehandlung. Dauer mindestens 45 Minuten.   DM 30,—

Für den Bereich der RVO-Kassen wurden für die Entwicklungstherapie folgende Gebührenordnungsziffern eingesetzt:

Für den Bereich der Entwicklungstherapie hat der Ausschuß nach § 5 folgende Gebührenordnungsziffer angesetzt:

2551   Funktionelle Entwicklungstherapie bei Ausfallerscheinungen in der Motorik, im Sprachbereich und/oder Sozialverhalten als zeitaufwendige Einzelbehandlung, einschließlich Anleitung der Betreuungsperson. Dauer 30 Minuten   DM 15,—

---

1 Die GOÄ wurde allerdings um sogenannte „Analoge Bewertungen zum Gebührenverzeichnis GOÄ" ab 1. 4. 75 erweitert. Diese analogen Bewertungen gelten für eine Reihe von Kostenträgern, z. B. Berufsgenossenschaften, Bundesgrenzschutz, Zivildienst, Postbeamtenkrankenkasse, Bundesbahnbeamte, Bereitschaftspolizei. Die Leistungsnummern 2142 bis 2150 sind identisch.

Die nachfolgende Tabelle faßt die Leistungen im Bereich des Bewertungs-
maßstabs Ärzte (BMÄ) für die RVO-Kassen und den Bereich der E-Adgo
(Ersatzkassen) zusammen.

Entwicklungstherapie

Der Konsequenz halber sei nun im folgenden noch kurz auf die therapeutischen Ziffern eingegangen:

BMÄ	DM		E-Adgo	DM
2151	15,—	Funktionelle Therapie bei	Ø	Ø

Ausfällen im motorischen, sprachlichen, sozialen Bereich
Mindestdauer 30 Minuten mit Anleitung der Eltern. Nur als Einzelbehandlung.
Nicht ansetzbar neben BMÄ
2559 (therapeutische Verhaltensmodifikation)
2560 (Psychotherapie)
Ansetzbar daneben jedoch BMÄ 2651 (sensomotorische Übungsbehandlung)
Ansetzbar daneben jedoch BMÄ 2652 (sensomotorische Sprachtherapie).

Bedingung: zeitlich getrennter Ablauf, gegebenenfalls aber an einem Tag;
Begründung wie: weite Anfahrt, ad hoc-Situation.

2651	18,—	Sensomotorische Entwicklungs-	83e	25,10

und Übungsbehandlung.
z. B. nach *Bobath* oder *Vojta*, Mindestdauer 45 Minuten, i. a. mit Anleitung
der Eltern. Häufigkeit: nach Bedarf.

BMÄ: Nicht ansetzbar neben BMÄ 678/755/756/76/ bis 778
nicht neben 2559 (s. o.)
nicht neben 2560 (s. o.)
Ed-Adgo: nicht ansetzbar neben
640 b (therapeutische Verhaltensmodifikation
640 c (Psychotherapie)
668 (sensomotorische Übungsbehandlung)
669 (sensomotorische Sprachtherapie)

2652	18,—	Sensomotorische Sprachtherapie	669	25,10

(Logopädie)
ansatzfähig neben 2651 BMÄ oder 83 e, jedoch nur in getrenntem Ablauf,
gegebenenfalls an einem Tag. Dauer der Behandlung je 45 Minuten.

Neue Gebührenordnungsziffern

Wie bereits bei der Entwicklungsdiagnostik erwähnt, gelten ab 1. Juli 1978
einheitliche Wertmaßstäbe für die RVO-Krakenkassen (BMÖ'78) und die
Ersatzkassen (E-GO). Die entsprechende entwicklungstherapeutischen Leistungen mit den Bewertungsmaßstäben in Punkten und DM-Ziffern sind in der
nachfolgenden Tabelle festgehalten. In diese Tabelle wurden auch aufgenommen die übenden Verfahren in Einzelbehandlung und Gruppenbehandlung
sowie die psychotherapeutische Behandlung bei psychoreaktiven, psychoso-

matischen Störungen, weil auch diese Gebührenordnungsziffern für die Entwicklungstherapie junger Kinder von Bedeutung sind.

Entwicklungstherapeutische Leistungen	BMÄ'78 Punkte	E-GO DM
719 Funktionelle Entwicklungstherapie bei Ausfallerscheinungen in der Motorik, im Sprachbereich und/oder Sozialverhalten, als Einzelbehandlung, Dauer mindestens 45 Minuten	251	25,10
725 Systematische sensomotorische Entwicklungs- und Übungsbehandlung von Ausfallerscheinungen am Zentralnervensystem als zeitaufwendige Einzelbehandlung, ggf. einschl. individueller Beratung der Betreuungsperson, Dauer mindestens 45 Minuten.	300	30,—

Neben der Leistung nach Nr. 725 sind die Leistungen nach den Nrn. 505 bis 527, 535 bis 555, 806, 846, 847, 849, 1559 und 1560 nicht berechnungsfähig.

726 Systematische sensomotorische Behandlung von zentralbedingten Sprachstörungen (einschl. aller etwa dazugehörender psychotherapeutischer, atemgymnastischer, physikalischer und sedierender Maßnahmen, ggf. auch Dämmerschlaf) als zeitaufwendige Einzelbehandlung, Dauer mindestens 45 Minuten 300   30,—

Neben der Leistung nach Nr. 726 sind die Leistungen nach den Nrn. 719, 725, 849, 1559 und 1560 nicht berechnungsfähig.

Die Leistung nach Nr. 726 ist neben der Leistung nach Nr. 725 an demselben Tage nur berechnungsfähig, wenn beide Behandlungen zeitlich getrennt voneinander mit einer Dauer von jeweils mindestens 45 Minuten erbracht werden.

846 Übende Verfahren in Einzelbehandlung (wie autogenes Training), Dauer mindestens 20 Minuten.	150	15,—
847 Übende Verfahren in Gruppenbehandlung (wie autogenes Training), Dauer mindestens 20 Minuten, je Teilnehmer (höchstens zwölf Teilnehmer)	45	4,50
849 Psychotherapeutische Behandlung bei psychoreaktiven, psychosomatischen oder neurotischen Störungen, Dauer mindestens 20 Minuten	230	23,—

Die vorstehend beschriebenen Abrechnungsmodalitäten sind spezifisch für die gesetzlichen Krankenkassen in der Bundesrepublik Deutschland. Man mag daraus ersehen, unter welchen Schwierigkeiten Leistungen der Entwicklungsdiagnostik und Entwicklungstherapie allmählich erst in das Bewußtsein der für die Finanzierung verantwortlichen Kreise eingehen. Deshalb erscheint es sinnvoll, der Monographie über die „Münchener Funktionelle Diagnostik" auch ein Kapitel über Abrechnungsfragen anzufügen, weil hierbei grundsätzliche Probleme typischer kinderärztlicher Leistungen angesprochen werden und weil gesichert werden muß, daß auch im Rahmen einer neuen Gebührenordnung die Belange des Kinderarztes durch die Anregung kinderspezifischer ärztlicher Leistungen anerkannt werden.

Literatur

Aebi, U.: Normale Variation der psychomotorischen Entwicklung in ihrer praktischen Bedeutung. Pädiatrie und Pädologie 4, 100 (1968).

Aubry J. (Roudinesco): La carence de soins maternels. Centre International de l'Enfance. Presses universitaires de France, 1955.

Bandura, A., D. Ross, S. A. Ross: Imitation of filmmediated agressive models. J. abnorm. soc. Psychol. Nr. 66, 3–11 (1963).

Bauer, J.: Das Kriechphänomen des Neugeborenen. Klin. Wschr. 5, 1491 (1926).

Bayley, N.: The California First-Year Mental Scale. University of California Press, Berkeley 1933.

Bayley, N.: The California Infant Scale of Motor Development. University of California Press, Berkeley 1936.

Bayley, N.: Scales of Infant Development. The Psychological Corporation, New York 1969.

Bayley, N., S. R. Pinneau: Tables for predicting adult height from skeletal age: revised for use with the Greulich-Pyle hand standards. J. Ped. 40, 463 (1952).

Biermann, G.: (Hrsg.) Handbuch der Kinderpsychotherapie. E. Reinhardt, München–Basel 1973.

Binet, A.: Methodes Nouvelles pour le Diagnostic du Niveau Intellectuel des Anormaux. Ann. psychol. 11, 191–244 (1905).

Binet, A.: Le Développement de l'Intelligence chez les Enfants. Ann. psychol. 14, 1–94 (1908).

Binet, A., T. Simon: Sur la Necessité d'Etablir un Diagnostic Scientifique des Etats Inférieurs de l'Intelligence. Ann. psychol. 11, 163–190 (1905).

Bobath, B.: Abnorme Haltungsreflexe bei Gehirnschäden. G. Thieme, Stuttgart 1968.

Bobath, K., B. Bobath: Tonic reflexes and righting reflexes in the diagnosis and assessment of cerebral palsy. Cerebr. Palsy Bull. 16, Nr. 5 (1955).

Bowlby, J.: Maternal care and mental health. World Health Organization, Genf 1960.

Bowlby, J.: Bindung. – Eine Analyse der Mutter-Kind-Beziehung. Kindler, München 1975.

Breckenridge, M. E., E. L. Vincent: Child Development 5. Aufl. Saunders, Philadelphia 1965.

Brück, D.: Kommentar zur Ersatzkassen-Adgo – Für die Ersatzkassen-Praxis vereinbarte Gebührenordnung einschl. Kommentaren zu den Anlagen des Ärzte-Ersatzkassenvertrages. Dtsch. Ärzteverlag, Köln 1977.

Brück, D.: Kommentar zum Bewertungsmaßstab Ärzte. BMÄ-Gebührenordnung für die Abrechnung kassenärztlicher Leistungen als Anlage zum Bundesmantelvertrag Ärzte. Dtsch. Ärzteverlag, Köln 1977.

Brunet, C., J. Lézine: Le développement psychologique de la première enfance. 3. Aufl. Presses univ. de France, Paris 1951.

Bühler, Ch.: Inventar der Verhaltensweisen im 1. Lebensjahr. In: Ch. Bühler, H. Hetzer, B. Tudor-Hart: Soziologische und psychologische Studien über das erste Lebensjahr. Fischer, Jena 1927.

Bühler, Ch., H. Hetzer: Kleinkindertests. 3. Aufl. Barth, München 1961.

Burlingham, D., A. Freud: Anstaltskinder. Imago Publ. Co. Ltd., London 1950.

Burlingham, D., A. Freud: Kriegskinder. Imago Publ. Co. Ltd., London 1949.

Butenandt, O.: Zur Diagnostik des Proportionsalters. „der kinderarzt" 5, 495 (1974).

Butenandt, O.: Zur Bestimmung der prospektiven Endgröße. „der kinderarzt" 8, 1105 (1977) und „der kinderarzt" 9, 1025 (1978).

Castner, B. M.: The development of fine prehension in infancy. Genet. Psychol. Monogr. 12, 105–193 (1932).

Collis, E.: Some differential characteristics of cerebral palsy in infanci. Arch. Dis. Childh. 29, 113 (1954). Deutsche Fassung: „der kinderarzt" 7, 125–140 (1976).

Cooley, J. W., J. W. Tukey: An algorithm for the machine calculation of complex Fourier series. Math. Comput. 19, 297–301 (1965).

Damborska, M.: Deprivation und Mikrodeprivation. In: Das Deprivationssyndrom in Prognose, Diagnose und Therapie. Dtsch. Zentr. f. Volksgesundh. pfl., Frankfurt/M. 1969.

Damborska, M., J. Koch: Psychologie a pedagogika ditete. SZN-Verlag, Prag 1966.

Damborska, M., P. Stepánová: Problémy adaptibility ustavnich déti. Čs. Pediat. 17, 600–606 (1962).

Darwin, C.: The Expression of the Emotions in Man and Animals. Appleton, New York, N. Y. 1872.

Darwin, C.: A Biographical sketch of an Infant. Mind. 2., 285–294 (1877). Deutsche Fassung: „der kinderarzt" 9, 447–452 (1978).

Debesse, H.: Les Grads Courants de la Psychologie de l'Adolescent. L'Information Pédagogique, Octobre 1938.

Developmental Denver Screening Test. Deutsche Übersetzung. Harburger Spastikerverein. Lüneburger Str. 1–3, 2000 Hamburg 90.

Dobler, H.-J.: Biologische Reifung der neurologischen und statomotorischen Entwicklung. Fortschr. Med. 88, 21–25 (1970).

Droese, W., H. Stolley, E. Zeh: Zur Diagnostik der Fettgewebs-Entwicklung. „der kinderarzt" 8, 659–660 (1977).

Dumermuth, G.: Electronic data processing in pediatric EEG-research. Neuropädiatrie 4, 349–374 (1971).

Ehle, J.: Bühler-Hetzer-Kleinkindertests (BHKT). „der kinderarzt" 3, 506–508 (1972).

Eibl-Eibesfeldt, I.: Der vorprogrammierte Mensch – das Ererbte als bestimmender Faktor im menschlichen Verhalten. Molden, Wien-München-Zürich 1973.

Engel, R.: Abnormale EEG in the neonatal period. Charles C. Thomas, Springfield, Ill. 1974.

Escherich, Th., A. Jacobi: Der gegenwärtige Stand der Kinderheilkunde. Karger, Berlin 1905.

Eska, B.: Bayley Scales of Infants' Development. „der kinderarzt" 4, 338–346 (1973).

Flehmig, I.: Der „Denver-Suchtest" als Screeningmethode. „der kinderarzt" 3, 61–63 (1972).

Flehmig, I. (Hrsg.): Der Denver-Suchtest. Deutsche Standardisierung Spastikerverein Hamburg-Harburg, 1973.

Flehmig, I.: Statisch-motorische Entwicklung des Säuglings und Kleinkindes. In: *H. Opitz, F. Schmid (Hrsg.):* Handbuch der Kinderheilkunde, Bd. I/1 S. 125–144. Springer, Berlin - Heidelberg - New York 1971.

Frankenburg, W. K., S. B. Dodds: Denver-Developmental-Screening-Test. J. Pediat. 71, 181–191 (1967).

Freund, J.: Der gegenwärtige Stand der Akzeleration bei Neugeborenen und Kleinkindern. Z. Kinderheilk. 67, 592 (1950).

Gesell, A.: The mental growth of the pre-school child. A psychological outline of normal development from birth to the sixth year, including a system of development diagnosis. Macmillan, New York 1925.

Gesell, A., C. S. Amatruda: The Embryology of Behaviour. Harper & Brothers, New York 1945.

Gesell, A. L., C. S. Amatruda: Developmental Diagnosis; Normal und abnormal Child Development. 2nd ed. Hoeber, New York 1947.

Gesell, A., F. L. Illg: Säugling und Kleinkind in der Kultur der Gegenwart. 9. Aufl. Christian, Bad Nauheim, 1971.

Göb, A.: Die fortlaufende Überprüfung der frühkindlichen Hirnschäden an der motorischen Entwicklung und dem Reflexverhalten. Z. Orthop. 103, 2, 221–240 (1967).

Gofferjé, F.: Die Tagesschwankungen der Körpertemperatur beim gesunden und beim kranken Säugling. Jb. Kinderheilk. 68, 129 (1908).

Goldfarb, W.: Emotional and intellectual consequences of psychologic deprivation in infancy: A re-evaluation. In: *P. H. Hoch, J. Zubin (Eds.):* Psychopathology of childhood, 105. Grune & Stratton, New York 1955.

Goldfarb, W.: Effects of early institutional care on adolescent personality: Rorschach data. Amer. J. Orthopsychiat. 14, 162–173, 441–447 (1944).

Greulich, W. W., S. I. Pyle: Radiographic atlas of skeletal development of the hand and wrist. 2nd ed. Stanford University

Press, Stanford, Cal. 1959. Zit. in: Handbuch der Kinderheilkunde, Bd. VI. Springer, Berlin-Heidelberg-New York 1967.

Griffith, R.: The Abilities of Babies (a Study in Mental Measurement). Univ. of London Press, London 1954.

Gruetzmann, G. F.: De pulsuum in hominibus sanis secundum, varias dies partes variis mutationibus. Diss., Halle 1831.

Gurk, V.: Vergleichende Verhaltensforschung (Ethologie) und die Grundlagen der Verhaltenstherapie. In: *Ch. Kraiker:* Handbuch der Verhaltenstherapie, 2. Aufl. Kindler, München 1974.

Hänsel, D.: Die „physiologische Erziehung" der Schwachsinnigen. (Edouard Séguin 1812–1880). Hans Ferdinand Schulz, Freiburg/Br. 1974.

Halberg, F.: Protection by timing treatment according to bodily rhythms – an analogy to protection by scrubbing before surgery. Chronobiologia Vol. I, 1 (1974).

Halverson, H. M.: Studies on the grasping responses in early infancy. J. genet. Psychol. Worcester 51, 371 (1937).

Harlow, H. F.: Total social isolation. Science 148, 666 (1965).

Harlow, H. F., M. K. Harlow: Maternal behavior of rhesus monkeys deprived of mothering and peer associations in infancy. Proc. Amer. Phil. Soc. 110, 58 (1966).

Harlow, H. F., M. K. Harlow: Reifungsfaktoren im sozialen Verhalten. Psyche 21, 193 (1967).

Harnack G. A. v.: Die Bedeutung der Mutter für die seelische Entwicklung des Kindes. Dtsch. med. Wschr. 90, 1221–1222 (1965).

Hassenstein, B.: Verhaltensbiologie des Kindes. Piper, München 1973.

Hellbrügge, Th.: The Development of Circadian Rhythms in Infants. Cold Spring Harbor Symposia on Quantitative Biology, Vol. XXV, 311–323 (1960).

Hellbrügge, Th.: Prävention und Rehabilitation in der frühen Kindheit. Med. Klin. 66, 981–986 (1961).

Hellbrügge, Th.: Zeitliche Strukturen in der kindlichen Entwicklung. Mschr. Kinderheilk. 113, 252–262 (1965 a).

Hellbrügge, Th.: Entwicklung der Tag-Nacht-Periodik im Kindesalter. Wiss. Zschr. d. Humboldt-Univ. zu Berlin, Math.-Naturwiss. Reihe 14, 263 (1965 b).

Hellbrügge, Th.: Zur Problematik der Säuglings- und Kleinkinderfürsorge in Anstalten – Hospitalismus und Deprivation. In: *H. Opitz, F. Schmid (Hrsg.):* Handbuch der Kinderheilkunde, Bd. III. Springer, Berlin-Heidelberg-New York 1966.

Hellbrügge, Th.: Chronophysiologie des Kindes. Verhandlg. d. Dtsch. Gesellsch. f. inn. Medizin, 73. Kongreß, Wiesbaden 1967.

Hellbrügge, Th.: Begriffliches zu Entwicklung und Entwicklungsstörungen – Kindliche Entwicklung – Entwicklungsdiagnostik – Entwicklungskrankheit – Entwicklungstherapie und Sozialtherapie. Fortschr. Med. 89, 741–742 (1971).

Hellbrügge, Th.: Funktionelle Entwicklungsdiagnostik. „der kinderarzt" 3, 402 (1972).

Hellbrügge, Th.: Das behinderte Kind aus der Sicht des Kinderzentrums. In: *Th. Hellbrügge:* Probleme des behinderten Kindes. Fortschr. d. Sozialpädiatrie, Bd. 1. Urban & Schwarzenberg, München-Berlin-Wien 1973.

Hellbrügge, Th.: Entwicklungsdiagnostik und Entwicklungstherapie in der Gebührenordnung. „der kinderarzt" 5, 1041–1042 (1974).

Hellbrügge, Th.: Entwicklungsdiagnostik und Entwicklungstherapie. Neue Gebührenordnungsziffern bei den RVO-Kassen. „der kinderarzt" 6, 587 (1975)

Hellbrügge, Th. (Hrsg.): Kindliche Sozialisation und Sozialentwicklung. Fortschr. d. Sozialpädiatrie, Bd. 2. Urban & Schwarzenberg, München-Berlin-Wien 1975.

Hellbrügge, Th.: Physiologische Zeitgestalten in der kindlichen Entwicklung. Nova Acta Leopoldina, Halle 1975.

Hellbrügge, Th.: Sozialpädiatrische Grundlagen für eine integrierte Erziehung behinderter Kinder. In: *Th. Hellbrügge:* Integrierte Erziehung. Fortschr. d. Sozialpädiatrie, Bd. 3. Urban & Schwarzenberg, München-Berlin-Wien 1975.

Hellbrügge, Th.: Sozialpädiatrie in Klinik und Praxis. Stellungnahme der Dtsch. Gesellschaft für Sozialpädiatrie an den Bundesminister für Arbeit und Sozialordnung betreffend „sozialpädiatrische Zentren". „der kinderarzt" 9, 141–145 (1978).

Hellbrügge, Th., I. Becker-Freyseng, D. Menara, R. Schamberger: Deprivations-Syndrom im Säuglingsheim. Münch. med. Wschr. 41, 1753–1760 (1973).

Hellbrügge, Th., F. Lajosi: Zur Systematik der Funktionellen Entwicklungsdiagnostik. „der kinderarzt" 4, 149–151 (1973).

Hellbrügge, Th., J. Lange-Ehrengut, J. Rutenfranz, K. Stehr: Circadian Periodicity of Physiological Functions in Different Stages of Infancy and Childhood. Ann. N. Y. Acad. Sci. 117, 361–373 (1964).

Hellbrügge, Th., J. Lange, J. Rutenfranz: Schlafen und Wachen in der kindlichen Entwicklung. Enke, Stuttgart 1959.

Hellbrügge, Th., D. Menara: Die Bedeutung der frühkindlichen Sozialentwicklung. „der kinderarzt" 4, 836–839 (1973).

Hellbrügge, Th., D. Menara, R. Schamberger, S. Stünkel: Funktionelle Entwicklungsdiagnostik im 2. Lebensjahr. Fortschr. Med. 89, 558–562 (1971).

Hellbrügge, Th., J. Pechstein: Die allgemeine Säuglingsfürsorge (Entwicklung, Prinzipien und Durchführung). In: *H. Opitz, F. Schmid (Hrsg.):* Handbuch der Kinderheilkunde, Bd. 3, S. 351. Springer, Berlin-Heidelberg-New York 1966.

Hellbrügge, Th., J. Pechstein: Entwicklungsphysiologische Tabellen für das Säuglingsalter. Fortschr. Med. 86, 481–484 und 608–609 (1968).

Hellbrügge, Th., J. Pechstein, R. Ullner, K. Reindl: Zum Verständnis der Periodik-Analyse in der Medizin. Fortschr. Med. 85, 289 (1967).

Hellbrügge, Th., D. Vogt: Zur Beurteilung des Wachstumsstandes mit Hilfe von Somatogrammen. In: *Th. Hellbrügge:* Vorsorgeuntersuchungen bei Jugendlichen. Dtsch. Ärzteverlag GmbH, Köln-Berlin 1962.

Hellbrügge, Th., J. H. v. Wimpffen (Hrsg.): Die ersten 365 Tage im Leben eines Kindes – Die Entwicklung des Säuglings, 4. Aufl. TR-Verlagsunion, München 1976.

Henke, A.: Handbuch zur Erkenntnis und Heilung der Kinderkrankheiten. 1821.

Hess, E. H.: Prägung – Die frühkindliche Entwicklung von Verhaltensmustern bei Tier und Mensch. Kindler, München 1973.

Hilber, H.: Über die Aussichten der operativen Behandlung der Bronchiektasien im Kindesalter im Hinblick auf die regenerativen Wachstumspotenzen der Lunge. Z. Kinderheilk. 65, 3, 201–215 (1974).

Hilber, H.: Embryonale Wachstumspotenzen der jugendlichen Lunge im Dienste der funktionellen Anpassung. Klin. Wschr. 13/16, 244–246 (1947).

Hinde, R. A.: Animal Behaviour. 2nd ed. Mc Graw-Hill, New York 1970. Dt.: Das Verhalten der Tiere. 2 Bände, Suhrkamp, Frankfurt 1973.

Hochleitner, M.: Pathologische Haltungs- und Bewegungsmuster beim zerebral-paretischen Säugling. Fortschr. Med. 87, 1091 (1969).

Holst, E. v.: Verhaltensphysiologie bei Tier und Mensch. Piper, München 1969.

Hungerland, H., M. Zens: Die Pulsfrequenz des gesunden Kindes im Alter von 3–14 Jahren zu verschiedenen Nachtzeiten. Kinderheilk. 71, 369 (1952).

Ingram, T., T. S.: Muscle Tone and Posture in Infancy. Cerebral Palsy Bull. 5, 6 (1939).

Jundell, J.: Über die nykthemeralen Temperaturschwankungen im ersten Lebensjahr des Menschen. Jb. Kinderheilk. 59, 521 (1904).

Kanner, L.: Early infantile Antism. J. Pediatrics 25, 211–217 (1944).

Key, A.: Schulhygienische Untersuchungen. In dtsch. Bearbeitung von L. Burgerstein. Voß, Hamburg-Leipzig 1889.

Kleijn, A. de: Abhängigkeit des Tonus der Extremitätenmuskulatur von der Kopfstellung. Pflügers Arch. ges. Physiol. 145, 455–548 (1912).

Kleitman, N.: Biological Rhythms and Cycles. Physiol. Rev. 29, 1 (1949).

Kleitman, N.: Development of Circadian Rhythms in the Infant. In: *Fomon, S. J. (Ed.):* Circadian Systems. Minneapolis 1961.

Kleitman, N.: Sleep and wakefulness. University of Chicago Press, Chicago, Ill. 1939, 2nd ed. 1963.

Kleitman, N., Th. G. Engelmann: Sleep Characteristics of Infants. J. appl. Physiol. 6, 269 (1953).

Köng, E.: Begleitstörungen bei cerebraler Bewegungsstörung. In: Behinderte Kinder

– Früherkennung, Behandlung, Rehabilitation. Bundeszentrale f. gesundh. Aufklärung, Köln 1971.

Köng, E.: Plastizität des Gehirns als Grundlage der neurophysiologischen Therapie. „der kinderarzt" 6, 903–906 (1975).

Köttgen, U.: Verkümmerung als Folge von Pflegeschäden beim Kind. Med. Klin. 53, 1 (1958).

Kraiker, Ch. (Hrsg): Handbuch der Verhaltenstherapie, 2. Aufl. Kindler, München 1974.

Künkel, H.: Simultane Vierkanal on-line-EEG-Analyse. EEG-EMG 3, 30–38 (1972).

Kunze, D.: Perzentilkurven der Hautfaltendicke. „der kinderarzt" 9, 171–175 (1978).

Kunze, D., J.-D. Murken: Diagnostik von Längenalter und Gewichtsalter mit neuen Somatogrammen. „der kinderarzt" 5, 1077–1085 (1974).

Lajosi, F., H. Bauer: Zur motorischen Entwicklung des gesunden Säuglings. Eine tabellarische Übersicht der Lagereaktionen für die kinesiologische Dignaostik. „der kinderarzt" 7, 443–446 (1976).

Lajosi, F., Th. Rautenstrauch, I. Beinroth, M. Bär, Th. Hellbrügge, D. Menara, R. Schamberger, H. Warner: Zur Diagnostik des "Greifalters". „der kinderarzt" 4, 352–356 (1973).

Lajosi, F., Th. Rautenstrauch, I. Beinroth, M. Bär, D. Menara. R. Schamberger, H. Warner: Zur Diagnostik des „Sitzalters". „der kinderarzt" 4, 209–212 (1973).

Lajosi, F., Th. B. Ludwig, H. Schirm, G. Welzl, A. Bradenstahl, W. Haarmann, G. Roos, H. Stolley, H.-J. Lange: Münchener Pädiatrische Längsschnittstudie – Früherkennung entwicklungsgefährdender Störungen mittels Vorsorgeuntersuchungen. Beschreibung des Teilvorhabens: „Klinische Untersuchungen". BPT-Bericht 3/78. Gesellschaft für Strahlen- und Umweltforschung mbH, München 1978.

Landau, A.: Über motorische Besonderheiten des 2. Lebenshalbjahres. Mschr. Kinderheilk. 29, 555–557 (1925).

Landau, A.: Über einen tonischen Lagereflex beim älteren Säugling. Klin. Wschr. 2, 1253–1255 (1923).

Lange, J. F.: Über die Entwicklung einer Tagesperiodik verschiedener Körperfunktionen unter besonderer Berücksichtigung der Pulsfrequenz der Schlaf-Wachverteilung und der Körpertemperatur. Inaug. Diss., München 1957.

Langmeier, L., Z. Matějček: Psychische Deprivation im Kindesalter. Urban & Schwarzenberg, München-Wien-Baltimore 1977.

Lenard, H. G.: The development of sleep spindles during the first year of life. Neuropädiatrie 1, 264–276 (1970).

Lenz, W.: Wachstum: Körpergewicht und Körperlänge, Proportionen, Habitus. In: *J. Brock:* Biologische Daten für den Kinderarzt, Bd. 1, 2. Aufl., Springer, Berlin-Göttingen-Heidelberg 1954.

Lenz, W.: Wachstum und körperliche Entwicklung. In: *H. Opitz, F. Schmid (Hrsg.):* Handbuch der Kinderheilkunde, Bd. I/1., S. 33–107. Springer, Berlin-Heidelberg-New York 1971.

Lenz, W., H. Kellner: Die körperliche Akzeleration. Juventa, München 1965.

Lewis, M. M.: Sprache, Denken und Persönlichkeit im Kindesalter, Schwann, Düsseldorf 1970.

Lienert, G. A.: Testaufbau und Testanalyse. Weinheim-Berlin 1967.

Lorenz, K.: Über tierisches und menschliches Verhalten. Piper, München 1966.

Magnus, R., C. G. J. Rademacher: Körperbau, Gleichgewicht und Bewegung bei Säuglingen. In: Handbuch der normalen und pathologischen Physiologie, Bd. 15. Springer, Berlin 1930.

Meierhofer, M.: Fehlentwicklung der Persönlichkeit bei Kindern in Fremdpflege. Schweiz. med. Wschr. 36, 862–867 (1955).

Meierhofer, M., W. Keller: Frustration im frühen Kindesalter. Huber, Bern 1970.

Meier-Koll, A., Heide Schmidt-Schuh, D. Mikschiczek: Computerized EEG-Analysis in Children with Cerebral palsy. In: *M. Matějček, G. K. Schenk (Eds.):* Quantitative Analysis of the EEG. Methods and Applications. Proceedings of the 2nd Symposion of the Study Group for EEG-Methodology. Jongny sur Vevey 1975.

Menara, D.: Erfahrungen in der Betreuung von Adoptiv-Kindern. Mschr. Kinderheilk. 121, 449–451 (1973).

Menara, D., R. Schamberger, F. Lajosi: Zur Diagnostik des „Sprechalters". „der kinderarzt" 4, 647–654 (1973).

Menara, D., R. Schamberger, F. Lajosi, Th. Hellbrügge: Zur Diagnostik des „Sozialalters". „der kinderarzt" 5, 28–32 (1974).

Metzger, W.: Trotz, Trotzalter. Lexikon der Pädagogik, Herder, Freiburg/Br. 1971.

Michel, L.: Allgemeine Grundlagen psychometrischer Tests. In: *Heiss, R.:* Psychologische Diagnostik. Handbuch der Psychologie, Bd. 6, S. 19–70. Hogrefe, Göttingen 1964.

Milani-Comparetti, A.: Indications for Residental treatment in the early years of life. Develop. Med. Child Neurol. 5, 159 (1963).

Milani-Comparetti, A., E. A. Gidoni: Routine developmental examination in normal and retarded children Develop. Med. Child Neurol. 9, 631–638 (1967).

Moro, E.: Das erste Trimenon. Münch. med. Wschr. 65, 1147 (1918).

Neumann, H.: Öffentliche Säuglings- und Kleinkinderfürsorge. Bibliothek für Soz. Medizin. Allgem. Medizin. Verlagsanstalt, Berlin 1909.

Pache, H. D., F. J. Schulte: Erkrankungen des Nervensystems. In: *W. Keller, A. Wiskott (Hrsg.):* Lehrbuch der Kinderheilkunde. 4. Aufl. Thieme, Stuttgart 1977.

Parmelée, A. H. jr.: A study of one infant from birth to eight months of age. Acta paediat. Scand. 50, 160–170 (1961).

Pawlow, I. P.: Sämtliche Werke, Bd. III/2. Akademie-Verlag, Berlin 1963.

Pechstein, J.: Umweltabhängigkeit der frühkindlichen zentralnervösen Entwicklung. Thieme, Stuttgart 1974.

Pechstein, J.: Frühkindliche Deprivation durch Massenpflege – Entwicklungsphysiologische Untersuchungen in Säuglingsheimen. Fortschr. Med. 86, 409–412 (1968).

Pechstein, J.: Zur Situation der Kinder in den Säuglingsheimen der Bundesrepublik. In: Das Deprivations-Syndrom in Prognose, Diagnose und Therapie. Schriftenreihe der Dtsch. Zentrale für Volksgesundheitspflege, Heft 5. Frankfurt/M. 1970.

Pechstein, J.: Hilfe für das sozial behinderte Kind. In: Behinderte Kinder. Hrsg. v. Bundeszentr. f. gesundheitl. Aufklärung, Köln 1970.

Pechstein, J.: Intensivierung der Frühadoption zur Verhinderung von Verhaltensstörungen. Ärztl. Prax. XXIV., 1773–1780 (1972).

Pechstein, J.: Sozialpädiatrische Zentren für behinderte und entwicklungsgefährdete Kinder. Dtsch. Bildungsrat, Sonderpädagogik 6: Gutachten und Studien der Bildungskommission. Klett, Stuttgart 1975.

Pechstein, J.: Sozial behinderte Kinder. In: *Th. Hellbrügge:* Kindliche Sozialisation und Sozialentwicklung. Fortschritte der Sozialpädiatrie, Bd. 2. Urban & Schwarzenberg, München-Berlin-Wien 1975.

Peiper, A.: Die Eigenart der kindlichen Hirntätigkeit, 2. Aufl. VEB Thieme, Leipzig 1956.

Peiper, A., H. Isbert: Über die Körperstellung des Säuglings. Jb. Kinderheilk. 115, 142–176 (1927).

Pfaundler, M. v.: Physiologie des Neugeborenen. In: *A. Döderlein:* Handbuch der Geburtshilfe, Bd. I. Bergmann, Wiesbaden 1915.

Pfaundler, M. v.: Körpermaßstudien an Kindern. Springer, Berlin 1916.

Pfaundler, M. v.: Biologisches und allgemein Pathologisches über die frühen Entwicklungsstufen. In: *M. v. Pfaundler, A. Schlossmann:* Handbuch der Kinderheilkunde, 3. Aufl., Bd. I., S. 12–44. F. C. W. Vogel, Leipzig 1923.

Pfaundler, M. v.: Über Anstaltsschäden an Kindern. Mschr. Kinderheilk. 29, 661 (1924).

Pfaundler, M. v.: Studien über Frühtod, Geschlechtsverhältnis und Selektion. Zur intrauterinen Absterbeordnung. Z. Kinderheilk. 57, 185 (1935).

Pfaundler, M. v.: Zum perinatalen Sterben. Die Neugeborenensterblichkeit, 1. Teil, Z. Kinderheilk. 62, 351 (1941). 2. Teil, Z. Kinderheilk. 63, 1 (1942).

Prechtl, H. F. R.: Polygraphic studies of the fullterm newborn. II. Computer analysis of recorded data. In: *McKeith, R., M. Bax (Eds.):* Studies in Infancy. Clinic in Developmental Medicine, 27, 22–40 (1968).

Prechtl, H. F. R., D. J. Beintema: Die neurologische Untersuchung des reifen Neugeborenen. 2. Aufl. Thieme, Stuttgart 1976.

Preyer, W.: Die Seele des Kindes. Beobachtungen über die geistige Entwicklung des Menschen in den ersten Lebensjahren. Grieben, Leipzig 1882.

Ranke, H. v.: Ossifikation der Hand unter Röntgenbeleuchtung. Verhandlg. Dtsch. Ges. Kinderheilk. Düsseldorf 1898. Bergmann, Wiesbaden 1899.

Rautenstrauch, Th., F. Lajosi, M. Bär, I. Beinroth. D. Menara, R. Schamberger, H. Warner: Zur Diagnostik des „Krabbelalters". „der kinderarzt 4, 154–159 (1973).

Rautenstrauch, Th., F. Lajosi, M. Bär, I. Beinroth. D. Menara, R. Schamberger, H. Warner: Zur Diagnostik des „Laufalters". „der kinderarzt" 4, 278–282 (1973).

Rieger, U.-J.: Korrelationen zwischen erster Dentition und Längengewichtsalter bei 944 männlichen Säuglingen und Kleinkindern. Inaug.-Diss., München 1970.

Rossolimo, D. J.: Das psychologische Profil und andere experimentell-psychologische, individuelle und kollektive Methoden zur Prüfung der Psychomechanik bei Erwachsenen und Kindern. *Giese, F. (Hrsg.):* Dtsch. Psychol. IV, 3 (1926).

Roudinesco, J. D. M., G. Appell: Les répercussions de la stabulation hospitalière sur le développement psycho-moteur des jeunes enfants. Sem. Hop. Paris 26, 2271 (1950).

Roudinesco, J. D. M., J. Nicolas: Responses of young children to separation from their mothers: I. Observation of children ages 12 to 17 months recently separated from their families and living in an institution. Courrier 2, 66–78 (1952).

Rutenfranz, J., J. Ehrengut-Lange: Bestimmung der Herzschlag- und Pulsfrequenz. In: *H. Opitz, F. Schmid (Hrsg.):* Handbuch der Kinderheilkunde, Bd. II/1, S. 207. Springer, Berlin-Heidelberg- New York 1966.

Scammon, R. E.: The first seriatim study of human growth. Amer. J. phys. Anthrop. 10, 329–336 (1927).

Schadé, J. P., K. Meeter: Neuronal and dendritic patterns in the uncinate area of the human hippocampus. In: Progress in brain research, Vol. 9, Elsevier Publ. Co., Amsterdam-London-New York 1963.

Schaltenbrand, G.: Normale Bewegungs- und Lagereaktion bei Kindern. Dtsch. Z. Nervenheilkunde 87, 23 (1925).

Schamberger, R.: Die „Gesell-Entwicklungs-Skalen". „der kinderarzt" 4, 142–145 (1973).

Schamberger, R.: Frühtherapie bei geistig behinderten Säuglingen und Kleinkindern.

Schamberger, R., D. Menara, F. Lajosi, Th. Rautenstrauch: Zur Diagnostik des „Perceptionsalters". „der kinderarzt" 4, 278 (1973).

Schamberger, R., D. Menara, Th. Hellbrügge, F. Lajosi: Zur Diagnostik des „Sprachverständnisalters". „der kinderarzt" 4, 740–743 (1973).

Schmid, F.: Untersuchungsmethoden der Stützgewebe-Beurteilung des Skeletts. In: *H. Opitz, F. Schmid (Hrsg.):* Handbuch der Kinderheilkunde. Bd. VI., S. 62–73. Springer, Berlin-Heidelberg-New York 1967.

Schmid, F., H. Moll: Atlas der normalen und pathologischen Handskelettentwicklung, S. 70. Springer, Berlin-Göttingen-Heidelberg 1966.

Schmidt-Kolmer, E.: Verhalten und Entwicklung des Kleinkindes. Der Einfluß verschiedenartigen sozialen Milieus auf das kindliche Verhalten und seine Bedeutung für die Hygiene des Kindes. Akademie-Verlag, Berlin 1960.

Schmidt-Schuh, H., W. Probst, A. Meier-Koll: On-line EEG Analyse während des Schlafes bei cerebral bewegungsbehinderten Kindern. Med. Informatik 1975, Frühjahrstagung d. Fachbereiches Informatik der GMDS, hrsg. von *P. L. Reichertz.* Springer, Berlin - Heidelberg - New York 1975.

Schnegg, G.: Untersuchungen zur Bestimmung der Zahndurchbruchzeiten der 1. Dentition mit Mittel- und Streuwerten. Inaug. Diss., München 1968.

Schneider, H.: Entwicklung und Sozialisation der Primaten. tuduv-Verlagsgesellschaft, München 1975.

Schulte, F. J.: Gestation, Wachstum und Hirnentwicklung, In: *Linneweh F. (Hrsg.):* Fortschritte der Pädologie, Bd. 2, S. 46. Springer, Berlin-Heidelberg-New York 1968.

Schulte, F. J.: Das motorische Verhalten von Früh- und Neugeborenen. In: *H. Opitz, F. Schmid (Hrsg.):* Handbuch der Kinderheilkunde, Bd. I/1. S. 108. Springer, Berlin-Heidelberg-New York 1971.

Schulte, F. J., E. F. Bell: Bioelectric brain development. An atlas of EEG power spectra in infants and young children. Neuropädiatrie 4, 30–45 (1973).

Seitelberger, F.: Neuropathologie kindlicher cerebraler Bewegungsstörungen. Mschr. Kinderheilk. 116, 278 (1968).

Seitelberger, F.: Biologische Entwicklung des Gehirns. In: *H. Opitz, F. Schmid (Hrsg.):* Handbuch der Kinderheilkunde, Bd. VIII/1. S. 36. Springer, Berlin- Heidelberg-New York 1969.

Seitelberger, F.: Neuropathologie der kindlichen cerebralen Bewegungsstörungen. „der kinderarzt" 7, 377–389 (1976).

Skinner, B. F.: Science and Human Behavior. Macmillan, New York, 1953.

Skinner, B. F., Ch. B. Ferster: Schedules of Reinforcement. Appleton-Century-Crofts, New York 1957.

Skinner, B. F.: About Behaviorism. A. A. Knopf, New York 1974.

Skinner, B. F.: Cumulative Record: A Selection of Papers. 3rd ed. Appleton-Centruy Crofs, New York 1972.

Spitz, R.: Hospitalism. Psychoanal. Stud. Child 1, 53 (1945); ebd. 2, 113 (1946).

Spitz, R.: Vom Säugling zum Kleinkind. – Naturgeschichte der Mutter-Kind-Beziehungen im ersten Lebensjahr. Klett, Stuttgart 1965.

Spitz, R., K. Wolf: Anaclitic depression. Psychoanal. Stud. Child 2, 313–342 (1946).

Standing, E. M.: Maria Montessori. Leben und Werk. Finken, Oberursel/Ts. 1959.

Stern, W.: Die Sprachentwicklung eines Kindes, insbesondere in grammatischer und logischer Hinsicht. In: *F. Schumann (Hrsg.):* Bericht über den ersten Kongreß für experimentelle Psychologie in Gießen, 1904, S. 106–112.Barth, Leipzig 1904.

Stern, W.: Die differentielle Psychologie in ihren methodischen Grundlagen. Barth, Leipzig 1911.

Stern, W.: Psychologie der frühen Kindheit bis zum 6. Lebensjahr. Quelle & Meyer, Leipzig 1914, 1930.

Stern, C., W. Stern: Die Kindersprache. Eine psychologische und sprachtheoretische Untersuchung. Barth, Leipzig 1907.

Strümpell, L. A. v.: Notizen über die geistige Entwicklung eines weiblichen Kindes während der ersten zwei Lebensjahre. In: *L. A. von Strümpell:* Psychologische Pädagogik. Böhme, Leipzig 1880.

Stuart, H. C., S. S. Stevenson: Physical development. In: *A. G. Mitchell, W. E. Nelson (Eds.):* Textbook of pediatrics. Saunders, Philadelphia 1950.

Swoboda, W.: Entwicklung und Wachstum des gesunden Kindes. In: *W. Keller, A. Wiskott (Hrsg.):* Lehrbuch der Kinderheilkunde, 4. Aufl. Thieme, Stuttgart 1977.

Tanner, J. M.: Wachstum und Reifung des Menschen. Thieme, Stuttgart 1962.

Thomas, A., Y. Chesni, S. Dargassies: The Neurological Examination of the Infant. Clinics in Development Medicine Nr. 1, W. Heinemann, London 1960.

Thorndike, E. L.: Instinct. Biological Lectures. Marine Biological Review 6, 282–291 (1899 a).

Thorndike, E. L.: The instinctive reaction of young chicks. Psychological Review 6, 282–291 (1899 b).

Thorndike, E. L.: Psychologie der Erziehung. 2. Aufl. Fischer, Jena 1930.

Tiedemann, D.: Beobachtungen über die Entwicklung der seelischen Fähigkeiten bei Kindern. Hess. Beiträge zur Gelehrsamkeit und Kunst, bd. II, Stück 2 u. 3 (Gesamtzählung Stück (6–7) (1787).

Tinbergen, N.: Instinktlehre. Parey, Berlin-Hamburg 1956.

Tugendreich, G.: Kleinkinderfürsorge. In: *A. Gottstein, A. Schlossmann, L. Teleky:* Handbuch der sozialen Hygiene, Bd. 4, S. 147, Springer, Berlin 1927.

Uffelmann, J.: Handbuch der privaten und öffentlichen Hygiene des Kindes. F. C. W. Vogel, Leipzig 1881.

Versmold, H.: Verlegung von Neugeborenen – Indikation und allgemeine Maßnahmen. „der kinderarzt" 8, 471–473 (1977).

Vogel, A.: Allgemeine Regeln für die Untersuchung der Kinder. In: *A. Vogel:* Lehrbuch der Kinderkrankheiten. 7. Aufl. S. 12. Enke, Stuttgart 1876.

Vogt, D.: Wachstum und Entwicklung des gesunden Kindes. In: *W. Keller, A. Wiskott (Hrsg.):* Lehrbuch der Kinderheilkunde. Thieme, Stuttgart 1965.

Vogt, D.: Akzelerationsprobleme aus pädiatrischer Sicht. Medizin und Ernährung, 7, 225 (1966).

Vogt, D.: Über den gegenwärtigen Stand der Akzeleration in Bayern. Arch. Kinderheilk. 159, 141 (1959).

Vojta, V.: Das Reflexkriechen und seine Bedeutung für die krankengymnastische Frühbehandlung. Z. Kinderheilk. 104, 319–330 (1968).

Vojta, V.: Frühdiagnose und Frühtherapie der cerebralen Bewegungsstörungen im Kindesalter. A: Die Lagereflexe in der Entwicklungskinesiologie. 1. Normale Entwicklungsphasen. Z. Orthop. 110, 450 (1972).

Vojta, V.: Frühdiagnose und Frühtherapie der cerebralen Bewegungsstörungen im Kindesalter. A: Die Lagereflexe in der Entwicklungskinesiologie. 2. Pathologische Reaktionen. Z. Orthop.110, 458 (1972).

Vojta, V.: Die cerebralen Bewegungsstörungen im Säuglingsalter. – Frühdiagnose und Frühtherapie. Enke, Stuttgart 1974.

Watson, E. H., G. H. Lowery: Growth and Development of Children, 4. Aufl. Year Book Med. Publ., Chicago 1962.

Weinmann, H.-M.: Das EEG. Folge 1: Biologische Entwicklung des Hirnstrombildes. Fortschr. Med. 87, 1289–1291 (1969).

Ziler, H.: Der Mann-Zeichen-Test in detailstatischer Auswertung MZT (det). Aschendorf, Münster 1975.

Meier-Koll, A., Heide Schmidt-Schuh, D. Mikschiczek, L. Lam, U. Frank, E. Schuh: Die Entwicklung elektroencephalographischer Rhythmen bei gesunden und cerebralparetischen Kindern. Leopoldina-Symposion „Die Zeit und das Leben", Halle 1975.

Seguin, S. E.: Die Idiotie und ihre Behandlung nach physiologischer Methode. 1864. Deutsche Ausgabe herausgegeben von *S. Krenberger.* Wien 1912.

Sachverzeichnis

Autorenverzeichnis

Krabbelalter

Ende 12. Monat		Sicheres Krabbeln.
Ende 11. Monat		Krabbelt auf Händen und Knien mit gekreuzter Koordination.
Ende 10. Monat		a Schaukelt auf Händen und Knien. b Krabbelt unkoordiniert. c Gelangt aus Bauchlage über Hüftbeugung und Rumpfdrehung zum Sitzen.
Ende 9. Monat		Robbt.
Ende 8. Monat		Übergangsphase, s. 7. bzw. 9. Monat
Ende 7. Monat		a Hält einen Arm für wenigstens drei Sekunden über der Unterlage. b Sprungbereitschaft der Arme vorhanden.

Ende 6. Monat	a Abstützen mit gestreckten Armen auf die halb- oder ganz geöffneten Handflächen. b Beim seitlichen Anheben der Unterlage Arm und Bein der höher liegenden Seite abduziert (Gleichgewichtsreaktion).
Ende 5. Monat	Unterbricht den Unterarmstütz durch Abheben der Arme (von der Unterlage) bei wiederholten Streckbewegungen der angehobenen Beine („Schwimmen").
Ende 4. Monat	Sicherer Unterarmstütz.
Ende 3. Monat	a Hebt Kopf zwischen 45° und 90°. b Hält Kopf wenigstens 1 Minute hoch. c Abstützen auf beiden Unterarmen. d Hüften überwiegend mäßig gestreckt.
Ende 2. Monat	a Hebt Kopf mindestens 45°. b Hält Kopf wenigstens für 10 Sekunden hoch.
Ende 1. Monat	Hält Kopf für mindestens 3 Sekunden hoch.
Neugeborenes	a Dreht Kopf aus Mittellage zur Seite. b Extremitäten in totaler Beugehaltung. c Reflektorische Kriechbewegungen.

Sitzalter

Ende 11. und 12. Monat	Sicheres Gleichgewicht im Langsitz.	
Ende 10. Monat	a Setzt sich aus Rückenlage mit Festhalten an Möbeln allein auf. b Langsitz: sitzt frei mit geradem Rücken und locker gestreckten Beinen.	
Ende 9. Monat	Sitzt mindestens 1 Minute lang frei.	
Ende 8. Monat	a Zieht sich aus Rückenlage aus eigener Kraft an den angebotenen Fingern hoch. b Sitzt wenigstens 5 Sekunden lang allein mit Abstützen nach vorne.	
Ende 7. Monat	a Dreht sich aktiv von Rücken- in Bauchlage. b Spielt in Rückenlage mit seinen Füßen (Hand-Fuß-Koordination).	
Ende 6. Monat	a Beugt beide Arme im Traktionsversuch leicht an. b Gute Kopfkontrolle in Sitzhaltung bei Neigung des Rumpfs nach allen Richtungen.	

Ende 5. Monat	a Hebt Kopf beim Traktionsversuch in Verlängerung der Wirbelsäule mit. b Hält Kopf in Sitzhaltung auch bei seitlicher Neigung des Rumpfs aufrecht.	
Ende 4. Monat	Beim Traktionsversuch (langsames Heranziehen bis 45°) Anheben des Kopfes und der leicht gebeugten Beine.	
Ende 3. Monat	a Hält Kopf in Sitzhaltung wenigstens über 1/2 Minute aufrecht. b Kopf sinkt bei Hochheben zur horizontalen Schwebelage nicht nach hinten.	
Ende 2. Monat	Hält Kopf in Sitzhaltung wenigstens 5 Sekunden lang aufrecht.	
Ende 1. Monat	Hält Kopf in Rückenlage mindestens 10 Sekunden lang in Mittelstellung.	
Neugeborenes	a Seitliche Kopfhaltung ohne Seitenbevorzugung. b Strampelt alternierend ohne Seitenbevorzugung. c Hebt Kopf in Sitzhaltung von vorne wiederholt für 1 Sekunde an.	

Laufalter

Ende 12. Monat	a	Geht an Möbeln entlang.
	b	Macht Schritte vorwärts, an einer Hand gehalten.
Ende 11. Monat	a	Zieht sich an Möbeln selbständig zum Stehen hoch.
	b	Alternierende Schrittbewegungen auf der Stelle und zur Seite.
	c	Macht Schritte vorwärts, an beiden Händen gehalten.
Ende 10. Monat		Steht selbständig mit Festhalten.
Ende 9. Monat		Steht mit voller Gewichtsübernahme an den Händen gehalten für wenigstens eine halbe Minute.
Ende 8. Monat		Übergangsphase, s. 7. und 9. Monat.
Ende 7. Monat		Federt (=tanzt), am Rumpf gehalten, auf harter Unterlage.

Ende 6. Monat		a Streckt Beine in den Knien und leicht in der Hüfte, wobei das Körpergewicht mindestens für 2 Sekunden übernommen wird. b Zwischendurch Aufsetzen des Fußes auf ganzer Sohle.
Ende 5. Monat		Stützt sich auf die Zehenspitzen.
Ende 4. Monat		Bei Berühren der Unterlage wiederholte Unterbrechung der Beugehaltung der Beine durch leichte Streckung von Knie- und Sprunggelenk.
Ende 3. Monat		Berührt mit gebeugten Beinen die Unterlage.
Ende 2. Monat		Übergangsphase: Allmähliches Abklingen der Stützreaktion und des Schreitautomatismus.
Ende 1. Monat		Wie beim Neugeborenen.
Neugeborenes		a Primitive Stützreaktion der Beine: Streckung von Hüfte und Knie beim Hinstellen. b Bei wechselnder Gewichtsverlagerung automatische Schreitbewegungen.

217

Greifalter

Ende 11. und 12. Monat		Zangengriff: ergreift kleinen Gegenstand mit gebeugtem Zeigefinger und opponiertem Daumen.
Ende 10. Monat		a Pinzettengriff: ergreift kleinen Gegenstand mit gestrecktem Zeigefinger und opponiertem Daumen. b Klopft zwei Würfel mehrmals aneinander.
Ende 9. Monat		Läßt Gegenstand absichtlich fallen.
Ende 7. und 8. Monat		a Ergreift mit beiden Händen je einen Würfel und hält sie kurzfristig willkürlich fest. b Nimmt Scheibchen mit Fingern und gestrecktem Daumen ohne Berührung des Handtellers.
Ende 6. Monat		a Ergreift angebotenes Spielzeug gezielt. b Palmares Greifen: mit ganzer Handfläche und gestrecktem Daumen. c Wechselt Spielzeug zwischen den Händen aus.

Ende 5. Monat	Führt Hand zum Spielzeug und berührt es.
Ende 4. Monat	a Hände überwiegend halb geöffnet. b Hände spielen miteinander. c Steckt Spielzeug in den Mund (Hand-Mund-Koordination).
Ende 3. Monat	Bewegt halbgeöffnete Hand in Richtung auf einen vorgehaltenen roten Gegenstand zu.
Ende 1. und 2. Monat	Übergangsphase: Hände häufiger leicht geöffnet.
Neugeborenes	a Hände überwiegend geschlossen. b Ausgeprägter Handgreifreflex.

Perzeptionsalter

Ende 12. Monat	a Zieht begehrtes Spielzeug an Schnur heran. b Läßt Scheibchen in kleine Schachtel fallen.
Ende 10. und 11. Monat	a Wirft Spielzeug absichtlich weg. b Berührt mit dem Zeigefinger Details an Gegenständen.
Ende 9. Monat	Nimmt Würfel im Behälter wahr und greift hinein.
Ende 7. und 8. Monat	Bemüht sich, einen Gegenstand heranzuholen, den es nur durch Lageveränderung erreichen kann.
Ende 6. Monat	Blickt nach hinuntergefallenem Spielzeug.

Ende 5. Monat	Sucht durch Kopfwendung nach Papierrascheln.
Ende 4. Monat	Betrachtet Spielzeug in seiner Hand
Ende 2. und 3. Monat	a Folgt mit den Augen einer roten Rassel von einem bis zum anderen Augenwinkel. b Reagiert auf Glockenton durch Innehalten des Blickes oder der Bewegung.
Ende 1. Monat	Folgt mit den Augen einer roten Rassel nach beiden Seiten bis 45°.
Neugeborenes	Reagiert mit Unwillen auf extreme Licht- und Geräuscheinwirkungen.

Sprechalter

Ende 11. und **12. Monat**	Erste sinnvolle Silbe
Ende 10. Monat	Dialog: Lautlich richtige Nachahmung gekonnter Silben.
Ende 9. Monat	Deutliche Silbenverdoppelungen
Ende 8. Monat	Flüstern
Ende 6. und **7. Monat**	Plaudern: Aneinanderreihung verschiedenartiger deut-licher Silben bei wechselnder Lautstärke und Tonhöhe.
Ende 5. Monat	Rhythmische Silbenketten
Ende 4. Monat	a Blasreiblaute (w-artig) b Lippenverschlußlaute (m, b) c Juchzen.
Ende 3. Monat	a Erste Silbenketten b rrr-Ketten
Ende 2. Monat	Kehllaute: e - c h e, e k - c h e, e - r r h e
Ende 1. Monat	Vokallaute zwischen a und ä, häufig mit h verbunden (ä, a, ä h ä, h ä)
Neugeborenes	a Schreien bei Unlustempfindungen b Kräftiges Saugen

Sprachverständnisalter

Ende 12. Monat	Befolgt einfache Aufforderungen.
Ende 11. Monat	Reagiert auf Verbote durch Unterbrechung seiner Tätigkeit.
Ende 10. Monat	Sucht auf Befragen nach bekannter Person oder bekanntem Gegenstand durch Kopfdrehen.

Sozialalter

Ende 11. und 12. Monat	Reicht der Bezugsperson einen Gegenstand, wenn es durch Gesten oder Worte dazu aufgefordert wird.
Ende 9. und 10. Monat	Deutliches Fremdeln.
Ende 8. Monat	Reagiert freudig auf Versteckspiel hinter Möbeln.
Ende 7. Monat	Verfolgt eingehend Tätigkeiten der Bezugsperson.
Ende 6. Monat	Benimmt sich gegenüber Bekannten und Unbekannten unterschiedlich.
Ende 4. und 5. Monat	Lacht stimmhaft, wenn es geneckt wird.
Ende 3. Monat	„Soziales Lächeln"
Ende 2. Monat	Fixiert ein bewegtes Gesicht und folgt ihm.
Ende 1. Monat	Beim Erblicken eines Gesichts hält es einen Augenblick inne.
Neugeborenes	Beruhigt sich, wenn es auf den Arm genommen wird.

Fortschritte der Sozialpädiatrie

Herausgegeben von Prof. Dr. Theodor Hellbrügge

Band 1 **Probleme des behinderten Kindes**

Medizin, Psychologie, Pädagogik und öffentliche
Verwaltung. Erste Neustifter Gespräche für Sozialpädiatrie, September 1972

Von Th. Hellbrügge, H. Lenzen, J. Lutz, E. Maier, J.
Muth, K. Nitsch, H. A. Paul, O. Speck, H. Zeitler.
Geleitwort von Ch. Giner
1973. 166 Seiten, 2 Abbildungen. Pappband DM 24,—
ISBN 3-541-06171-5

In diesem Buch wird nachgewiesen, daß es sich bei
behinderten Kindern nur selten um isolierte Probleme, in
der Regel vielmehr um Mehrfachbehinderungen handelt,
die sich nur durch eine Integration der verschiedenen
Spezialisten bessern lassen. Die einzelnen Sozialhilfen
werden genannt.

Band 2 **Kindliche Sozialisation und
Sozialentwicklung**

Von G. Biermann, B. Hassenstein, Th. Hellbrügge, P.
Innerhofer, D. Menara, H. Papousek, J. Pechstein, H.-U.
Reyer. Geleitwort von U. Köttgen
2., überarbeitete Auflage, 1978. 194 Seiten, 49 Abbildun-
gen. Pappband DM 28,—
ISBN 3-541-06652-0

Die sozialen Bezüge in und außerhalb der Familie
bedeuten schlechthin das Schicksal für ein heranwachsen-
des Kind. Namhafte Wissenschaftler, darunter Verhaltens-
biologen, bringen dafür die Beweise. Ein grundlegendes
Buch!